CIEDU 化工安全教育公共服务平台系列书

化工企业 职业卫生管理

樊晶光　主编

王海椒　刘丽华　副主编

U0243687

 化学工业出版社

·北京·

为加强化工企业职业卫生管理，预防和减少职业危害，改善作业环境，保障劳动者生命健康权益，《化工企业职业卫生管理》从我国职业卫生现状、职业卫生管理的基本要求、化工行业职业病危害因素及其对健康的影响、化工企业职业危害控制措施、职业危害事故案例分析等方面系统地阐述职业卫生管理的基本理论和防控措施，运用化工行业典型职业危害事故案例，总结经验教训，极大程度地发挥警示教育培训作用。

《化工企业职业卫生管理》为化工企业主要负责人和职业卫生管理人员，以及其他从事职业卫生相关工作的人员提供职业卫生管理工作的基本策略、技能与方法，可作为培训用书。

图书在版编目（CIP）数据

化工企业职业卫生管理/樊晶光主编 . —北京：
化学工业出版社，2018.6
（化工安全教育公共服务平台系列书）
ISBN 978-7-122-32045-2

Ⅰ.①化…　Ⅱ.①樊…　Ⅲ.①化工企业-劳动
卫生-卫生管理-研究-中国　Ⅳ.①R13

中国版本图书馆 CIP 数据核字（2018）第 082740 号

责任编辑：宋湘玲　王淑燕　林　明　　　　文字编辑：李　玥
责任校对：边　涛　　　　　　　　　　　　装帧设计：关　飞

出版发行：化学工业出版社（北京市东城区青年湖南街 13 号　邮政编码 100011）
印　　装：大厂聚鑫印刷有限责任公司
710mm×1000mm　1/16　印张 17½　字数 349 千字　2018 年 9 月北京第 1 版第 1 次印刷

购书咨询：010-64518888（传真：010-64519686）　售后服务：010-64518899
网　　址：http://www.cip.com.cn
凡购买本书，如有缺损质量问题，本社销售中心负责调换。

定　　价：88.00 元
版权所有　违者必究

编写人员名单

主　　编：樊晶光

副 主 编：王海椒　　刘丽华

编写人员（按姓氏笔画排序）：

于然旗　　王海椒　　冯　洁　　刘丽华

李　晗　　杨秋月　　邹晓雪　　张华伟

张春民　　张雪娟　　赵佳佳　　高　然

樊晶光

前 言

职业卫生工作已成为各级党委和政府加强社会管理、做好民生工程的重要任务。多年来，我国职业卫生工作取得了长足发展，职业病防治工作取得了显著成效。职业卫生监管体制初步建立，职业卫生法律法规和标准体系逐步完善，监管执法力度不断加大，重点行业领域专项治理初见成效，职业病防治知识宣传持续深入，广大劳动者的生产、工作、生活环境得到了改善，生命健康权益受到关注和保护。

化工行业是我国国民经济支柱产业之一，为我国的国民经济发展发挥了重要作用。随着化学工业的不断发展，规模日益扩大，从业人员不断增多，加之涉及的化学毒物种类繁多，化工企业劳动者的职业健康问题也一直受到社会的广泛关注。化工生产有其突出的特点，如：化工生产所用原料、半成品、成品种类多，且绝大部分是易燃易爆、有毒有害、腐蚀性危险化学品；生产规模大且生产工艺复杂；生产工艺条件苛刻，需采用高温、高压、深冷、真空等工艺；生产方式的高度自动化与连续化等。这些特点致使化工企业较其他工业部门有更大的危险性，且职业病危害风险也较大。化工企业存在的有毒物质、噪声、粉尘、振动、辐射、高低温等职业病危害对作业人员的健康造成了一定的影响。

因此，为落实职业病危害治理"十三五"规划，做好化工行业职业病防治工作，更好搭建化工行业培训平台，国家安全生产监督管理总局职业安全卫生研究中心组织编写了《化工企业职业卫生管理》。本书结合化工企业生产实际，依据我国现行的职业病防治法律、法规，围绕化工企业职业卫生管理的工作重点，介绍了做好各项职业卫生管理工作的基本策略、技能与方法以及典型职业危害的防治。本书由樊晶光负责统稿工作，其中第一章由刘丽华、李晗、赵佳佳负责编写；第二章由王海椒、杨秋月、张春民负责编写；第三章由王海椒、张雪娟、冯洁负责编写；第四章由张华伟、高然、邹晓雪负责编写；第五章由刘丽华、高然、于然旗负责编写。

　　本书的完成，得益于参编专家热忱的工作精神及严谨的工作态度。国家安全生产监督管理总局职业安全卫生研究中心张建芳副主任、职业卫生评价中心王雪涛主任提出了宝贵建议和意见，在此对这些专家的辛勤劳动深表敬意和感谢！同时，也对参与本书编写的其他人员表示由衷的感谢。由于时间仓促，难免会有疏漏不当之处，恳请广大读者提出宝贵意见和建议，使本书得以不断完善。

编者

2018 年 5 月

◀◀◀ 目 录 ▶▶▶

第一章 概 论 ·· 1

  第一节 我国职业卫生现状及任务 ·························· 3
    一、我国职业卫生现状 ···································· 3
    二、职业卫生任务 ·· 6
  第二节 职业卫生与职业安全 ······························ 9
    一、职业卫生与职业安全的概念 ······················ 9
    二、职业卫生与职业安全的联系 ······················ 11
  第三节 职业卫生法律、法规、标准 ······················ 11
    一、职业卫生法律法规体系 ···························· 11
    二、职业卫生法规要求 ·································· 13
  第四节 职业病概述 ······································ 17
    一、职业病的概念及特点 ································ 18
    二、职业病的种类 ······································ 19
    三、化工行业常见的职业病 ···························· 20

第二章 职业卫生管理的基本要求 ························ 21

  第一节 职业卫生监督管理 ································ 21
    一、职业卫生监督管理的原则和要求 ·················· 21
    二、职业卫生监督管理的基本内容 ···················· 22
  第二节 职业病前期预防 ·································· 27
    一、工作场所管理 ······································ 27
    二、职业病危害项目申报 ································ 28
    三、建设项目职业病防护设施"三同时"管理 ·········· 30

第三节　劳动过程中的防护与管理 ································· 35

一、组织机构及职责 ································· 35

二、职业卫生管理制度和操作规程 ················· 37

三、职业病防治投入 ······························· 38

四、职业卫生教育培训 ····························· 38

五、劳动合同及外包施工告知管理 ················· 41

六、职业病危害警示标识和告知卡管理 ············· 42

七、职业病防护设施和个人职业病防护用品管理 ····· 52

八、职业病危害因素的监测、检测和现状评价 ······· 55

九、职业健康监护 ································· 60

十、职业卫生档案管理 ····························· 64

十一、职业病危害事故应急管理 ··················· 66

第四节　职业病诊断与职业病病人保障 ··················· 68

一、职业病报告 ··································· 69

二、职业病诊断 ··································· 69

三、职业病鉴定 ··································· 71

四、职业病病人保障 ······························· 71

第三章　化工行业职业病危害因素及其对健康的影响 ········· 73

第一节　职业病危害因素对人体健康的影响 ··············· 73

一、化学毒物对健康的影响 ························· 73

二、生产性粉尘对健康的影响 ······················· 75

三、噪声对健康的影响 ····························· 77

四、高温、热辐射对健康的影响 ··················· 78

五、振动对健康的影响 ····························· 79

第二节　职业病危害因素识别、检测、评价 ··············· 81

一、职业病危害因素识别 ··························· 81

二、职业病危害因素检测 ··························· 89

三、职业病危害评价 ······························· 97

第三节　不同化工行业主要职业病危害因素 ··············· 108

一、石油化工 ····································· 109

二、基础化工 ····································· 117

三、化学纤维制造业 ······························· 128

第四节　化工行业职业病危害因素的健康影响 ············· 131

一、化工行业职业性接触毒物危害程度分级 ━━━━━━━ 131

二、影响化工行业职业病危害程度的因素 ━━━━━ 134

三、化工行业职业病危害的毒性效应 ━━━━━━━ 136

四、职业中毒的类型及特点 ━━━━━━━━━━━ 138

第四章　化工行业职业危害控制措施 ━━━━━━━━ 141

第一节　职业危害的预防与控制 ━━━━━━━━━ 141

一、工业通风 ━━━━━━━━━━━━━━━━━ 142

二、工业除尘 ━━━━━━━━━━━━━━━━━ 144

三、噪声控制 ━━━━━━━━━━━━━━━━━ 146

四、振动控制 ━━━━━━━━━━━━━━━━━ 151

第二节　个体防护用品 ━━━━━━━━━━━━━ 153

一、个体防护用品的概念与分类 ━━━━━━━━━ 153

二、个体防护用品的选用原则 ━━━━━━━━━━ 155

三、化工行业主要的个体防护用品 ━━━━━━━━ 158

第三节　职业危害应急处置 ━━━━━━━━━━━ 182

一、职业危害事故分类 ━━━━━━━━━━━━━ 182

二、职业危害事故分级 ━━━━━━━━━━━━━ 183

三、应急管理基本知识 ━━━━━━━━━━━━━ 183

四、应急预案编制与管理 ━━━━━━━━━━━━ 186

五、应急救援设施 ━━━━━━━━━━━━━━━ 194

六、职业中毒事故的应急救援 ━━━━━━━━━━ 197

七、职业中毒的应急处置 ━━━━━━━━━━━━ 199

八、常见职业中毒的应急处置 ━━━━━━━━━━ 200

第五章　职业病危害事故案例分析 ━━━━━━━━━ 207

第一节　急性中毒事故案例分析 ━━━━━━━━━ 207

一、山西省某化工厂检修期间发生 3 人硫化氢中毒事故 ━━━ 207

二、河南省某公司硫化氢中毒致人死亡事故 ━━━━ 208

三、某集团有限责任公司较大中毒窒息事故 ━━━━ 209

四、某石化合成橡胶厂发生急性氮气窒息事故 ━━━ 211

五、某化工厂发生急性苯中毒事故 ━━━━━━━━ 211

六、某化工厂农药车间管道爆裂多人中毒事故 ━━━ 212

七、某公司四乙基铅群体职业中毒事故 ┈┈┈┈┈┈┈┈ 213

　第二节　慢性中毒事故案例分析 ┈┈┈┈┈┈┈┈┈┈┈┈┈┈ 214

　　一、某化工厂氯乙醚致肺癌事故 ┈┈┈┈┈┈┈┈┈┈┈┈ 214

　　二、某电池有限公司铅中毒事件 ┈┈┈┈┈┈┈┈┈┈┈┈┈ 216

附录 ┈┈┈┈┈┈┈┈┈┈┈┈┈┈┈┈┈┈┈┈┈┈┈┈┈┈┈┈┈┈┈ 218

　　中华人民共和国职业病防治法 ┈┈┈┈┈┈┈┈┈┈┈┈┈┈ 218

　　工作场所职业卫生监督管理规定 ┈┈┈┈┈┈┈┈┈┈┈┈ 233

　　用人单位职业健康监护监督管理办法 ┈┈┈┈┈┈┈┈┈ 243

　　建设项目职业病防护设施"三同时"监督管理办法 ┈┈┈ 247

　　国家职业病防治规划（2016～2020年）┈┈┈┈┈┈┈┈┈ 257

　　职业病危害治理"十三五"规划 ┈┈┈┈┈┈┈┈┈┈┈┈┈ 263

参考文献 ┈┈┈┈┈┈┈┈┈┈┈┈┈┈┈┈┈┈┈┈┈┈┈┈┈┈┈┈┈ 269

第一章

概　论

　　人类自开始生产活动以来，就出现了因接触生产环境和劳动过程中有害因素而发生的疾病。追溯国内外历史，最早发现的职业病都与采石开矿和冶炼生产有关。随着工业的兴起和发展，生产环境中使人类产生疾病的有害因素的种类和数量也不断增加。因此，职业病的发生，常与社会经济生产的发展密切相关。

　　随着工业的兴起和发展，生产环境中使人致病的有害因素的种类和数量在不断增加，由此引发的健康损害也越来越多。随着人们对健康问题的关注及认识的不断提升和深入，职业卫生学也随之发展起来。

　　职业卫生始于职业医学，是从对"职业性疾病"的记录开始的。从埃及木乃伊中发现硅肺（即硅沉着病），可以推测出古代给法老王修建金字塔的石工曾罹患硅肺病。但"硅肺"这个名词直到 1870 年才出现。欧洲人于公元前即开始铅、汞金属矿的开采。根据记载，Hippocrates（公元前 460～前 337 年）似乎是第一个认识到铅会造成腹绞痛的人。公元 14～16 世纪，意大利出现文艺复兴，西欧科技开始兴起，矿工和冶炼工的职业病，包括冶炼金、银、铅、铜、锌、汞等引起的职业病，曾在德国的 Agricola（16 世纪）所著的《论金属（Deremetallica）》中述及。同一时期，意大利 Ramazzini（1633～1714 年）出版了《手工业者疾病》（1700 年）一书，描述了 50 多种职业病，包括矿工、陶工、制玻璃工、油漆工、磨面粉工、石工等疾病和金属中毒，这成为职业病的经典著作，Ramazzini 也因此被誉为"欧洲职业医学之父"。

　　中华民族在历史上很早就学会使用铜、铁等金属制作生产工具，因此很早也就有了开矿与冶炼业。有关这方面职业性危害因素引起的疾病，我们的祖先都有所记载。例如，汉代王充（公元 27～100 年）在所著的《论衡》中，提到冶炼生产作业可发生灼伤及火烟侵害眼鼻等；唐代王焘在其所著的《外台秘要》（公元 752 年）中，提到可置动物于有毒气体场所，"若有毒其物即死"；明代李时珍在所著《本草纲目》（公元 1593 年）中提到铅矿工人的中毒；明代宋应星在《天工开物》（公元 1637 年）中，不仅提到煤矿井下可采用粗大竹筒凿去中节来排除有害气体的简易通风法，而且提到烧砒（三氧化二砷）工人必须站在上风向操作，且应保持十余丈（今 1 丈＝3.33m）的距离，否则就会引起中毒。这些记载表明，自古以来，某些由职业病危害因素引起的疾病，如尘肺（即肺尘埃沉着病）及铅、汞、砷中毒等，在我国很早就存在。

自 18 世纪英国纺织机械的革新和蒸汽机的出现引发了第一次工业革命，工业上传统的手工业生产转变为以机器为主的大工业生产。但当时劳动条件恶劣，职业病及传染病流行，经常发生意外工伤事故，工人的工时过长，并出现雇佣童工等问题。19 世纪，德国因电力的广泛应用又产生第二次工业革命，推动了大规模的采矿和冶炼，开始煤化学工业的生产，还发明了合成染料等。但也出现了工人的急性苯胺染料中毒、煤焦油引起阴囊癌等问题。特别自 20 世纪开始，欧美发达国家工业发展迅速，合成生产了许多种有机化合物，包括农药、医药、石油化工产品等，出现了多种急、慢性化学中毒和职业性肿瘤等新问题。20 世纪以来，许多发达国家又兴起了以原子能、高分子化合物和电子计算机为标志的第三次工业革命。不仅应用 X 射线、原子能、高频、微波、红外线等技术，还有其他新原料、新化学物质和高科技等被应用于生产，随之出现劳动方式的变化，带来了新的职业卫生问题。

自 19 世纪末起，职业危害受到西方社会的广泛关注，开始依靠科学技术的进步，进行职业性病伤的防治。工人为维护自己劳动和健康的权益，促使了一些国家的政府建立职业安全卫生以及劳动保险的法规，开展防治职业病的服务与研究。因此 20 世纪后期，一些发达国家的职业卫生水平得到显著提高，并使不少古老或传统的职业病在大型企业中得到有效的控制。当前这些发达国家在城乡的小型企业中、在使用新技术和新化学物质的产业中和医疗卫生服务难以顾及的职业人群中，仍然存在职业病危害因素，造成了不同程度的危害。

20 世纪的后 50 年，是全球经济、社会、文化变革最为巨大的时期，以航天、材料、遗传和信息技术为代表，人类取得了难以估量的伟大成就。在工业生产和科学技术空前发展的背景下，职业卫生科学技术也进入了最辉煌的时代，职业卫生科学技术在深度与广度两个层面上都取得了很大的进展，基础毒理学、劳动生理学、职业心理学、遗传毒理学、人机工程学、卫生工程学等新的分支学科纷纷出现，已形成了一个比较完整的现代职业卫生科学体系。电子计算机和信息技术，使职业卫生的研究、开发和科学管理变得更为高效、合理；自动化、智能化的生产工艺，不仅使人彻底摆脱了繁重的体力劳动，同时也使劳动者完全能够避免接触有害物质和不必直接进入危险的环境成为可能，这些科学技术上的进步，大大改善了人类的工作环境和生活质量，可以根除某些长期以来影响工人健康的职业危害。

2007 年 WHO 出台了《2008—2017 年劳动者健康全球行动计划》；我国于 2010 年推出《"健康中国 2020"战略研究报告》；2016 年推出《中共中央国务院

关于推进安全生产领域改革发展的意见》《"健康中国2030"规划纲要》《国家职业病防治规划（2016—2020年）》，修订《中华人民共和国职业病防治法》（以下简称《职业病防治法》）；2017年出台了《安全生产"十三五"规划》和《职业病危害治理"十三五规划"》战略，为改善化工行业劳动者健康状况提供了政策上的保障。同时，2017年多个部门联合开展了以"健康中国，职业健康先行"为主题的《职业病防治法》宣传周活动，普及民众的职业病防治知识，提高劳动者的自我防护意识和能力，从而使广大劳动者的职业健康权益得到保护。

化工行业是指从事化学工业生产和开发的企业和单位的总称。化工行业包括化工、炼油、冶金、能源、轻工、石化、环境、医药、环保和军工等部门从事工程设计、精细与日用化工、能源及动力、技术开发、生产技术管理和科学研究等方面，分为石油化工、基础化工以及化学纤维三大类，涉及的生产劳动者人数多、范围广。随着我国化学工业的不断发展，规模的日益扩大，从业人员不断增多，加之涉及的化学毒物种类繁多，化工行业职业危害事故增多，以化学毒物引起的职业性中毒偏多。由于化工生产高温、高压、易燃、易爆的特点，急性事故及急性中毒的发生率较其他行业多，还常涉及非职业人群。如火灾和泄漏事故会污染四周的大气，使大批人中毒。因此，化工企业劳动者的职业健康问题也一直受到社会的广泛关注。面对劳动过程中的危害因素，劳动者也在生产过程中摸索有效的防治手段和措施。

在发展的不同时期，职业卫生工作重点也不同，只有将历史经验与当前防治需求相结合，才能发现适用于现阶段的新手段、新技术，才能更好地服务于劳动人民，尽可能降低职业危害因素产生的影响。

第一节　我国职业卫生现状及任务

一、我国职业卫生现状

我国职业卫生监管职责经历了多次调整。新中国成立初期一直到1998年的机构改革，职业卫生职能虽然进行了多次调整，但职业卫生与职业安全监管共同规范管理的局面基本没有打破，由原劳动部统一管理。1998年我国进行政府机构改革，打破了原有的劳动保护模式，职业安全与职业卫生工作分离，职业卫生监管职能由卫生部门承担。2003年机构改革后，职业卫生工作出现职能交叉与分割局面，将卫生部承担的作业场所职业卫生监督检查职责划到国家安全生产监督管理局。2010年，又进一步明确了国务院有关部门在职业卫生监管方面的职责，明确了职业卫生监管"防、治、保"（即职业危害防治、职业病诊断治疗、职业病人社会保障）三个监管环节。

卫生部的职责包括：①负责会同国家安全生产监督管理总局、人力资源社会保障部等有关部门拟订职业病防治法律法规、职业病防治规划，组织制定发布国家职业卫生标准。②负责监督管理职业病诊断与鉴定工作。③组织开展重点职业病监测和专项调查，开展职业健康风险评估，研究提出职业病防治对策。④负责化学品毒性鉴定、个人剂量监测、放射防护器材和含放射性产品检测等技术服务机构的资质认定和监督管理；审批承担职业健康检查、职业病诊断的医疗卫生机构并进行监督管理，规范职业病的检查和救治；会同相关部门加强职业病防治机构建设。⑤负责医疗机构放射性危害控制的监督管理。⑥负责职业病报告的管理和发布，组织开展职业病防治科学研究。⑦组织开展职业病防治法律法规和防治知识的宣传教育，开展职业人群健康促进工作。

国家安全生产监督管理总局的职责包括：①起草职业卫生监管有关法规，制定用人单位职业卫生监管相关规章。组织拟订国家职业卫生标准中的用人单位职业危害因素工程控制、职业防护设施、个体职业防护等相关标准。②负责用人单位职业卫生监督检查工作，依法监督用人单位贯彻执行国家有关职业病防治法律法规和标准情况。组织查处职业危害事故和违法违规行为。③负责新建、改建、扩建工程项目和技术改造、技术引进项目的职业卫生"三同时"审查及监督检查。负责监督管理用人单位职业危害项目申报工作。④负责依法管理职业卫生安全许可证的颁发工作。负责职业卫生检测、评价技术服务机构的资质认定和监督管理工作。组织指导并监督检查有关职业卫生培训工作。⑤负责监督检查和督促用人单位依法建立职业危害因素检测、评价、劳动者职业健康监护、相关职业卫生检查等管理制度；监督检查和督促用人单位提供劳动者健康损害与职业史、职业危害接触关系等相关证明材料。⑥负责汇总、分析职业危害因素检测、评价、劳动者职业健康监护等信息，向相关部门和机构提供职业卫生监督检查情况。

人力资源社会保障部的职责包括：①负责劳动合同实施情况监管工作，督促用人单位依法签定劳动合同。②依据职业病诊断结果，做好职业病人的社会保障工作。

全国总工会依法参与职业危害事故调查处理，反映劳动者职业健康方面的诉求，提出意见和建议，维护劳动者合法权益。

为努力做好职业危害防治，国家安全生产监督管理总局开展职业病危害严重行业的专项治理工作，在水泥、陶瓷、耐火材料、石棉等行业领域开展重点执法，淘汰落后工艺，关停职业病危害严重又无条件进行整改的用人单位，开展职业健康的宣传教育，组织培训职业健康监管队伍，提升监管能力。

在职业病诊断治疗方面，为进一步规范职业病诊断与鉴定工作，保障劳动者健康权益，2011年修订的《职业病防治法》明确了相关部门在职业病诊断与鉴定工作中的协调配合职责，解决了因诊断资料不全而无法进行职业病诊断的问题。这些充分体现了方便劳动者、简化程序、制度设置向保护劳动者权益倾斜等特点。

职业病病人依法享受国家规定的职业病待遇。职业病病人的诊疗、康复费用，伤残以及丧失劳动能力的职业病病人的社会保障，根据国家有关工伤社会保险的规定执行。对不适宜继续从事原工作的职业病病人，应当调离岗位，并要妥善安置，用人单位还应对从事接触职业病危害作业的劳动者，给予岗位津贴。

近年来职业病危害防控工作在政府、主管部门和用人单位的共同努力下，取得了一些成效，但是也存在问题。当前，我国职业病危害因素的特点是种类多，分布广，从传统工业到新兴产业以及第三产业，还存在一定的职业危害。截至2016年年底，全国累计报告职业病病例数达到90万例左右，其中尘肺病约为83万例，占比约为90%。全国每年新报的职业病病例近3万例，居前几位的职业病是尘肺病、化学中毒。表1-1是我国2001～2016年新发职业病构成情况。

表1-1　我国2001～2016年新发职业病构成情况

年度（统计省份数）	职业病发病例数	尘肺病		急性职业中毒		慢性职业中毒		其他职业病	
		发病例数	占比/%	发病例数	占比/%	发病例数	占比/%	发病例数	占比/%
2001(30)	13215	10505	79.49	759	5.74	1166	8.83	785	5.94
2002(30)	14821	12248	82.63	590	3.98	1300	8.77	683	4.62
2003(30)	12511	8364	66.85	504	4.03	882	7.05	2761	22.07
2004(15)	4423	3166	71.58	265	5.99	483	10.92	509	11.51
2005(30)	12212	9173	75.11	613	5.02	1379	11.29	1047	8.58
2006(29)	11519	8783	76.25	467	4.05	1083	9.41	1186	10.29
2007(30)	14296	10963	76.69	600	4.20	1638	11.45	1095	7.66
2008(30)	13744	10829	78.79	760	5.53	1171	8.52	984	7.16
2009(30)	18128	14495	79.96	552	3.04	1912	10.55	1169	6.45
2010(30)	27240	23812	87.42	617	2.27	1417	5.20	1394	5.11
2011(30)	29879	26401	88.36	590	1.97	1541	5.16	1347	4.51
2012(30)	27420	24206	88.28	601	2.19	1040	3.79	1573	5.74
2013(30)	26393	23152	87.72	637	2.41	904	3.43	1700	6.44
2014(30)	29972	26873	89.66	486	1.62	795	2.65	1819	6.075
2015(31)	29180	26081	89.38	383	1.31	548	1.88	2168	7.430
2016(31)	31789	27992	88.06	400	1.26	812	2.55	2585	8.132

我国职业性中毒分为急性中毒和慢性中毒，表1-2和表1-3分别统计了引起急性职业中毒和慢性职业中毒的化学物质及其主要的行业分布。引起职业性中毒的化学物质主要为一氧化碳、苯、砷及其化合物、铅及其化合物（不含四乙基铅），这些物质主要分布在化工、煤炭、有色金属和轻工等行业。

表 1-2 引起急性职业中毒的化学物质及其主要的行业分布

年份/年	急性中毒的化学物质	急性中毒易发生的行业
2005	硫化氢、一氧化碳、砷化氢、苯、氨、磷化物、汞及其化合物、苯的硝基氨基化合物、铅及其化合物、氯气	化工、煤炭和冶金行业
2006	一氧化碳和硫化氢	煤炭和轻工行业
2007	一氧化碳和硫化氢	—
2008	一氧化碳、氯气和硫化氢	化工、煤炭和冶金行业
2009	一氧化碳	冶金、煤炭、建设和建材行业
2010	一氧化碳	煤炭行业
2011	一氧化碳	化工、医药行业
2012	一氧化碳、二氯乙烷和氯气	—
2013	一氧化碳	—
2014	一氧化碳	—
2015	一氧化碳	—
2016	一氧化碳	—

注："—"为无统计数据。

表 1-3 引起慢性职业中毒的化学物质及其主要的行业分布

年份/年	慢性中毒的化学物质	慢性中毒易发生的行业
2005	铅及其化合物、苯、砷及其化合物、正己烷、三硝基甲苯、锰及其化合物、汞及其化合物	有色金属、化工、电子和冶金行业
2006	铅及其化合物和苯	轻工、有色金属、冶金、电子和机械行业
2007	铅及其化合物、苯、三硝基甲苯	—
2008	铅及其化合物、苯和二硫化碳	有色金属、机械和化工行业
2009	铅及其化合物、苯、砷及其化合物	冶金、有色金属和机械行业
2010	铅及其化合物、苯、砷及其化合物	轻工、冶金和电子行业
2011	铅及其化合物(不含四乙基铅)、苯、砷及其化合物	有色金属、轻工、冶金、化工和机械行业
2012	苯、铅及其化合物(不含四乙基铅)、砷及其化合物	—
2013	苯、砷及其化合物、铅及其化合物(不含四乙基铅)	有色金属、轻工、冶金、机械和化工行业
2014	苯、铅及其化合物(不含四乙基铅)和砷及其化合物	—
2015	苯、砷及其化合物和铅及其化合物(不含四乙基铅)	—
2016	苯、砷及其化合物和铅及其化合物(不含四乙基铅)	—

随着职业病危害治理工作的不断推进，以及《职业病防治法》的不断宣传普及，劳动者自我保护意识和维权意识日益增强，用人单位职业病危害控制工作进一步加强，我国职业病防治形势有所好转。但是，我国职业病防治工作依然不能松懈。

二、职业卫生任务

1.《"健康中国 2030"规划纲要》

2016 年 10 月 25 日，中共中央、国务院发布了《"健康中国 2030"规划纲要》（以下简称《纲要》），这是今后 15 年推进健康中国建设的行动纲领。实施《纲要》是保障人民健康的重大举措，对全面建设小康社会、加快推进社会主义现代化具有重大意义。同时，这也是我国积极参与全球健康治理、履行我国对联合国"2030年可持续发展议程"承诺的重要举措。

其中主要涉及安全生产和职业卫生的是第十六章（完善公共安全体系）第一节（强化安全生产和职业健康）的内容。内容如下：

加强安全生产，加快构建风险等级管控、隐患排查治理两条防线，切实降低重特大事故发生频次和危害后果。强化行业自律和监督管理职责，推动企业落实主体责任，推进职业病危害源头治理，强化矿山、危险化学品等重点行业领域安全生产监管。开展职业病危害基本情况普查，健全有针对性的健康干预措施。进一步完善职业安全卫生标准体系，建立完善重点职业病监测与职业病危害因素监测、报告和管理网络，遏制尘肺病和职业中毒高发势头。建立分级分类监管机制，对职业病危害高风险企业实施重点监管。开展重点行业领域职业病危害专项治理。强化职业病报告制度，开展用人单位职业健康促进工作，预防和控制工伤事故及职业病发生。加强全国个人辐射剂量管理和放射诊疗辐射防护。

2. 《国家职业病防治规划（2016—2020年）》

为深入贯彻落实推进健康中国建设和深化医药卫生体制改革总体要求，积极推动职业病防治工作，根据《职业病防治法》第十条：关于"国务院和县级以上地方人民政府应当制定职业病防治规划"的规定和中央编办要求，国家卫生和计划生育委员会与国家安全生产监督管理总局联合组织编制了《国家职业病防治规划（2016—2020年）》，由国务院办公厅于2016年12月26日发布。

规划目标：到2020年，建立健全用人单位负责、行政机关监管、行业自律、职工参与和社会监督的职业病防治工作格局。职业病防治法律、法规和标准体系基本完善，职业卫生监管水平明显提升，职业病防治服务能力显著增强，救治救助和工伤保险保障水平不断提高；职业病源头治理力度进一步加大，用人单位主体责任不断落实，工作场所作业环境有效改善，职业健康监护工作有序开展，劳动者的职业健康权益得到切实保障；接尘工龄不足5年的劳动者新发尘肺病报告例数占年度报告总例数的比例得到下降，重大急性职业病危害事故、慢性职业性化学中毒、急性职业性放射性疾病得到有效控制。

（1）用人单位主体责任不断落实　重点行业的用人单位职业病危害项目申报率达到85%以上，工作场所职业病危害因素定期检测率达到80%以上，接触职业病危害的劳动者在岗期间职业健康检查率达到90%以上，主要负责人、职业卫生管理人员职业卫生培训率均达到95%以上，医疗卫生机构放射工作人员个人剂量监测率达到90%以上。

（2）职业病防治体系基本健全　建立健全省、市、县三级职业病防治工作联席会议制度。设区的市至少应确定1家医疗卫生机构承担本辖区内职业病诊断工作，县级行政区域原则上至少确定1家医疗卫生机构承担本辖区职业健康检查工作。职业病防治服务网络和监管网络不断健全，职业卫生监管人员培训实现全覆盖。

(3) 职业病监测能力不断提高　健全监测网络，开展重点职业病监测工作的县（区）覆盖率达到90％。提升职业病报告质量，职业病诊断机构报告率达到90％。初步建立职业病防治信息系统，实现部门间信息共享。

(4) 劳动者健康权益得到保障　劳动者依法应参加工伤保险，覆盖率达到80％以上，逐步实现工伤保险与基本医疗保险、大病保险、医疗救助、社会慈善、商业保险等有效衔接，切实减轻职业病病人负担。

3. 《安全生产"十三五"规划》

为贯彻落实党中央、国务院关于加强安全生产工作的决策部署，根据《中华人民共和国安全生产法》（以下简称《安全生产法》）等法律法规和《中华人民共和国国民经济和社会发展第十三个五年规划纲要》，2017年1月12日国务院办公厅发布了《安全生产"十三五"规划》。

规划目标是到2020年，安全生产理论体系更加完善，安全生产责任体系更加严密，安全监管体制机制基本成熟，安全生产法律法规标准体系更加健全，全社会安全文明程度明显提升，事故总量显著减少，重特大事故得到有效遏制，职业病危害防治取得积极进展，安全生产总体水平与全面建成小康社会目标相适应。

其中在推进职业病危害源头治理主要任务中提到：

(1) 夯实职业病危害防护基础　开展职业病危害基本情况普查。完善职业病危害项目申报信息网络，构建职业病危害信息动态更新机制，健全职业卫生信息监测和统计制度。将职业病危害防治纳入企业安全生产标准化范围，推进职业卫生基础建设。加大职业病危害防治资金投入，加大对重点行业领域小微型企业职业病危害治理的支持和帮扶力度。加快职业病防治新工艺、新技术、新设备、新材料的推广应用。强化用人单位职业卫生管理，推动企业建立职业卫生监督员制度。完善职业卫生监管执法基本装备指导目录。严格执行职业病危害项目申报、工作场所职业病危害因素检测结果和防护措施公告制度，到2020年重点行业用人单位主要负责人和职业卫生管理人员的职业卫生培训率均达到95％以上。

(2) 加强作业场所职业病危害管控　突出作业场所高危粉尘和高毒物质危害预防和控制，有效遏制尘肺病和职业中毒。开展职业病危害风险评估，建立分类分级监管机制，强化职业病危害高风险企业重点监管。建立职业病危害防治名录管理制度，依法限制或淘汰职业病危害严重的技术、工艺、设备、材料，推动职业病危害严重的企业技术改造、转型升级或淘汰退出。开展矿山、化工、金属冶炼、建材、电子制造等重点行业领域职业卫生专项治理。严格落实作业场所职业病危害告知、日常监测、定期报告、防护保障和健康体检等制度措施。

（3）提高防治技术支撑水平　构建国家、省、市、县四级职业病危害防治技术支撑网络。开展职业病危害因素鉴别分析、人体损伤鉴定等基础性研究，研发推广典型职业病危害作业的预防控制关键技术与装备，加快培育职业病危害防治专业队伍。加强职业病危害因素现场识别、职业病诊断鉴定技术保障、职业病综合治疗和康复能力建设。建设全国职业卫生大数据平台，建立国家职业卫生管理人员服务管理网络。

规划中还提到了职业病危害治理重点有以下几点。

重点行业：矿山、化工、金属冶炼、陶瓷生产、耐火材料、电子制造。

重点作业：采掘、粉碎、打磨、焊接、喷涂、刷胶、电镀。

重点因素：煤（岩）尘、石棉尘、硅尘、苯、正己烷、二氯乙烷。

4.《职业病危害治理“十三五”规划》

为切实做好“十三五”期间的职业病危害治理工作，保护劳动者的健康，根据《安全生产法》《职业病防治法》《国家职业病防治规划（2016—2020年）》和《安全生产“十三五”规划》，国家安全生产监督管理总局于2017年7月11日发布了《职业病危害治理“十三五”规划》。

规划目标是：到2020年，企业职业病危害治理水平和政府职业卫生监管能力明显提升。县级以上安全监管部门建立专业化和一体化的监管执法队伍，健全完善职业病防治目标和责任考核体系。煤矿、非煤矿山、化工、金属冶炼、陶瓷、耐火材料、水泥等重点行业企业职业病危害防治主体责任得到全面落实，基本实现粉尘和化学毒物等重点职业病危害因素的有效遏制。

具体工作目标：

① 重点行业企业职业健康监督检查覆盖率达到80%以上。

② 重点行业企业职业病危害项目申报率达到95%以上。

③ 重点行业企业工作场所职业病危害因素定期检测率达到80%以上。

④ 重点行业企业接触职业病危害的劳动者在岗期间职业健康检查率达到90%以上。

⑤ 重点行业企业主要负责人和职业健康管理人员职业健康培训率均达到95%以上。

第二节　职业卫生与职业安全

一、职业卫生与职业安全的概念

目前，大多数国家把劳动者的职业安全和职业卫生问题统一归为职业安全卫生的范畴，称为职业安全卫生（Occupational Safety and Health），相关的法律为职业安全卫生法，政府设置唯一的执法机构。我国将劳动者的安全和健康问题分开管理，国家制定了《安全生产法》和《职业病防治法》两部相关法律。唯一的执法机构为国家安全生产监督管理总局。在以前实际的监督检查实践中，安全生产和职业卫生两者的执法是分开的，但从 2017 年开始，国家安全监督管理总局开始实施安全和职业健康检查执法一体化，并探索将《安全生产法》和《职业病防治法》合二为一。

职业安全是以防止职工在职业活动过程中发生各种伤亡事故为目的的工作领域及在法律、技术、设备、组织制度和教育等方面所采取的相应措施。在生产劳动过程中造成的身体伤害为工伤。1921 年，国际劳工大会通过的公约将工伤定义为"由于工作直接或间接引起的事故为工伤"。随着人们生活水平的提高，安全意识逐步增强，职业安全问题日益受到关注，国内外有关职业安全的研究也在逐步深入，尤其是对职业伤害的研究。劳动生产过程包括人身安全、设备和产品安全以及交通运输安全等。为了使劳动过程在符合安全要求的物质条件和工作秩序下进行，防止伤亡事故、设备事故及各种灾害的发生，保障劳动者的安全和生产、劳动过程的正常进行，有必要采取各种防范措施及活动。我国安全生产的方针是"安全第一、预防为主、综合治理"。

我国对职业卫生的定义有两个：一个定义是以职工的健康在职业活动过程中免受有害因素侵害为目的的工作领域及在法律、技术、设备、组织制度和教育等方面所采取的相应措施。其目的是创造合适人体生理要求的作业条件，使人与工作相互适应，使从业人员在身体、精神、心理和社会福利等方面处于最佳状态（GB/T 15236—2008）。另一个定义是对工作场所内产生或存在的职业性有害因素及其健康损害进行识别、评估、预测和控制的一门科学，其目的是预防和保护劳动者免受职业性有害因素所致的健康影响和危害，使工作适应劳动者，促进和保障劳动者在职业活动中的身心健康和社会福利（GBZ/T 224—2010）。

从以上定义可以看出，职业卫生的目标不仅仅是针对职业中毒、尘肺、放射疾病等这些已经逐渐得到控制的职业危害，而是更加关注工作条件对劳动者生理、心理的潜在影响，更加关注亚健康，更加关注环境物质对人类遗传学效应和对可能诱发肿瘤的危险性，更加关注职业因素对其他急慢性疾病的影响以及与工作有关的疾病。

职业卫生的基本任务是识别、评价和控制工作场所的职业病危害因素，为劳动者提供健康、舒适的工作环境，以保护和促进劳动者的健康，促进经济发展。其目的在于提高劳动者生理、心理及对社会适应的良好状态，防止工作场所的有害因素产生，提供舒适安全的工作环境，及早发现与工作有关的疾病。"确保发展能够满足人们目前需要，同时并不降低满足未来几代人需求的能力"（世界环境与发展委员会，1987 年）。

二、职业卫生与职业安全的联系

职业安全卫生是指劳动者在生产劳动过程中的安全卫生条件或状态。安全问题和卫生问题既可以相互独立，也可以相互并存，只要是在劳动生产过程中就可能存在着安全和卫生的问题。因此，许多国家都将职业安全和职业卫生结合在一起进行立法和行政管理。职业卫生和职业安全是一个事物的两个方面，均是劳动者在工作当中受到的伤害，一方面表现为生理、心理机能的伤害；另一方面表现为躯体外伤，统称为职业危害或职业病伤。具体内涵表述见图 1-1。

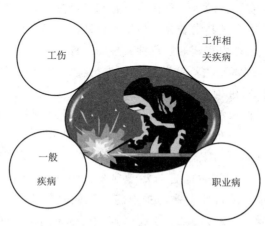

图 1-1　职业危害的内涵

第三节　职业卫生法律、法规、标准

职业卫生法律体系的建设完善是职业卫生工作的重点。党中央、国务院历来高度重视职业卫生法律体系的建设，大力推进职业卫生立法工作。经过多年努力已经初步形成了具有中国特色并与国际接轨的符合依法治国和社会主义市场经济建设要求的、由职业卫生法律、法规、标准组成的职业卫生法律体系，为职业卫生管理监督提供了法律依据和技术支持。要想做好职业卫生工作，必须要深入了解我国职业卫生法律体系及其对职业卫生工作的要求。

一、职业卫生法律法规体系

我国职业卫生法律法规体系具有以下五个层次。

（1）宪法　宪法是国家的根本大法，具有最高的法律效力，一切法律、行政法规、地方法规、规章都不得同宪法相抵触。《中华人民共和国宪法》第四十二条规定，国家通过各种途径，创造劳动就业条件，加强劳动保护，改善劳动条件，并在发展的基础上，提高劳动报酬和福利待遇。

（2）法律　法律是由全国人大及其常委会制定的。例如：《职业病防治法》《安全生产法》《中华人民共和国劳动法》等。

（3）行政法规　行政法规是国务院根据宪法和法律制定的。例如：《使用有毒物品作业场所劳动保护条例》《放射性同位素与射线装置放射防护条例》《中华人民共和国尘肺病防治条例》《危险化学品安全管理条例》《工伤保险条例》等。

地方性法规是由省、自治区、直辖市、省和自治区的人民政府所在市、经国务院批准的较大的市的人大及其常委会，根据本行政区域的具体情况和实际需要制定和颁布的、在本行政区域内实施的规范性文件的总称。

（4）部门规章　规章是由国务院各部、委员会、中国人民银行、审计署和具有行政管理职能的直属机构，省、自治区、直辖市和较大的市的人民政府制定的。部门规章由部门首长签署命令予以公布，地方政府规章由省长、自治区主席或者市长签署命令予以公布。目前，与职业卫生工作相关的管理部门主要是国家安全生产监督管理总局、国家卫生和计划生育委员会，有关的部门规章制度主要包括：《煤矿作业场所职业病危害防治规定》（国家安全生产监督管理总局令〔2015〕73 号）、《建设项目职业病防护设施"三同时"监督管理办法》（国家安全生产监督管理总局令〔2017〕90 号）、《职业卫生技术服务机构监督管理暂行办法》（国家安全生产监督管理总局令〔2012〕50 号）、《用人单位职业健康监护监督管理办法》（国家安全生产监督管理总局令〔2012〕49 号）、《职业病危害项目申报办法》（国家安全生产监督管理总局令〔2012〕48 号）、《工作场所职业卫生监督管理规定》（国家安全生产监督管理总局令〔2012〕47 号）、《职业健康检查管理办法》（国家卫生和计划生育委员会令〔2015〕5 号）、《职业病诊断与鉴定管理办法》、（卫生部令〔2012〕91 号）、《放射工作人员职业健康管理办法》（卫生部令〔2007〕55 号）等。

（5）其他规范性文件　其他规范性文件通常是由国务院或职业卫生主管部门以通知等形式下发某项职业卫生工作的规范文件。近年印发的文件主要有《关于印发用人单位职业病危害因素定期检测管理规范的通知》（安监总安健〔2015〕16 号）、《关于印发用人单位职业病危害告知与警示标识管理规范的通知》（安监总安健〔2014〕111 号）、《关于印发防暑降温措施管理办法的通知》（安监总安健〔2012〕89 号）、《关于公布建设项目职业病危害风险分类管理目录（2012 年版）的通知》（安监总安健〔2012〕73 号）、《高毒物品目录》（卫法监发〔2003〕142 号）、《职业病分类和目录》（国卫疾控发〔2013〕48 号）、《职业病危害因素分类目录》（国卫疾控发〔2015〕92 号）等。

这些法律法规对企业的职业安全健康提出了全面、具体的要求。

二、职业卫生法规要求

（一）《中华人民共和国宪法》

宪法是国家的根本大法，具有最高的法律效力。一切法律、行政法规和地方性法规都不得同宪法相抵触。

《中华人民共和国宪法》第四十二条规定，"国家通过各种途径，创造劳动就业条件，加强劳动保护，改善劳动条件，并在发展生产的基础上，提高劳动报酬和福利待遇"。加强劳动保护，改善劳动条件，这是对我国职业安全卫生工作的总体规定。

（二）其他主要法律法规

1.《职业病防治法》

《职业病防治法》是我国预防、控制和消除职业病危害，防治职业病，保护劳动者健康及其相关权益的一部专门法律，是职业卫生的一部大法。

《职业病防治法》对用人单位提出了三项总体要求：一是应当为劳动者创造符合国家职业卫生标准和卫生要求的工作环境和条件，并采取措施保障劳动者获得职业卫生保护；二是应当建立、健全职业病防治责任制，加强对职业病防治的管理，提高职业病防治水平，对本单位产生的职业病危害承担责任；三是必须依法参加工伤社会保险。

2.《安全生产法》

《安全生产法》是由第九届全国人民代表大会常务委员会第二十八次会议于2002年6月29日通过公布，自2002年11月1日起施行。

2014年8月31日第十二届全国人民代表大会常务委员会第十次会议通过全国人民代表大会常务委员会关于修改《安全生产法》的决定，自2014年12月1日起施行。

新修订的《安全生产法》包括总则、生产经营的安全生产保障、从业人员的安全生产权利义务、安全生产的监督管理、生产安全事故的应急救援与调查处理、法律责任和附则，共七章一百一十四条。

《安全生产法》从法律制度上规范生产经营单位安全生产行为，确立保障安全生产的法定措施，并以国家强制力保障这些法定制度和措施得以严格贯彻执行，最终目的是保障人民群众生命和财产的安全，维护社会稳定，保证社会主义现代化的顺利进行。

3.《中华人民共和国劳动法》

《中华人民共和国劳动法》是为了保护劳动者的合法权益，调整劳动关系，建立和维护适应社会主义市场经济的劳动制度，促进经济发展和社会进步而制定的法律。

（1）劳动安全卫生要求

① 规章制度要求　用人单位必须建立、健全劳动卫生制度，严格执行国家劳动安全卫生规程和标准，对劳动者进行劳动安全卫生教育，防止劳动过程中的事故，减少职业病危害。

② "三同时"要求　劳动安全卫生设施必须符合国家规定的标准。新建、改建、扩建工程的劳动安全卫生设施必须与主体工程同时设计、同时施工、同时投入生产和使用。

③ 劳动防护用品及体检要求　用人单位必须为劳动者提供符合国家规定的劳动安全卫生条件和必要的劳动防护用品，对从事有职业病危害作业的劳动者应当定期进行健康检查。

④ 特种作业人员培训要求　从事特种作业的劳动者必须经过专门培训并取得特种作业资格。

（2）女职工和未成年工特殊保护　禁止安排女职工从事矿山井下、国家规定的第四级体力劳动强度的劳动和其他禁忌从事的劳动；不得安排女职工在经期从事高处、低温、冷水作业和国家规定的第三级体力劳动强度的劳动；不得安排女职工在怀孕期间从事国家规定的第三级体力劳动强度的劳动和孕期禁忌从事的劳动。对怀孕 7 个月以上的女职工，不得安排其延长工作时间和夜班劳动；不得安排女职工在哺乳未满 1 周岁的婴儿期间从事国家规定的第三级体力劳动强度的劳动和哺乳期禁忌从事的其他劳动，不得安排其延长工作时间和夜班劳动；不得安排未成年工从事矿山井下、有毒有害、国家规定的第四级体力劳动强度的劳动和其他禁忌从事的劳动。

用人单位应当对未成年工定期进行健康检查。

4.《使用有毒物品作业场所劳动保护条例》

《使用有毒物品作业场所劳动保护条例》于 2002 年 4 月 30 日国务院第 57 次常务会议通过、以第 352 号国务院令予以公布，2002 年 5 月 12 日起施行。该条例是为了保证作业场所安全使用有毒物品，预防、控制和消除职业中毒危害，保护劳动者的生命安全、身体健康及其相关权益，根据职业病防治法和其他有关法律、行政法规的规定，其适用范围是作业场所使用有毒物品可能产生职业中毒危害的劳动保护。

该条例从作业场所的预防措施、劳动过程中的防护、职业健康监护三个方面，对从事使用有毒物品作业的用人单位提出了安全使用有毒物品，预防、控制和消除职业中毒危害的要求。同时明确了劳动者享有的合理避险权、职业卫生保护权、正式上岗前获取相关资料权、查阅（复印）其本人职业健康监护档案权、患职业病的劳动者按照国家有关工伤保险的规定享受工伤保险待遇等九项权利和劳动者应当履行的学习和掌握相关职业卫生知识，遵守有关劳动保护的法律、法规和操作规程，正确使用和维护职业中毒危害防护设施及其用品，发现职业中毒事故隐患时，应当及时报告。作业场所出现使用有毒物品产生的危险时，劳动者应当采取必要措施，按照规定正确使用防护设施，将危险加以消除或者降低到最低限度等项义务。

5.《中华人民共和国尘肺病防治条例》

《中华人民共和国尘肺病防治条例》是 1987 年 12 月 3 日国务院以第 105 号令发布的。该条例是为保护职工健康、消除粉尘危害、防止发生尘肺病、促进生产发展而制定的。其适用范围为所有有粉尘作业的企业、事业单位。条例从防尘、监测、健康管理等几个方面对有粉尘作业的企业、事业单位提出了保护职工健康、防治粉尘危害的要求。

6.《危险化学品安全管理条例》

《危险化学品安全管理条例》是国务院以第 344 号国务院令公布并于 2002 年 3 月 15 日起施行。该条例旨在加强对危险化学品的安全管理，保障人民生命、财产安全，保护环境。其适用范围包括在中华人民共和国境内生产、经营、储存、运输、使用危险化学品和处置废弃危险化学品的单位。条例从危险化学品的生产、经营、储存、运输、使用、登记与事故应急救援几个方面对生产、经营、储存、运输、使用危险化学品和处置废弃危险化学品的单位提出了要求。

（三）职业卫生相关部门规章

职业卫生部门规章是指由国务院所属部委在法律规定的范围内，依据职权制定并颁布的有关职业卫生管理的规范性文件。自 1998 年至今，我国职业卫生有关部门规章大约有 13 部（表 1-4），其制定与管理部门主要包括国家安全生产监督管理总局（以下简称"国家安全监管总局"）、国家卫生与计划生育委员会（以下简称"卫计委"）以及人力资源和社会保障部（以下简称"人社部"），主要是按照各部委自身职业卫生监管职责所涉及的事项进行制定。

表 1-4　我国主要职业卫生部门规章

序号	规章名称	颁布部门	法规文号	颁布时间	目的
1	工作场所职业卫生监督管理规定	国家安全监管总局	总局令第 47 号	2012.04.27	加强职业卫生监督管理工作，强化用人单位职业病防治的主体责任，预防、控制职业病危害，保障劳动者健康和相关权益
2	职业病危害项目申报办法	国家安全监管总局	总局令第 48 号	2012.04.27	规范职业病危害项目申报工作，加强职业病危害项目的监督管理
3	用人单位职业健康监护监督管理办法	国家安全监管总局	总局令第 49 号	2012.04.27	规范用人单位职业健康监护工作，加强职业健康监护的监督管理，保护劳动者健康及其相关权益
4	职业卫生技术服务机构监督管理暂行办法	国家安全监管总局	总局令第 50 号	2015.05.29	加强对职业卫生技术服务机构的监督管理，规范职业卫生技术服务行为

序号	规章名称	颁布部门	法规文号	颁布时间	目的
5	建设项目职业病防护设施"三同时"监督管理办法	国家安全监管总局	总局令第90号	2017.03.09	预防、控制和消除建设项目可能产生的职业病危害，加强和规范建设项目职业病防护设施建设的监督管理
6	煤矿作业场所职业病危害防治规定	国家安全监管总局	总局令第73号	2015.02.28	加强煤矿作业场所职业病危害的防治工作，强化煤矿企业职业病危害防治主体责任，预防、控制职业病危害，保护煤矿劳动者健康
7	全国卫生统计工作管理办法	卫生部	卫生部令3号	1999.02.25	加强全国卫生统计工作的组织和指导，保障卫生统计现代化建设的顺利进行，适应我国卫生改革与发展的需要
8	放射事故管理规定	卫生部	卫生部令16号	2001.08.26	加强放射事故的管理，及时有效处理放射事故，减轻事故造成的后果
9	国家职业卫生标准管理办法	卫生部	卫生部令20号	2002.03.28	加强国家职业卫生标准的管理
10	放射工作人员职业健康管理办法	卫生部	卫生部令55号	2007.06.03	保障放射工作人员的职业健康与安全
11	职业病诊断与鉴定管理办法	卫生部	卫生部令91号	2013.02.19	规范职业病诊断鉴定工作，加强职业病诊断与鉴定管理
12	工伤职工劳动能力鉴定管理办法	人社部、卫计委	人社部、卫计委令21号	2014.02.20	加强劳动能力鉴定管理，规范劳动能力鉴定程序
13	工伤认定办法	人社部	人社部令8号	2010.12.31	规范工伤认定程序，依法进行工伤认定，维护当事人的合法权益

（四）职业卫生国家标准的要求

1. 工业企业设计卫生标准（GBZ 1—2010）

本标准是为了贯彻执行《职业病防治法》要求，体现"预防为主"的卫生工作方针，保证工业企业建设项目的设计符合卫生要求，控制生产过程产生的各类职业病危害因素，改善劳动条件以保障职工的身体健康，促进生产发展而制定的。其适用于包括中华人民共和国领域内所有新建、扩建、改建建设项目和技术改造、技术引进项目（以下统称建设项目）的职业卫生设计及评价。标准具体规定了工业企业的选址与整体布局、防尘与防毒、防暑与防寒、防噪声与振动、防非电离辐射及电离辐射、辅助用室等方面的卫生要求，以保证工业企业的设计符合卫生要求。

2. 工作场所有害因素职业接触限值 第1部分：化学有害因素（GBZ 2.1—2007）

该标准规定了339种化学有害因素接触限值，其中286种规定了时间加权平均容许浓度（PC-TWA），116种规定了短时间接触容许浓度（PC-STEL），53种规定了最高容许浓度（MAC）。该标准对46种粉尘制定了PC-TWA，其中14种粉尘制定了呼吸性粉尘的PC-TWA。标准还规定了工作场所白僵蚕孢子、枯草杆菌蛋白酶等生物因素容许浓度。

3. 工作场所有害因素职业接触限值　第 2 部分：物理因素（GBZ 2. 2—2007）

本标准规定了工作场所物理因素职业接触限值，适用于存在或产生物理因素的各类工作场所，适用于工作场所卫生状况、劳动条件、劳动者接触物理因素的程度、生产装置泄漏、防护措施效果的监测、评价、管理、工业企业卫生设计及职业卫生监督检查等，不适用于非职业性接触。

该标准规定了工作场所 9 种物理因素职业接触限值，分别为超高频辐射、高频电磁场、工频电场、激光辐射、微波辐射、紫外辐射、高温作业、噪声、手传振动。同时规定了煤矿井下采掘工作场所气象条件、体力劳动强度分级、体力工作时心率和能量消耗的生理限值。

工作场所物理因素职业接触限值，是用于监督、监测工作场所及工作人员物理因素职业病危害状况、生产装置泄漏情况，评价工作场所卫生状况的重要依据。目的在于保护劳动者免受物理性职业性有害因素危害，预防职业病。

第四节　职业病概述

当职业病危害因素作用于人体的强度与时间超过一定的限度时，人体不能代偿其所造成的功能性或器质性病理的改变，从而出现相应的临床症状，影响劳动能力，这类疾病在医学上通称为职业病。

职业病防治涉及的主要领域概括如图 1-2 所示。

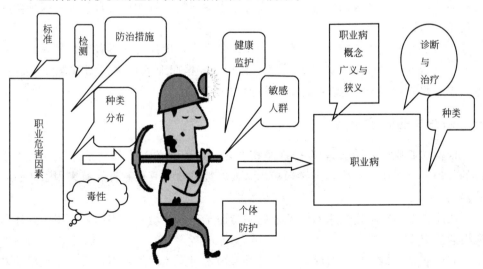

图 1-2　职业病防治涉及的主要领域

一般应具备 3 个条件才被认定为职业病，分别为：该疾病应与工作场所的职业病危害因素密切相关；所接触的职业病危害因素的剂量（浓度或强度）无论过去或现在，都可导致疾病的发生；必须区别职业性与非职业性病因所起的作用，而前者的可能性必须大于后者。

国内外职业病防治医学专家已取得如下共识：①病因明确，病因即职业病危害因素，在控制病因或作用条件后，可以消除或减少发病。②所接触的病因大多是可以检测的，而且其浓度或强度需要达到一定的程度，才能使劳动者致病，一般接触职业病危害因素的浓度或强度与病因有直接关系。③在接触同样有害因素的人群中，常有一定数量的发病率，很少只出现个别病人。④如能早期诊断，及早、妥善治疗与处理，愈后相对较好，康复相对较易。⑤不少职业病，目前世界上尚无特效根治方法，只能对症治疗以减缓症状，所以发现并确诊越晚疗效越差。⑥职业病是可以预防的。⑦在同一生产环境从事同一工种的人中，人体发生职业性损伤的概率和程度也有极大差别，这主要取决于以下因素：

a. 遗传因素，如患有某些遗传性疾病或有遗传缺陷的人，容易受某些有毒物质的作用。

b. 年龄和性别的差异，包括孕期、哺乳期妇女从事生产时所接触的危害因素对胎儿、乳儿的影响，以及未成年人和老人易受危害因素的作用。

c. 缺乏营养，可降低机体的抵抗力和康复能力。

d. 其他疾病和精神因素，如患有皮肤疾病可增加皮肤吸收毒物的机会；患有肝脏疾病可影响对毒物的解毒功能等。

e. 不良生活方式或个人习惯，如长期摄取不合理膳食、吸烟、过量饮酒、缺乏锻炼和过度精神紧张等，都能增加职业性损害程度；而掌握职业病防治科学知识的劳动者，并具有健康的生活方式、良好的生活习惯，就能较为自觉地采取预防职业病危害因素的措施。

以上统称为个体危险因素，具有个体危险因素，也称为易感者或高危人群，具有这些因素者更容易引起职业性损害。因此，根据职业病危害因素和职业病的特点，控制职业病必须从源头抓起，坚持预防为主。

一、职业病的概念及特点

依据《职业病防治法》，职业病是指企业、事业单位和个体经济组织等用人单位的劳动者在职业活动中，因接触粉尘、放射性物质和其他有毒、有害因素而引起的疾病。

从广义上的医学定义来看，职业病是指由于工作环境中有害因素作用于人体后所引起的疾病。

职业病属于临床医学范畴，职业性有害因素对人体的损害不只限于某个组织器官，而是涉及各个系统的组织器官。因此在医疗方面，不仅广泛涉及呼吸、心血管、消化、肾、血液、神经等科，也涉及眼、耳鼻喉、皮肤、外科等，另外，还与影像、检验等学科关系密切。

由于职业病的病因明确，控制与预防职业病和临床诊治疾病同样都是本学科的重要目标与任务，甚至更重要，因此它又属于预防医学范畴，在学科上又可称为"劳动卫生与职业病学""职业医学"或"职业卫生学"，它包括"职业病临床"和"职业卫生"两部分。

由于病因来自于职业环境中，是可以预防的因素，因此，研究、评价和控制职业病危害因素，对职工的健康影响是极其重要的。

下面介绍一下狭义的职业病概念。

由于社会保障的需要，每个国家根据各自的具体情况，由国家和政府部门以法律法规形式规定了职业病范围，称为法定职业病，即狭义的职业病，经确诊后，则享有政府规定的劳保待遇。在 2013 年职业病分类和目录中列出了 10 类 132 种法定职业病。

法定职业病需满足下列条件：①在职业活动中由于接触职业病危害因素而引起；②列入国家规定的职业病范围；③用人单位和劳动者要形成劳动关系，个体劳动不纳入职业病管理的范围。

因此，有些人提出的从事视屏作业引起的视力下降，或者职业压力过大造成的心理紧张则不属于法定职业病的范畴。有的人虽然患有职业病目录中的疾病，如白血病、肺癌等，但不是在职业活动中引起的，也不属于法定职业病范畴。

二、职业病的种类

目前，我国的法定职业病有 10 类 132 种。随着经济的发展和科技进步，各种新材料、新工艺、新技术不断出现，产生职业病危害因素的种类越来越多，导致职业病的范围越来越广，职业病的种类越来越多，出现了一些过去未曾见过或者很少发生的职业病。同时考虑我国的社会经济发展状况，对法定职业病的范围不断地进行修订。1957 年规定 14 种法定职业病；1987 年修订为 9 类 99 种法定职业病；2002 年修订为 10 类 115 种法定职业病；2013 年修订为 10 类 132 种法定职业病。

根据《职业病分类和目录》调整的原则和职业病的遴选原则，修订后的《职业病分类和目录》由原来的 115 种职业病调整为 132 种（含 4 项开放性条款）。其中新增 18 种，对 2 项开放性条款进行了整合。另外，对 16 种职业病的名称进行了调整。

调整后仍然将职业病分为 10 类，其中 3 类的分类名称做了调整。①将原"尘肺"与"其他职业病"中的呼吸系统疾病合并为"职业性尘肺病及其他呼吸系统疾病"；②将原"职业中毒"修改为"职业性化学中毒"；③将"生物因素所致职业病"修改为"职业性传染病"。

此外，还对职业性皮肤病、耳鼻喉口腔疾病、职业性传染病等做了相应调整。

本次《职业病分类和目录》的调整倾向生产一线作业人员。例如煤炭、冶金、有色金属、化工、林业、建材、机械加工行业作业人员，以及涉及低温的作业人员、医疗卫生人员和人民警察等。

三、化工行业常见的职业病

1. 尘肺

在化工厂矿生产过程中，许多作业都可以产生粉尘，工人长期吸入一定量的粉尘后，可得尘肺病。空气中的粉尘可以随呼吸进入呼吸道，当浓度很高或由于粉尘的长期作用，对人体的危害非常明显。粉尘进入呼吸道后，绝大多数颗粒较大的粉尘被阻挡在上呼吸道处，刺激这些部位的黏膜，使细小血管扩张，黏膜红肿、肥大、分泌物增多，引起鼻炎、气管炎等病变。有些有机粉尘可引起哮喘性过敏反应，有些有毒粉尘可引起全身中毒，有些粉尘（如石英、炭黑等）可引起肺的纤维组织增生，甚至发生尘肺。

2. 职业中毒

化工生产中有很多物质都有毒，工人在操作过程中若防护不好，则会引起中毒。而接触毒物不同，中毒的临床表现也不同。毒物进入体内，会对呼吸系统、循环系统、造血系统、消化系统、神经系统造成不同程度的影响。

3. 职业性耳聋

噪声对人体的危害主要是损害听力，特别是工作场所长时间的噪声会使耳朵的敏感度下降，由听觉适应到产生听觉疲劳，最终导致职业性耳聋——噪声性耳聋。耳聋通常分为轻度聋、中度聋、重度聋，随着听力不断下降，最终会完全听不见。主要临床表现是耳鸣、头痛、头晕，有时伴有失眠、头胀，逐渐出现眩晕、恶心、干呕症状。

4. 职业性皮肤病

职业性皮肤病是指劳动者在化工企业工作中接触化学、物理、生物等生产性因素引起的皮肤及附属疾病。国外资料显示，职业性皮肤病占职业病总数的 50%～70%，发病率始终占第一位。它的临床表现有很多种，常见的有接触性皮炎、湿疹、痤疮及毛囊炎、皮肤及黏膜溃疡、皮肤角化过度或皲裂，还有皮肤色素改变。它们给皮肤带来各种不同的伤害，例如红斑、水肿、水疱甚至糜烂；还有剧烈瘙痒、皮肤流脓、溃疡；皮肤干裂、色素沉着积累（即职业性黑变病），而色素减退会发生白斑（即职业性白斑病）。

本章配套视频资源请扫描下面二维码，专业老师为您讲授，让您快速掌握职业卫生的相关概念（封面扫码领取优惠大礼包，注册登录平台后即可以超低价格购买观看）。

◀◀ 第二章 ▶▶

职业卫生管理的基本要求

《职业病防治法》和《工作场所职业卫生监督管理规定》等国家法律法规对企业职业卫生管理进行了总体要求，本章主要是依据国家法律法规，结合化工生产工艺以及职业病危害的特点和分布状况，对职业病防治工作中各环节的具体要求进行阐述。

第一节　职业卫生监督管理

职业卫生监督管理工作是强化企业职业危害防治的一项重要工作，是督促企业落实各项职业卫生法律法规、降低职业危害程度、减少职业病发病的有效手段。《职业病防治法》和《关于职业卫生监管部门职责分工的通知》（中央编办〔2010〕104 号）确立了安全生产监管部门在职业卫生预防环节依法实施监管的主体地位。

一、职业卫生监督管理的原则和要求

（一）分级监督管理原则

国家安全生产监督管理总局负责全国用人单位工作场所职业危害防治的监督管理工作。

县级以上地方人民政府安全生产监督管理部门负责本行政区域内用人单位工作场所职业危害防治的监督管理工作。县级以上人民政府安全生产监督管理部门应当设置职业卫生监管机构，配备监管执法人员，依照职业病防治法律、法规、规章和国家职业卫生标准及行业标准的要求，对用人单位工作场所职业危害防治工作进行监督检查。

（二）监管人员的权力

安全生产监督管理部门履行监督检查职责时，有权采取下列措施：

① 进入被检查单位和职业危害现场，了解情况，调查取证。

② 查阅或者复制被检查单位职业危害防治的有关资料，采集样品。

③ 责令违反职业病防治法律、法规的单位和个人停止违法行为。

发生职业危害事故或者有证据证明危害状态可能导致职业危害事故发生时，有权采取下列临时控制措施：

① 责令暂停导致职业危害事故的作业。

② 封存造成职业危害事故或者可能导致职业危害事故发生的材料和设备。

③ 组织控制职业危害事故现场。

在职业危害事故或危害状态得到有效控制后，安全监管部门应当及时解除控制措施。

（三）监管人员的义务

安全生产监督管理部门的行政执法人员依法履行监督检查职责时，应当出示监督执法证件。行政执法人员应当忠于职守，秉公执法，严格遵守执法规范；对涉及被检查单位的技术秘密和业务秘密的，应当为其保密。

二、职业卫生监督管理的基本内容

（一）安全监管部门职业卫生监督检查的主要内容

依据《工作场所职业卫生监督管理规定》（国家安全生产监督管理总局令第47号），安全生产监督管理部门应当依法对用人单位执行有关职业病防治的法律、法规、规章和国家职业卫生标准的情况进行监督检查，重点监督检查下列内容：

① 设置或者指定职业卫生管理机构或者组织，配备专职或者兼职的职业卫生管理人员情况。

② 职业卫生管理制度和操作规程的建立、落实及公布情况。

③ 主要负责人、职业卫生管理人员和职业病危害严重的工作岗位劳动者的职业卫生培训情况。

④ 建设项目职业病防护设施"三同时"制度落实情况。

⑤ 工作场所职业病危害项目申报情况。

⑥ 工作场所职业病危害因素监测、检测、评价及结果报告和公布情况。

⑦ 职业病防护设施和应急救援设施的配置、维护、保养情况，以及职业病防护用品的发放、管理及劳动者佩戴使用情况。

⑧ 职业病危害因素及危害后果警示、告知情况。

⑨ 劳动者职业健康监护、放射工作人员个人剂量监测情况。

⑩ 职业危害事故报告情况。

⑪ 提供劳动者健康损害与职业史、职业危害接触关系等相关资料的情况。

⑫ 依法应当监督检查的其他情况。

(二) 职业卫生监督检查类型、程序和内容

1. 职业卫生监督检查的类型

职业卫生监督检查通常可分为日常监督检查、专项监督检查和举报监督检查 3 种类型。

(1) 日常监督检查　日常监督检查是指对企业日常生产经营活动中职业危害防治情况的监督检查。这种监督检查活动通常有以下两种具体形式。

① 不定期地组织监督检查执法活动，包括对用人单位全面的职业危害防治情况进行检查或对某些职业危害严重的行业和单位职业卫生情况进行重点监督检查。

② 定期对企业开展的职业卫生监督检查。

(2) 专项监督检查　专项监督检查是指针对专门或特殊的职业卫生工作进行的监督检查，包括对职业卫生安全许可证颁发管理工作的监督检查；对使用有毒物品作业的用人单位职业卫生安全许可证条件保持情况的监督检查；对用人单位及其作业场所相关人员职业卫生培训工作的监督检查；对建设项目职业病防护设施"三同时"工作的监督检查；对用人单位职业卫生防护用品情况的监督检查；对重点岗位职业危害及其防护情况的监督检查等。

(3) 举报监督检查　举报监督检查是指根据举报进行的监督检查。根据单位和个人的检举和控告，安全监管部门根据其职责分工依法对用人单位进行监督检查和处理。

2. 职业卫生监督检查的程序

职业卫生监督检查的程序是指政府职业卫生监管人员履行工作场所职业卫生监督检查活动的步骤和顺序，一般包括以下几个方面。

(1) 监督检查准备　对监督检查的用人单位进行初步的调查了解，是监督检查过程的开始，为进入用人单位开展职业卫生监督检查所做的准备工作。

监督检查准备包括：确定监督检查对象，查阅有关法规和标准；了解检查对象的工艺流程、生产和职业危害情况；制订检查计划，安排检查内容、方法、步骤；编写检查表或检查提纲，选择职业卫生专家等。

(2) 监督检查用人单位守法情况　出示有效的监管执法证件，进入用人单位并听取用人单位对遵守国家职业卫生法规、标准的情况和存在的问题及改进措施的汇报，查阅相关资料，掌握用人单位培训、检测、责任制等情况。

(3) 调查作业现场　实地了解作业状况，包括生产工艺、技术装备、防护措

施、原材料等方面存在的问题。同时，采访职工并听取职工的意见和建议，尤其是在职业危害管理和改善劳动条件方面的问题和建议。

（4）提出意见或建议　向用人单位负责人或有关人员通报检查情况，指出存在的问题，提出整改意见和建议，指定完成期限。

（5）发出职业卫生监督检查执法文书　根据监督检查情况，把执法文书下达给用人单位，并提出限期整改的要求。违法情节严重的，进行行政处罚。

职业卫生监督检查执法文书是职业卫生监督管理机构责成有关单位在规定的时间内，改进或纠正职业危害防治工作方面存在问题的指令性书面通知书，通常包括两方面的内容：一方面是有关单位在职业卫生方面存在的问题；另一方面是提出限期整改的要求。

企业接到职业卫生监督检查执法文书后，逾期不做改进的，职业卫生监督管理机构应按有关规定给予相应的行政处罚。

行政处罚通常是一项经济制裁措施，是教育用人单位加强职业卫生管理，保障劳动者免遭职业危害的一种辅助手段。

对于发出职业卫生监督检查执法文书的监督检查，一般在整改期限到达后，监督管理部门要安排一次跟进监督检查，即深入现场核实整改措施是否落实到位并是否符合要求。

3. 监督检查的内容

在履行职业卫生监督检查程序时，要重点关注以下内容。

（1）听取用人单位汇报有关情况时应了解的内容

① 用人单位的一般情况，如主要产品、工艺流程、职工总数、生产工人数、接触有害作业人数等。

② 主要职业病危害因素种类，分布的车间、岗位，工人接触情况。

③ 企业职业病防治工作的开展情况，重点了解岗前、在岗期间和离岗时职工的职业健康体检情况，职业危害因素检测情况，职工职业卫生培训、个人防护用品发放及职业危害防护设施的设置和使用情况等。

（2）查阅相关资料时应重点查看的内容

① 职业卫生管理资料。包括是否以文件的形式设置或指定了职业卫生管理机构，是否组织、配备了专职或者兼职职业卫生管理人员；是否制订了职业卫生管理制度、操作规程、检测及评价制度、职业危害事故应急救援预案；职业卫生档案、健康监护档案是否完整齐全；是否制订了年度职业危害防治工作计划。

② 培训资料。上岗前、在岗期间的职业卫生培训和教育情况。

③ 查看健康监护资料。a. 岗前体检。查看新招人员工作岗位安排情况，有无安排接触职业危害作业的，如有，是否进行了岗前职业健康体检，岗前体检项目是否与所接触的职业危害因素相关。记录部分新上岗人员名单到生产现场进行核实。

b. 在岗体检。根据《职业健康监护技术规范》规定的检查周期查看应检人数、实检人数、异常人数及复查情况，必检项目是否完整。询问企业负责人对体检中发现的有健康损害或职业禁忌人员，是否已按体检评价报告中的建议进行复查、调离原工作岗位，并记录下这些人员名单到生产现场进行核实。c. 离岗体检。查看接触职业危害作业的劳动者，在退休前、解除劳动合同前、脱离有害作业岗位时，是否进行了离岗体检。

④ 查看职业病危害项目申报资料，查看是否有申报回执（现场检查核对）。

⑤ 查看职业危害因素监测资料。监测项目是否包括工作场所或工作岗位所产生的职业危害因素，尤其是职业危害因素严重超标的情况（现场检查进行核对）。

⑥ 抽查劳动合同。对劳动者是否进行了劳动合同告知，合同中是否根据劳动者工作岗位注明劳动过程中可能接触的职业病危害因素的种类及危害程度、危害后果、职业病防护设施和个人职业危害防护用品使用注意事项，企业和劳动者在职业危害防治工作中的责任和义务等内容。

⑦ 近两年有无新建、改建和扩建或技术改造、技术引进建设项目，是否经过"三同时"审查与验收。

⑧ 职业危害检测评价结果是否定期上报有关部门。

（3）到生产现场重点观察的内容

① 职业病危害因素来源。a. 生产作业方式：全密闭、半密闭、敞开式、自动化、手工操作、作坊式生产、其他方式。b. 从工作现场、生产流程查看职业病危害因素的种类和来源，通过看、听及便携式测定仪器来初步判定职业病危害的严重程度。

② 卫生防护设施、个人防护用品。a. 有害作业岗位是否采取了有效的职业卫生防护设施。b. 车间生产有害与无害是否分开。c. 车间有无通风排毒、除尘设施（全面通风、局部通风），这些设施是否能正常运转，生产中是否在正常使用。d. 应急处理设施：可能发生急性职业危害的作业场所现场是否设置了冲洗设施、事故性通风排毒设施、应急防范装备和医疗急救用品。e. 是否为劳动者提供了符合职业危害防治要求的职业病防护用品，如防尘、防毒口罩，防噪耳塞，护目镜，防化手套、防护服、防护帽、呼吸防护器及皮肤防护用品等（注意针对性、有效性），劳动者在生产中是否正常佩戴及使用。

③ 警示标识、警示说明、公告栏。a. 在产生严重职业病危害因素的作业场所或工作岗位是否设置了警示标识、警示说明，设置是否正确，种类是否齐全；b. 生产车间是否设有公告栏，需要对劳动者进行公告的内容是否进行了公告（如作业场所检测结果、职业卫生管理制度等）。

（4）生产现场询问的重点内容 生产现场询问劳动者时，应随机询问部分现场接触职业病危害因素的生产人员（技术员、老职工），间接验证用人单位提供的有关情况。

① 询问部分劳动者的姓名、来该单位工作的时间（注意核对新上岗人员名单）。

② 对新上岗人员，询问是否接受过岗前职业健康体检，在哪间医疗机构进行的体检。

③ 对入厂一年以上的劳动者，要询问用人单位是否组织过职业健康体检，用人单位对职业健康体检的结果是否进行了书面告知。

④ 按照记录下的人员名单，询问部分体检中发现的有健康损害或职业禁忌人员，是否已调离原工作岗位。

⑤ 是否接受过《职业病防治法》及相关职业危害防治知识的培训。

⑥ 对现场佩戴个人防护用品的劳动者，要查看个人防护用品是否符合防护要求、是否正确佩戴；对未佩戴个人防护用品的劳动者要询问是否发放过个人防护用品，如发放，要求出示个人防护用品，并说明不佩戴的原因。

⑦ 是否与用人单位签订了劳动合同，劳动合同中有无职业危害告知内容，是否知晓告知内容，是否签字。

⑧ 询问生产中使用的主要生产原料、添加剂、助剂种类。

⑨ 是否知道工作岗位存在的职业病危害因素及其达标情况。

（5）生产现场检查时重点记录的内容

① 现场卫生防护设施配备及实际使用情况。

② 现场劳动者个人防护用品佩戴情况。

③ 现场警示标识设置情况。

④ 现场生产状况：正常生产、非正常生产。

⑤ 生产现场实际存在的职业病危害因素。

⑥ 被询问者姓名、年龄、工种等。

4. 监督检查情况反馈及监督检查文书制作

① 职业卫生监督管理人员现场监督检查后，简单小结检查情况，并向被监督的用人单位负责人或主管人员告知监督检查的情况。

② 制作现场职业卫生监督检查笔录：根据监督检查情况，如实记录企业依法开展了哪些职业卫生工作，存在哪些问题，违反了哪些法律、法规或标准的规定。

现场监督检查笔录应注明日期，由被监督的用人单位主管人员或陪同检查人员核对检查情况，属实后在现场监督检查笔录上签字（一式两份，一份交被监督单位，另一份存档）。如被监督用人单位的负责人拒绝签字，职业卫生监管人员可将拒绝签字的情况记录在案，并向安全生产监督管理部门报告。

③ 在监督检查中，发现企业在贯彻职业卫生法律、法规、标准方面不规范的，还不足以达到须给予行政处罚的严重程度时，需将整改要求以职业卫生监督检查执

法文书形式告知用人单位。

在监督检查中，发现企业有违反职业卫生法律、法规行为，确实达到必须进行行政处罚的程度时，在事实清楚、证据确凿的情况下，可以进入立案程度，做进一步取证。

第二节　职业病前期预防

我国职业病防治工作坚持预防为主、防治结合的方针，实行分类管理、综合治理的原则。因此，职业病防治工作必须从致病源头抓起，实行前期预防。根据《职业病防治法》，用人单位应当依照法律、法规要求，严格遵守国家职业卫生标准，落实职业病预防措施，从源头上控制和消除职业病危害。具体的措施有：用人单位的工作场所应当符合职业卫生要求；国家建立职业病危害项目的申报制度，用人单位及时、如实申报危害项目，并接受政府部门的监督；对可能产生职业病危害的新建、改建、扩建和技术改造、技术引进建设项目职业病防护设施建设实施"三同时"管理。

一、工作场所管理

1. 基本要求

工作场所是指劳动者进行职业活动并由用人单位直接或间接控制的所有地点，也是各种职业病危害产生并存在的场所。根据《职业病防治法》的规定，产生职业病危害的用人单位的设立除应当符合法律、行政法规规定的设立条件外，其工作场所还应符合下列基本要求：

① 职业病危害因素的强度或者浓度符合国家职业卫生标准；

② 有与职业病危害防护相适应的设施；

③ 生产布局合理，符合有害与无害作业分开的原则；

④ 有配套的更衣间、洗浴间、孕妇休息间等卫生设施；

⑤ 设备、工具、用具等设施符合保护劳动者生理、心理健康的要求；

⑥ 法律、行政法规和国务院卫生行政部门、安全生产监督管理部门关于保护劳动者健康的其他要求。

2. 技术、工艺、材料、设备管理

向用人单位提供可能产生职业病危害的设备时，应当提供中文说明书，并在设备的醒目位置设置警示标识和中文警示说明。警示说明应当载明设备性能、可能产生的职业病危害、安全操作和维护注意事项、职业病防护措施等内容。

用人单位应当检查前款规定的事项，不得使用不符合要求的设备。

向用人单位提供可能产生职业病危害的化学品、放射性同位素和含有放射性物质的材料，应当提供中文说明书。说明书应当载明产品特性、主要成分、存在的有害因素、可能产生的危害后果、安全使用注意事项、职业病防护和应急救治措施等内容。产品包装应当有醒目的警示标识和中文警示说明。储存上述材料的场所应当在规定的部位设置危险物品标识或者放射性警示标识。

用人单位应当检查前款规定的事项，不得使用不符合要求的材料。任何用人单位不得使用国家明令禁止使用的可能产生职业病危害的设备或者材料。任何单位和个人不得将产生职业病危害的作业转移给不具备职业病防护条件的单位和个人。不具备职业病防护条件的单位和个人不得接受产生职业病危害的作业。

用人单位应当优先采用有利于防治职业病危害和保护劳动者健康的新技术、新工艺、新材料、新设备，逐步替代产生职业病危害的技术、工艺、材料、设备。用人单位对采用的技术、工艺、材料、设备，应当知悉其可能产生的职业病危害，并采取相应的防护措施。对有职业病危害的技术、工艺、设备、材料，故意隐瞒其危害而采用的，用人单位对其造成的职业病危害后果承担责任。

二、职业病危害项目申报

做好工作场所中的职业病危害申报工作，目的是全面掌握和了解本单位职业病危害因素的现状，既便于有针对性地进行职业病危害控制，又为安全监管部门实施分级监督管理提供依据。

企业应当按照《职业病危害因素分类目录》（国卫疾控发〔2015〕92号），及时、如实向安全生产监督管理部门申报粉尘、噪声、振动、高温以及化学物质等职业病危害项目，并接受安全生产监督管理部门的监督管理。

职业病危害项目申报工作实行属地分级管理的原则，中央、省属化工企业的职业病危害项目，向其所在地区的市级人民政府安全生产监督管理部门申报，除此以外的化工企业的职业病危害项目，向其所在地县级人民政府安全生产监督管理部门申报。

1. 申报内容

申报职业病危害项目时，应当提交《职业病危害项目申报表》和下列文件、资料：

① 企业的基本情况；

② 工作场所职业病危害的种类、分布情况以及接触人数；

③ 法律、法规和规章规定的其他文件、资料。

2. 申报时间

企业在生产经营活动中如出现下列情形之一的，应当向原申报机关申报变更职业病危害项目内容：

①进行新建、改建、扩建、技术改造或者技术引进建设项目的，自建设项目竣工验收之日起30日内进行申报；

②因技术、工艺、设备或者材料等发生变化导致原申报的职业病危害因素及其相关内容发生重大变化的，自发生变化之日起15日内进行申报；

③工作场所、名称、法定代表人或者主要负责人发生变化的，自发生变化之日起15日内进行申报；

④经过职业病危害因素检测、评价，发现原申报内容发生变化的，自收到有关检测、评价结果之日起15日内进行申报。

用人单位终止生产经营活动的，应当自生产经营活动终止之日起15日内向原申报机关报告并办理注销手续。

3. 申报方法和流程

职业病危害项目申报同时采取电子数据和纸质文本两种方式。首先通过"职业病危害项目申报系统"进行电子数据申报，同时将《职业病危害项目申报表》加盖公章并由本企业主要负责人签字后，连同有关资料一并上报所在地区的市级、县级安全生产监督管理部门。受理申报的安全生产监督管理部门应当自收到申报文件、资料之日起5个工作日内，出具《职业病危害项目申报回执》。

为规范企业职业危害项目申报工作，国家安全生产监督管理总局修订了《职业病危害项目申报表》，明确了申报内容。为提高申报工作效率，组织研发了作业场所职业病危害因素申报与备案管理系统（简称申报系统，网址：http：//211.100.47.109/zywsmain/index.asp）。企业可以通过该系统进行职业病危害项目申报，系统登录入口如图2-1所示。

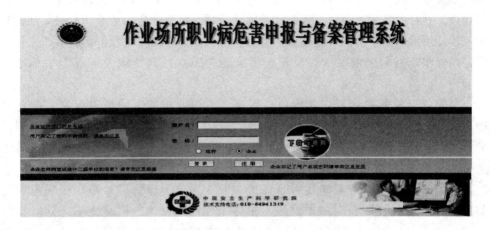

图 2-1　作业场所职业病危害申报与备案管理系统入口

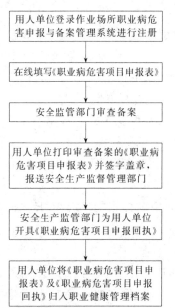

用人单位登录作业场所职业病危害申报与备案管理系统进行注册

↓

在线填写《职业病危害项目申报表》

↓

安全监管部门审查备案

↓

用人单位打印审查备案的《职业病危害项目申报表》并签字盖章，报送安全生产监督管理部门

↓

安全生产监管部门为用人单位开具《职业病危害项目申报回执》

↓

用人单位将《职业病危害项目申报表》及《职业病危害项目申报回执》归入职业健康管理档案

图 2-2　职业病危害项目申报流程

申报工作流程为：登录系统进行注册→在线填写《职业病危害项目申报表》→安全监管部门审查备案→打印审查备案的《职业病危害项目申报表》并签字盖章，按要求报送安全生产监督管理部门。安全生产监管部门收到用人单位报送的纸质《职业病危害项目申报表》后，应当在规定的时间内为用人单位开具《职业病危害项目申报回执》。用人单位将《职业病危害项目申报表》及《职业病危害项目申报回执》归入职业健康管理档案。申报流程图如 2-2 所示。

4. 法律责任

用人单位未按照《职业病危害项目申报办法》的规定及时、如实申报职业病危害项目的，责令限期改正，给予警告，可以并处 5 万元以上 10 万元以下的罚款。

用人单位有关事项发生重大变化，未按照本办法的规定申报变更职业病危害项目内容的，责令限期改正，可以并处 5 千元以上 3 万元以下的罚款。

三、建设项目职业病防护设施"三同时"管理

《建设项目职业病防护设施"三同时"监督管理办法》（国家安全生产监督管理总局令 第 90 号）中明确规定建设项目职业病防护设施必须与主体工程同时设计、同时施工、同时投入生产和使用（以下统称建设项目职业病防护设施"三同时"）。建设项目职业病防护设施"三同时"是对可能产生职业病危害的新建、改建、扩建和技术改造、技术引进建设项目（以下统称建设项目）职业病防护设施建设实施监督管理。其目的是为了预防、控制和消除建设项目可能产生的职业病危害，加强和规范建设项目职业病防护设施建设的监督管理，保证建设项目投产运行后，工作场所存在的职业病危害浓度或强度符合国家职业卫生法律法规及职业卫生标准的要求。

国家安全监管总局根据建设项目可能产生职业病危害的风险程度，将建设项目分为一般、较重和严重三类。按照《建设项目职业病危害风险分类管理目录》（安监总安健〔2012〕73 号）的规定，大多数化工行业的建设项目都属于严重职业病危害的项目。存在职业病危害风险的建设项目，在新、改、扩建时，建设单位应进行职业病危害预评价、职业病防护设施设计和职业病危害控制效果评价，并且职业病防护设施与主体工程同时设计、同时施工、同时投入使用。建设单位应组织本单位或外单位专家对职业病危害预评价报告、职业病防护设施设计、职业病控制效果评价报告进行评审，组织专家对职业病防护设

施进行验收，并对真实性、合法性负责，同时也应建立健全建设项目职业卫生管理制度与档案。

建设项目职业病防护设施"三同时"工作可以与安全设施"三同时"工作一并进行。建设单位可以将建设项目职业病危害预评价和安全预评价、职业病防护设施设计和安全设施设计、职业病危害控制效果评价和安全验收评价合并出具报告或者设计，并对职业病防护设施与安全设施一并组织验收。

1. 职业病危害预评价

职业病危害预评价是对可能产生职业病危害的建设项目，在可行性论证阶段，对建设项目可能产生的职业病危害因素、危害程度、对劳动者健康的影响、防护措施等进行预测性卫生学分析与评价，确定建设项目在职业病防治方面的可行性，为职业病危害分类管理提供科学依据。由此可见，建设项目职业病危害预评价是职业危害控制的首要环节，将对后期的职业卫生监督提供基础条件。

建设项目应当在建设项目可行性论证阶段进行职业病危害预评价，编制预评价报告，报告应当符合职业病防治有关法律、法规、规章和标准的要求，并包括下列主要内容：

① 建设项目概况，主要包括项目名称、建设地点、建设内容、工作制度、岗位设置及人员数量等；

② 建设项目可能产生的职业病危害因素及其对工作场所、劳动者健康影响与危害程度的分析与评价；

③ 对建设项目拟采取的职业病防护设施和防护措施进行分析、评价，并提出对策与建议；

④ 评价结论，明确建设项目的职业病危害风险类别及拟采取的职业病防护设施和防护措施是否符合职业病防治有关法律、法规、规章和标准的要求。

职业病危害预评价报告编制完成后，建设单位应当组织具有职业卫生相关专业背景的中级及中级以上专业技术职称人员或者具有职业卫生相关专业背景的注册安全工程师（以下称职业卫生专业技术人员）对职业病危害预评价报告进行评审。属于职业病危害一般或者较重的建设项目，可组织本单位或外单位的职业卫生专业技术人员对评价报告进行评审，并形成是否符合职业病防治有关法律、法规、规章和标准要求的评审意见；属于职业病危害严重的建设项目，则应组织外单位职业卫生专业技术人员参加评审工作，并形成评审意见。

评审结束后，建设单位应当按照职业卫生专业技术人员的评审意见对职业病危害预评价报告进行修改和完善，并对最终的职业病危害预评价报告的真实性、客观性和合规性负责。职业病危害预评价的整个工作过程应当形成书面报告，以供安全监管部门监察。

建设项目职业病危害预评价报告若存在以下情形之一的，建设单位预评价报告不得通过评审：

　　① 对建设项目可能产生的职业病危害因素识别不全，未对工作场所职业病危害对劳动者健康影响与危害程度进行分析与评价的，或者评价不符合要求的；

　　② 未对建设项目拟采取的职业病防护设施和防护措施进行分析、评价，对存在的问题未提出对策措施的；

　　③ 建设项目职业病危害风险分析与评价不正确的；

　　④ 评价结论和对策措施不正确的；

　　⑤ 不符合职业病防治有关法律、法规、规章和标准规定的其他情形的。

　　建设项目职业病危害预评价报告在通过评审后，若建设项目的生产规模、工艺等发生变更，导致职业病危害风险发生重大变化，建设单位应当对变更内容重新进行职业病危害预评价和评审。

2. 职业病防护设施设计

　　职业病防护设施，是指消除或者降低工作场所的职业病危害因素的浓度或者强度，预防和减少职业病危害因素对劳动者健康的损害或者影响，保护劳动者健康的设备、设施、装置、构（建）筑物等的总称。

　　实施建设项目职业病防护设施设计，是指对存在职业病危害的建设项目，建设单位应当在施工前按照职业病防治有关法律、法规、规章和标准的要求组织职业卫生技术人员进行职业病防护设施设计。职业病防护设施设计应当包括下列内容：

　　① 设计依据；

　　② 建设项目概况及工程分析；

　　③ 职业病危害因素分析及危害程度预测；

　　④ 拟采取的职业病防护设施和应急救援设施的名称、规格、型号、数量、分布，并对防控性能进行分析；

　　⑤ 辅助用室及卫生设施的设置情况；

　　⑥ 对预评价报告中拟采取的职业病防护设施、防护措施及对策措施采纳情况的说明；

　　⑦ 职业病防护设施和应急救援设施投资预算明细表；

　　⑧ 职业病防护设施和应急救援设施可以达到的预期效果及评价。

　　职业病防护设施设计完成后，建设单位应当组织职业卫生专业技术人员对职业病防护设施设计进行评审，并形成评审意见。属于职业病危害一般或者较重的建设项目，其建设单位主要负责人或其指定的负责人应当组织本单位或外单位职业卫生专业技术人员对职业病防护设施设计进行评审；属于职业病危害严重的建设项目，应当组织外单位职业卫生专业技术人员参加评审工作，并形成评审意见。

　　建设单位应当按照评审意见对职业病防护设施设计进行修改完善，并对最终的职业病防护设施设计的真实性、客观性和合规性负责。职业病防护设施设计工作过程应当形成书面报告备查。

建设项目职业病防护设施设计存在下列情形之一的，建设单位不得通过评审和开工建设：

① 未对建设项目主要职业病危害进行防护设施设计或者设计内容不全的；

② 职业病防护设施设计未按照评审意见进行修改完善的；

③ 未采纳职业病危害预评价报告中的对策措施，且未作充分论证说明的；

④ 未对职业病防护设施和应急救援设施的预期效果进行评价的；

⑤ 不符合职业病防治有关法律、法规、规章和标准规定的其他情形的。

建设单位应当按照评审通过的设计和有关规定组织职业病防护设施的采购和施工。

建设项目职业病防护设施设计在完成评审后，建设项目的生产规模、工艺等发生变更导致职业病危害风险发生重大变化的，建设单位应当对变更的内容重新进行职业病防护设施设计和评审。

3. 职业病危害控制效果评价与防护设施竣工验收

职业病危害控制效果评价是建设项目在竣工验收前，对工作场所职业病危害因素、职业病危害程度、职业病防护措施及效果、健康影响等做出综合评价。

建设项目职业病防护设施应当与建设项目主体工程同时进行，职业病防护设施建设期间，企业应当对其进行经常性的检查，对发现的问题及时进行整改。

建设项目完工后，需要进行试运行的，其配套建设的职业病防护设施必须与主体工程同时投入试运行。试运行时间应当不少于 30 日，最长不得超过180 日。

建设项目在竣工验收前或者试运行期间，建设单位应当开展职业病危害控制效果评价，编制评价报告。建设项目职业病危害控制效果评价报告应当符合职业病防治有关法律、法规、规章和标准的要求，包括下列主要内容：

① 建设项目概况；

② 职业病防护设施设计执行情况分析、评价；

③ 职业病防护设施检测和运行情况分析、评价；

④ 工作场所职业病危害因素检测分析、评价；

⑤ 工作场所职业病危害因素日常监测情况分析、评价；

⑥ 职业病危害因素对劳动者健康危害程度分析、评价；

⑦ 职业病危害防治管理措施分析、评价；

⑧ 职业健康监护状况分析、评价；

⑨ 职业病危害事故应急救援和控制措施分析、评价；

⑩ 正常生产后建设项目职业病防治效果预期分析、评价；

⑪ 职业病危害防护补充措施及建议；

⑫ 评价结论，明确建设项目的职业病危害风险类别，以及采取控制效果评价报告所提的对策建议后，职业病防护设施和防护措施是否符合职业病防治有关法律、法规、规章和标准的要求。

建设单位在职业病防护设施验收前，应当编制验收方案。验收方案应当包括下列内容：

① 建设项目概况和风险类别，以及职业病危害预评价、职业病防护设施设计执行情况；

② 参与验收的人员及其工作内容、责任；

③ 验收工作时间安排、程序等。

建设单位应当在职业病防护设施验收前 20 日将验收方案向管辖该建设项目的安全生产监督管理部门进行书面报告。

属于职业病危害一般或者较重的建设项目，其建设单位主要负责人或其指定的负责人应当组织职业卫生专业技术人员对职业病危害控制效果评价报告进行评审以及对职业病防护设施进行验收，并形成是否符合职业病防治有关法律、法规、规章和标准要求的评审意见和验收意见。属于职业病危害严重的建设项目，其建设单位主要负责人或其指定的负责人应当组织外单位职业卫生专业技术人员参加评审和验收工作，并形成评审和验收意见。

建设单位应当按照评审与验收意见对职业病危害控制效果评价报告和职业病防护设施进行整改完善，并对最终的职业病危害控制效果评价报告和职业病防护设施验收结果的真实性、合规性和有效性负责。

职业病危害控制效果评价和职业病防护设施验收工作完成后，应将工作过程形成书面报告备查，其中职业病危害严重的建设项目应当在验收完成之日起 20 日内向管辖该建设项目的安全生产监督管理部门提交书面报告。

有下列情形之一的，建设项目职业病危害控制效果评价报告不得通过评审、职业病防护设施不得通过验收：

① 评价报告内容不符合《建设项目职业病防护设施"三同时"监督管理办法》第二十四条要求的；

② 评价报告未按照评审意见整改的；

③ 未按照建设项目职业病防护设施设计组织施工，且未充分论证说明的；

④ 职业病危害防治管理措施不符合《建设项目职业病防护设施"三同时"监督管理办法》第二十二条要求的；

⑤ 职业病防护设施未按照验收意见整改的；

⑥ 不符合职业病防治有关法律、法规、规章和标准规定的其他情形的。

分期建设、分期投入生产或者使用的建设项目，其配套的职业病防护设施应当分期与建设项目同步进行验收。建设项目职业病防护设施未按照规定验收合格的，不得投入生产或者使用。

第三节　劳动过程中的防护与管理

一、组织机构及职责

《工作场所职业卫生监督管理规定》第八条规定："职业病危害严重的用人单位，应当设置或者指定职业卫生管理机构（或者组织），配备专职职业卫生管理人员，负责本单位的职业病防治工作。"

用人单位应当加强职业病防治工作，为劳动者提供符合法律、法规、规章、国家职业卫生标准和卫生要求的工作环境和条件，并采取有效措施保障劳动者的职业健康。

用人单位是职业病防治的责任主体，并对本单位产生的职业病危害承担责任，用人单位的主要负责人对本单位的职业病防治工作全面负责。

（一）组织机构

职业病危害严重的用人单位，应当设置或指定职业卫生管理机构或组织，配备专职职业卫生管理人员。其他存在职业病危害的用人单位，劳动者超过 100 人的，也应当设置或者指定职业卫生管理机构（或者组织），配备专职职业卫生管理人员；劳动者在 100 人以下的，应当配备专职或者兼职的职业卫生管理人员，负责本单位的职业病防治工作。

职业病危害严重或劳动者超过 100 人的化工企业必须设置或者指定职业卫生管理机构（或者组织），配备专职职业卫生管理人员，负责职业卫生管理体系的建立和运行。

职业卫生管理机构或组织是指从事企业内部职业病防治管理工作的职能部门，由企业主要负责人和安监、人事、财务等有关部门负责人及员工代表组成，负责企业职业病防治工作规划的制订及实施。

职业卫生管理人员是指具备职业病防治专业知识、工作经历或取得执业医师资格的内部人员。企业应按照国家法律法规要求配备专职职业卫生管理人员，对本企业的职业病防治工作提供技术指导和管理。

（二）职责

1. 企业主要负责人职业病防治工作职责

企业职业病防治工作必须由主要负责人负责，鉴于只有主要负责人才能有效调动和使用本单位所有资源，协调各部门之间的关系，各项职业病防治措施落实才能有保证，《职业病防治法》和《工作场所职业卫生监督管理规定》等法律法规中都有"用人单位的主要负责人对本单位的职业病防治工作全面负责"的要求。

企业主要负责人职业病防治工作的职责如下：

① 建立健全职业病防治责任制；

② 组织制订职业卫生管理制度和操作规程；

③ 设置职业病防治管理机构并配备专职职业卫生管理人员；

④ 保证职业病防治资金的有效实施，依法履行建设项目职业病防护设施与主体工程同时设计、同时施工、同时投入生产和使用的规定；

⑤ 督促检查职业病防治工作开展情况，组织对职业病危害因素的控制、治理，积极消除职业病；

⑥ 组织开展职业卫生教育培训、职业健康监护工作；

⑦ 组织编制职业卫生应急救援预案，并积极进行演练；

⑧ 及时、如实报告职业病事故。

企业除应建立主要负责人职业病防治工作职责以外，还要根据企业机构设置、员工数量和职业病危害种类、水平以及分布情况，建立分管负责人、部门负责人以及岗位操作员工等各层级的职业病防治职责，形成从上至下有分解、从下至上有依托的职业病防治体系，保证职业病防治工作的各项措施得到充分落实。

2. 职业卫生管理组织或机构和职业卫生管理人员主要职责

职业卫生管理组织或机构可下设具体的监督实施部门，多数由安全管理部门承担，负责职业卫生管理具体措施的监督实施。

企业应设立职业卫生管理组织或机构的主要职责包括以下几个方面：

① 制订职业卫生工作方针；

② 制订职业卫生管理工作计划，明确职业病防治目标及量化的指标，并组织实施；

③ 组织对员工进行职业病防治教育培训，以及对个人职业病防护用品使用情况进行监督；

④ 制订职业病危害因素识别、评价及其控制人员的职责、义务和权利，并告知员工；

⑤ 制订有效的职业病防治方案，以识别、控制、减少和消除职业病危害及相关职业病；

⑥ 监督管理和评估本单位的职业病防治工作；

⑦ 负责工作场所职业病危害因素的监测和员工职业健康监护。

设有专职职业卫生管理人员的企业，其专职职业卫生管理人员的职责包括以下几个方面：

① 参与制订年度职业卫生工作目标、方针和计划；

② 制订职业卫生管理制度；

③ 对员工进行职业病防治知识和技能的教育培训；

④ 负责本企业职业卫生档案的建立；

⑤ 负责职业病危害项目的申报；

⑥ 负责统筹安排、督促相关部门做好职业卫生各项工作；

⑦ 负责年度企业各项职业卫生工作的监督检查；

⑧ 参与建设项目的职业病防护设施的设计审查、竣工验收；

⑨ 编制职业病危害事故应急救援预案。

3. 工作场所基本要求

用人单位根据国家法律法规明确职业病防治工作职责，建立职业病防治体系，建立符合下列基本要求的产生职业病危害因素的工作场所：

① 生产布局合理，有害作业与无害作业分开；

② 工作场所与生活场所分开，工作场所不得住人；

③ 有与职业病防治工作相适应的有效防护设施；

④ 职业病危害因素的强度或者浓度符合国家职业卫生标准；

⑤ 有配套的更衣间、洗浴间、孕妇休息间等卫生设施；

⑥ 设备、工具、用具等设施符合保护劳动者生理、心理健康的要求；

⑦ 法律、法规、规章和国家职业卫生标准的其他规定。

二、职业卫生管理制度和操作规程

职业卫生管理制度是指依据国家、地方职业病防治的法律法规以及相关职业卫生标准，结合本企业职业病防治工作的实际开展情况，发布实施的仅在企业内部有效的职业病防治规范性文件。

企业应按照国家、地方职业病防治法律法规要求，结合本单位职业病防治工作实际需求，建立包括但不局限于以下职业卫生管理制度：

① 职业病危害防治责任制度；

② 职业病危害警示与告知制度；

③ 职业病危害项目申报制度；

④ 职业病防治宣传教育培训制度；

⑤ 职业病防护设施维护检修制度；

⑥ 职业病防护用品管理制度；

⑦ 职业病危害监测及评价管理制度；

⑧ 建设项目职业病防治设施"三同时"管理制度；

⑨ 劳动者职业健康监护及其档案管理制度；

⑩ 职业病危害事故处置与报告制度；

⑪ 职业病危害应急救援与管理制度；

⑫ 岗位职业卫生操作规程；

⑬ 法律、法规、规章规定的其他职业病防治制度。

企业每项职业卫生管理制度都应当包括目标、依据、范围、职责、机构、内容、考核方法等要素。一般由专职职业卫生管理人员起草，起草后的制度通过正式渠道征得各相关部门以及员工的意见和建议，以利于制度发布后的贯彻执行。制度发布前应由内部法律事务部门进行合规性审查，审查后经主要负责人签发。对于新发布实施的职业卫生管理制度应组织全体员工进行学习培训。

职业卫生操作规程是指为保障员工身体健康，有效预防、控制、减少各类职业病的发生而制订的，在职业病防治工作中必须遵循的程序或步骤。其编制要以作业场所（地点）的职业病危害辨识为基础，综合考虑职业病危害的种类、理化特性和分布，突出实用性和可操作性，真正实现遵守操作规程，规范员工作业行为，预防职业病的目的。操作规程应简明易懂、条款清楚、用词规范，还应保证员工理解掌握。

另外，发布实施后的职业卫生管理制度和岗位操作规程，必须要在工作场所（地点）、员工食堂、候车点等比较醒目的部位张贴，或以内部办公局域网等形式给予公布，以便员工充分了解并自觉遵守。

三、职业病防治投入

职业病防治专项资金是企业保证职业病防治工作有效开展，实现预防、控制和减少各类职业病的重要基础。《职业病防治法》对职业病防治专项资金也有明确要求，其中第二十一条规定："用人单位应当保障职业病防治所需的资金投入，不得挤占、挪用，并对因资金投入不足导致的后果承担责任。"

职业病防治专项资金投入基本包括以下七个方面：

① 职业病危害因素检测与现状评价；

② 建设项目职业病危害预评价和控制效果评价；

③ 职业病防护设施、个人职业病防护用品、警示标识的配备与维护；

④ 接触职业病危害因素员工的职业健康监护；

⑤ 职业病病人的诊断、治疗、赔偿与康复及工伤保险等方面；

⑥ 接触职业病危害因素员工的职业卫生教育培训；

⑦ 职业病应急救援预案制订、演练以及应急救援设备、器材等有关预防职业病事故发生的费用。

四、职业卫生教育培训

由于化工行业化学毒物复杂、多样，加强对化工行业员工的职业健康教育培训，提高对作业过程中职业病危害因素的辨识、预防、控制和应急处置能力，是有效预防、控制和减少各类职业病的重要措施。

用人单位是职业卫生培训的责任主体。应当建立职业卫生培训制度，保障职业卫生培训所需的资金投入，将职业卫生培训费用在生产成本中据实列出。要把职业卫生培训纳入本单位职业病防治计划、年度工作计划和目标责任体系中，根据本单位实际情况合理制订实施方案，落实责任人员。要建立健全培训考核制度，严格考核管理，严禁形式主义和弄虚作假。要建立健全培训档案，真实记录培训内容、培训时间、训练科目及考核情况等内容，并将本单位年度培训计划、单位主要负责人和职业卫生管理人员职业卫生培训证明，以及接触职业病危害的劳动者、职业病危害监测人员培训情况等，分类进行归档管理。

用人单位应用新工艺、新技术、新材料、新设备或者转岗导致劳动者接触职业病危害因素变化的，应对劳动者重新进行职业卫生培训。用人单位将职业病危害作业整体外包或者使用劳务派遣工从事接触职业病危害作业的，应当将其纳入本单位统一管理，对其进行职业病防治知识、防护技能及岗位操作规程培训。用人单位接收在校学生实习的，应当对实习学生进行相应的职业卫生培训，提供必要的职业病防护用品。

职业卫生培训对象包括主要负责人、职业卫生管理人员、在岗员工、新入厂员工和转岗员工。用人单位主要负责人及职业卫生管理人员负责本企业的职业卫生培训工作。

1. 主要负责人培训内容

企业主要负责人应接受职业卫生教育培训，以具备相应的职业卫生知识和管理能力，才能对本单位的职业病防治工作全面统筹、安排。企业主要负责人职业卫生培训内容主要包括：

① 国家职业病防治方针、政策；

② 国家和地方职业卫生相关法律、法规、规章和国家职业卫生标准；

③ 职业病危害的预防和控制基本知识；

④ 职业病危害基本防护知识；

⑤ 职业卫生管理相关知识；

⑥ 职业病事故报告、处理相关规定及应急救援知识；

⑦ 国家安全生产监督管理总局规定的其他内容。

初次培训不得少于16学时，继续教育不得少于8学时。

2. 职业卫生管理人员培训内容

企业职业卫生管理人员是本企业职业卫生工作的主要执行者，要监督本单位职业卫生法律法规执行情况，对工作场所（地点）中存在的职业病危害因素控制提供技术指导。因此，对职业卫生管理人员的素质要求也就要高，职业卫生管理人员要接受职业卫生教育培训，具备相应的职业病防治理论知识和操作技能，才能对本单位的职业卫生管理工作提供技术支持。职业卫生管理人员培训内容主要包括：

① 国家职业病防治方针、政策；

② 国家和地方职业卫生相关法律、法规、规章和国家职业卫生标准；

③ 职业病危害的预防和控制基本知识；

④ 职业病危害基本防护知识；

⑤ 职业卫生管理相关知识及国内外化工行业先进的职业卫生管理经验；

⑥ 职业病事故统计、报告及调查处理方法；

⑦ 职业病应急预案的编制和应急救援知识；

⑧ 国家安全生产监督管理总局规定的其他内容。

初次培训不得少于 16 学时，继续教育不得少于 8 学时。职业病危害监测人员的培训，可以参照职业卫生管理人员的要求执行。

3. 新员工岗前职业卫生培训内容

新员工在入职前应进行上岗前职业卫生教育培训，使其了解职业病危害因素的种类、分布、防护措施、导致的危害以及个人职业病防护用品的使用和维护等方面的知识，未经培训或培训不合格者，一律不准上岗。新入厂员工职业卫生培训内容主要包括：

① 国家职业病防治方针、政策；

② 国家和地方职业卫生相关法律、法规、规章和国家职业卫生标准；

③ 企业制订的职业卫生管理制度和岗位操作规程；

④ 作业岗位工艺流程及岗位存在的主要职业病危害因素；

⑤ 岗位职业病防护设施和个人职业病防护用品的使用和维护；

⑥ 职业病应急救援知识；

⑦ 所享有的职业卫生权利和义务。

初次培训时间不得少于 8 学时，继续教育不得少于 4 学时。用人单位应对劳动者进行上岗前的职业卫生培训和在岗期间的定期职业卫生培训，使劳动者知悉工作场所存在的职业病危害，掌握有关职业病防治的规章制度、操作规程、应急救援措施、职业病防护设施和个人防护用品的正确使用、维护方法及相关警示标识的含义，并经书面和实际操作考试合格后方可上岗作业。

4. 在岗员工定期职业卫生培训内容

定期对员工进行职业卫生教育培训，提高员工职业病危害辨识能力、防护意识和实际操作技能，自觉遵守职业卫生管理制度和操作规程，抵制违反职业病防治法律法规行为，是企业实现职业病防控目标的有力保障，同时也是员工职业健康知情权的体现。在岗期间员工职业卫生培训内容主要包括：

① 国家职业病防治方针、政策；

② 国家和地方职业卫生相关法律、法规、规章和国家职业卫生标准；

③ 企业制订的职业卫生管理制度和岗位操作规程；

④ 工作场所（地点）主要职业病危害因素的辨识；

⑤ 个人职业病防护用品的使用和维护；

⑥ 职业病危害事故应急救援知识；

⑦ 国内外化工行业典型职业病事故案例；

⑧ 所享有的职业卫生权利和义务。

5. 转岗人员职业卫生培训内容

员工随着工作岗位或工作内容的变更，所接触的职业病危害因素也发生变化。因此，应当对转岗人员重新进行上岗前的职业卫生培训，充分了解和掌握新作业岗位职业病危害因素的种类、分布和个人防护等知识和技能。转岗员工未经上岗前职业卫生知识培训一律不得安排上岗。转岗人员职业卫生培训的内容主要包括：

① 企业制订的职业卫生管理制度和岗位操作规程；

② 新作业岗位的生产工艺流程和存在的职业病危害因素；

③ 新作业岗位职业病防护设施和个人职业病防护用品的使用和维护；

④ 职业病应急救援知识。

用人单位主要负责人、职业卫生管理人员和接触职业病危害的劳动者三类人员继续教育的周期为一年。用人单位应用新工艺、新技术、新材料、新设备，或者转岗导致劳动者接触职业病危害因素发生变化时，要对劳动者重新进行职业卫生培训，视作继续教育。

五、劳动合同及外包施工告知管理

企业作业环境、物料及设备设施产生粉尘、毒物、噪声、高温等职业病危害，要将这些职业病危害种类、理化性质、危害后果、防护措施等方面的内容在签订合同时向员工如实进行告知，以便员工充分了解工作场所（地点）中产生或者可能产生的职业病危害因素、危害后果和应当采取的防护措施，也是员工应当享有的职业卫生保护权利。

在与员工订立劳动合同时，必须履行职业危害告知义务，以保证员工职业病危害的知情权，并且应当在合同上以书面形式如实告知员工，不得隐瞒或欺骗，劳动合同中需要明确的职业病危害告知内容包括：

① 作业过程中可能接触的职业病危害种类、理化性质、危害程度及危害后果；

② 针对岗位可以提供的职业病防护设施和个人防护用品；

③ 工资待遇、岗位津贴和工伤保险待遇。

格式合同文本内容不完善的，应以合同附件形式签署职业病危害告知书，职业病危害告知书示例如下所述。

员工在履行劳动合同期间因工作岗位或者工作内容变更，从事与所订立劳动合同中未告知的存在职业病危害的作业时，企业应如实向员工说明情况，并重新向员工履行如实告知的义务，共同协商变更原劳动合同相关条款。在企业未履行告知义务的前提下，员工有权拒绝从事存在职业病危害的作业，企业不得因此解除与员工所订立的劳动合同。

职业病危害告知书示例

根据《职业病防治法》第三十四条的规定,用人单位(甲方)在与劳动者(乙方)订立劳动合同时应告知工作过程中可能产生的职业病危害及其后果、职业病防护措施和待遇等内容:

(一)所在工作岗位、可能产生的职业病危害、后果及职业病防护措施:

所在部门及岗位名称	职业病危害因素	职业禁忌证	可能导致的职业病危害	职业病防护措施
例:次氯酸钠制造车间 次氯酸钠制造工	氯气	慢性阻塞性肺病 支气管哮喘 慢性间质性肺病	职业性急性氯气中毒; 职业性刺激性化学物 致慢性阻塞性肺疾病	防护服 防护手套 防毒面具

(二)甲方应依照《职业病防治法》及《职业健康监护技术规范》(GBZ 188—2014)的要求,做好乙方上岗前、在岗期间、离岗时的职业健康检查和应急检查。一旦发生职业病,甲方必须按照国家有关法律、法规的要求,为乙方如实提供职业病诊断、鉴定所需的劳动者职业史和职业病危害接触史、工作场所职业病危害因素检测结果等资料及相应待遇。

(三)乙方应自觉遵守甲方的职业卫生管理制度和操作规程,正确使用维护职业病防护设施和个人职业病防护用品,积极参加职业卫生知识培训,按要求参加上岗前、在岗期间和离岗时的职业健康检查。若被检查出职业禁忌证或发现与所从事的职业相关的健康损害的,必须服从甲方为保护乙方职业健康而调离原岗位并妥善安置的工作安排。

(四)当乙方工作岗位或者工作内容发生变更,从事告知书中未告知的存在职业病危害的作业时,甲方应与其协商变更告知书相关内容,重新签订职业病危害告知书。

(五)甲方未履行职业病危害告知义务,乙方有权拒绝从事存在职业病危害的作业,甲方不得因此解除与乙方所订立的劳动合同。

(六)职业病危害告知书作为甲方与乙方签订劳动合同的附件,具有同等的法律效力。

甲方(签章)　　　　　　　　乙方(签字)

　　年　　月　　日　　　　　　年　　月　　日

　　企业分包具有职业病危害的施工项目时,应将工作场所存在的粉尘、噪声、高温等职业病危害强度或浓度、分布状况以及相关的防护要求以书面形式告知承包商,并要对承包单位的职业病危害防护条件和能力进行调查核实,要求承包方采取通风、除尘、消声、防暑、隔离等防护设施或配备个人职业病防护用品,以达到防护条件。若承包方不具备职业病危害防治条件,则不能分包给其项目。企业必须将劳务派遣工的职业健康监护纳入本单位的职业健康监护管理。用人单位要严格遵守《中华人民共和国劳动合同法》等法律法规,禁止在临时性、辅助性或者替代性工作岗位之外的工作岗位上使用劳务派遣工,且劳务派遣工数量不得超过单位用工总量的10%。发现在职业病危害严重的主营业务岗位上使用劳务派遣工的,要通报当地人力资源和社会保障部门依法予以处罚。

六、职业病危害警示标识和告知卡管理

　　工作场所(地点)是员工接触职业病危害最直接、最频繁的地点。企业工作场所(地点)中存在粉尘、毒物、噪声、高温、电离辐射以及有毒有害物质等职业病危害。因此,企业应当按照《工作场所职业病危害警示标识管理规范》的要求,参照《工作场所职业病危害警示标识》(GBZ 158—2003)和《高毒物品作业岗位职

业病危害告知规范》（GBZ/T 203—2007），结合企业存在职业病危害的实际情况，在醒目位置设置职业病危害警示标识、中文警示说明和职业病危害告知卡。

（一）职业病危害警示标识

职业病危害警示标识是指在工作场所中设置的可以提醒劳动者对职业病危害产生警觉并采取相应防护措施的图形标识、警示线、警示语句和文字说明以及组合使用的标识等。用人单位应在产生或存在职业病危害因素的工作场所、作业岗位、设备、材料（产品）包装、储存场所设置相应的警示标识。产生职业病危害的工作场所，应当在工作场所入口处及产生职业病危害的作业岗位或设备附近的醒目位置设置警示标识。

警示标识包括图形标识、警示语句、职业病危害告知卡等。

1. 图形标识

根据《工作场所职业病危害警示标识》（GBZ 158—2003）规定，图形标识分为禁止标识、警告标识、指令标识、提示标识和警示线，共25种。

（1）禁止标识　禁止不安全行为的图形，如"禁止入内""禁止停留"和"禁止启动"标识。禁止标识名称及图形符号、设置范围和地点如表2-1所示。

表2-1　禁止标识名称及图形符号、设置范围和地点

编号	名称及图形符号	标识种类	设置范围和地点
1	禁止入内	H	可能引起职业病危害的工作场所入口处或泄险区周边，如：高毒物品作业场所、放射工作场所等；或可能产生职业病危害的设备发生故障时；或维护、检修存在有毒物品的生产装置时，根据现场实际情况设置
2	禁止停留	H	在特殊情况下，对劳动者具有直接危害的作业场所
3	禁止启动	J	可能引起职业病危害的设备暂停使用或维修时，如设备检修、更换零件等，设置在该设备附近

（2）警告标识　提醒对周围环境需要注意，以避免可能发生危险的图形，如"当心中毒""当心腐蚀""当心感染"等。警告标识名称及图形符号如表 2-2 所示。

表 2-2　警告标识名称及图形符号

编号	名称及图形符号	标识种类	设置范围和地点
1	当心中毒 	H,J	使用有毒物品作业场所
2	当心腐蚀 	H,J	存在腐蚀物质的作业场所
3	当心感染 	H,J	存在生物性职业病危害因素的作业场所
4	当心弧光 	H,J	引起电光性眼炎的作业场所
5	当心电离辐射 	H,J	产生电离辐射危害的作业场所
6	注意防尘 	H,J	产生粉尘的作业场所

编号	名称及图形符号	标识种类	设置范围和地点
7	注意高温	H,J	高温作业场所
8	当心有毒气体	H,J	存在有毒气体的作业场所
9	噪声有害	H,J	产生噪声的作业场所

（3）指令标识　强制做出某种动作或采用防范措施的图形，如"戴防护镜""戴防毒面具""戴防尘口罩"等标识。指令标识名称及图形符号如表 2-3 所示。

表 2-3　指令标识名称及图形符号

编号	名称及图形符号	标识种类	设置范围和地点
1	戴防护镜	H,J	对眼睛有危害的作业场所
2	戴防毒面具	H,J	可能产生职业中毒的作业场所
3	戴防尘口罩	H,J	粉尘浓度超过国家标准的作业场所

编号	名称及图形符号	标识种类	设置范围和地点
4	戴护耳器	H,J	噪声超过国家标准的作业场所
5	戴防护手套	H,J	需对手部进行保护的作业场所
6	穿防护鞋	H,J	需对脚部进行保护的作业场所
7	穿防护服	H,J	具有放射、高温及其他需穿防护服的作业场所
8	注意通风	H,J	存在有毒物品和粉尘等需要进行通风处理的作业场所

（4）提示标识　提供相关安全信息的图形，如"救援电话""左行紧急出口"等标识。提示标识名称及图形符号如表2-4所示。

表 2-4　提示标识名称及图形符号

编号	名称及图形符号	标识种类	设置范围和地点
1	左行紧急出口	H,J	安全疏散的紧急出口处,通向紧急出口的通道处
2	右行紧急出口	H,J	安全疏散的紧急出口处,通向紧急出口的通道处
3	直行紧急出口	H,J	安全疏散的紧急出口处,通向紧急出口的通道处
4	急救站	H,J	用人单位设立的紧急医学救助场所
5	救援电话	H,J	救援电话附近

（5）警示线　警示线是界定和分隔危险区域的标识钱,分为红色、黄色和绿色三种,如表 2-5 所示。按照实际需要,警示线可喷涂在地面或制成色带设置。

生产、使用有毒物品工作场所应当设置黄色区域警示线;生产、使用高毒、剧毒物品工作场所应当设红色区域警示线。警示线设在生产、使用有毒物品的车间周围外缘不少于 30cm 处,警示线宽度不少于 10cm。

室外、野外放射工作场所及室外、野外放射性同位素及其储存场所应设置相应的警示线;开放性放射工作场所监督区设置黄色区域警示线,控制区设置红色区域警示线。

表 2-5　警示线名称及图形符号

编号	名称及图形符号	设置范围和地点
1	红色警示线	高毒物品作业场所、放射作业场所、紧邻事故危害源周边
2	黄色警示线	一般有毒物品作业场所、紧邻事故危害区域的周边
3	绿色警示线	事故现场救援区域的周边

2. 警示语句

警示语句是一组表示禁止、警告、指令、提示或描述工作场所职业病危害的词语。警示语句可单独使用，也可与图形标识组合使用。基本警示语句见表 2-6。

表 2-6　基本警示语句

编号	语句内容	编号	语句内容
1	禁止入内	29	刺激皮肤
2	禁止停留	30	腐蚀性
3	禁止启动	31	遇湿具有腐蚀性
4	当心中毒	32	窒息性
5	当心腐蚀	33	剧毒
6	当心感染	34	高毒
7	当心弧光	35	有毒
8	当心辐射	36	有毒有害
9	注意防尘	37	遇湿分解放出有毒气体
10	注意高温	38	当心有毒气体
11	有毒气体	39	接触可引起伤害
12	噪声有害	40	皮肤接触可对健康产生危害
13	戴防护镜	41	对健康有害
14	戴防毒面具	42	接触可引起伤害和死亡
15	戴防尘口罩	43	麻醉作用
16	戴护耳器	44	当心眼损伤
17	戴防护手套	45	当心灼伤
18	穿防护鞋	46	强氧化性
19	穿防护服	47	当心中暑
20	注意通风	48	佩戴呼吸防护器
21	左行紧急出口	49	戴防护面具
22	右行紧急出口	50	戴防溅面具
23	直行紧急出口	51	佩戴射线防护用品
24	急救站	52	未经许可,不许入内
25	救援电话	53	不得靠近
26	刺激眼睛	54	不得越过此线
27	遇湿具有刺激性	55	泄险区
28	刺激性	56	不得触摸

3. 警示说明

使用可能产生职业病危害的化学品、放射性同位素和含有放射性物质的材料的，必须在使用岗位设置醒目的警示标识和中文警示说明，警示说明应当载明产品特性、主要成分、存在的有害因素、可能产生的危害后果、安全使用注意事项、职业病防护以及应急救治措施等内容。

使用可能产生职业病危害的设备的，除设置警示标识外，还应当在设备醒目位置设置中文警示说明。警示说明应当载明设备性能、可能产生的职业病危害、安全操作和维护注意事项、职业病防护以及应急救治措施等内容。

为用人单位提供可能产生职业病危害的设备或可能产生职业病危害的化学品、放射性同位素和含有放射性物质的材料的，应当依法在设备或者材料的包装上设置警示标识和中文警示说明。

甲醛职业危害中文警示说明见表 2-7。

表 2-7　甲醛职业危害中文警示说明

	甲醛 分子式：HCHO　分子量：30.03
理化特性	常温为无色、有刺激性气味的气体，沸点：-19.5℃，能溶于水、醇、醚，水溶液称福尔马林，杀菌能力极强。15℃以下易聚合，置空气中氧化为甲酸
可能产生的危害后果	低浓度甲醛蒸气对眼、上呼吸道黏膜有强烈刺激作用，高浓度甲醛蒸气对中枢神经系统有毒性作用，可引起中毒性肺水肿。主要症状：眼痛流泪、喉痒及胸闷、咳嗽、呼吸困难、口腔糜烂、上腹痛、吐血、眩晕、恐慌不安、步态不稳、甚至昏迷。皮肤接触可引起皮炎，有红斑、丘疹、瘙痒、组织坏死等
职业病危害防护措施	①使用甲醛设备应密闭，不能密闭的应加强通风排毒。 ②注意个人防护，穿戴防护用品。 ③严格遵守安全操作规程
应急救治措施	①撤离现场，移至新鲜空气处，吸氧。 ②皮肤黏膜损伤时，立即用 2% 的碳酸氢钠（$NaHCO_3$）溶液或大量清水冲洗。 ③立即与医疗急救单位联系抢救

4. 职业病危害告知卡

对产生严重职业病危害的作业岗位，除设置警示标识外，还应当按照《高毒物品作业岗位职业病危害告知规范》（GBZ/T 203—2007）的规定，在其醒目位置设置职业病危害告知卡（以下简称告知卡）。

告知卡应当标明职业病危害因素名称、理化特性、健康危害、接触限值、防护措施、应急处理及急救电话、职业病危害因素检测结果及检测时间等。

符合以下条件之一，即为产生严重职业病危害的作业岗位：

① 存在硅尘或石棉粉尘的作业岗位；

② 存在"致癌""致畸"等有害物质或者可能导致急性职业性中毒的作业岗位；

③ 放射性危害作业岗位。

化工行业存在的化学毒物复杂、多样，根据《高毒物品目录》（卫法监发〔2003〕142 号）的规定，存在高毒物品目录中的化学毒物的工作场所也应当在醒目位置设置职业病危害告知卡。以下分别列出一氧化碳（图 2-3）和苯（图 2-4）的职业病危害告知卡样本。

有毒物品,对人体有害,请注意防护		
一氧化碳 CO	**健康危害**	**理化特性**
	可经呼吸道进入人体,主要损害神经系统。表现为剧烈头痛、头晕、心悸、恶心、呕吐、无力、脉快、烦躁、步态不稳、抽搐、大小便失禁、休克。可致迟发性脑病	无色气体。微溶于水,溶于乙醇、苯。遇明火、高热能燃烧、爆炸
当心中毒 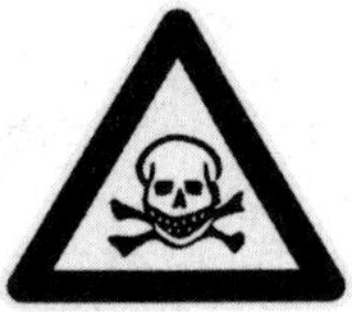	**应急处理**	
	抢救人员穿戴防护用具,加强通风。速将患者移至空气新鲜处;注意保暖、安静;及时给氧,必要时用合适的呼吸器进行人工呼吸;心脏骤停时,立即做心肺复苏术后送医院;立即与医疗急救单位联系抢救	
	防护措施	
急救电话:120	职业卫生咨询电话:	

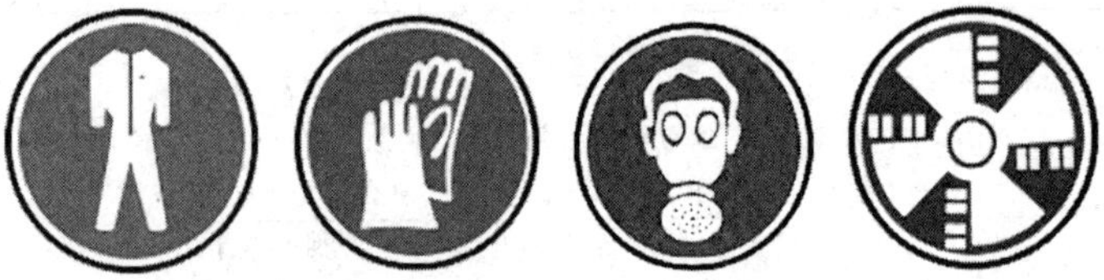

图 2-3　一氧化碳职业病危害告知卡

有毒物品,对人体有害,请注意防护		
苯 Benzene	**健康危害**	**理化特性**
	可吸入、经口和皮肤进入人体,大剂量会致人死亡,高浓度会引起嗜睡、眩晕、头痛、心跳加快、震颤、意识障碍和昏迷等;经口还会引起恶心、肠刺激等;长期接触会引起贫血、易出血、易感染,严重时会引起白血病和造血器官癌症	不溶于水,遇热、明火易燃烧、爆炸
当心中毒 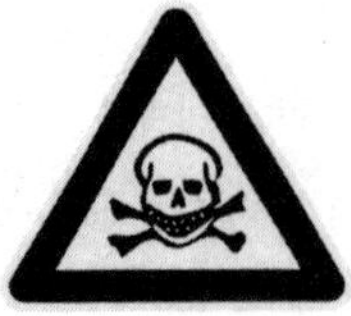	**应急处理**	
	急性中毒时立即脱离现场至空气新鲜处,脱去污染的衣物,用肥皂水或清水冲洗污染的皮肤。 立即与医疗急救单位联系	
	注意防护	
急救电话:120	职业卫生咨询电话:	

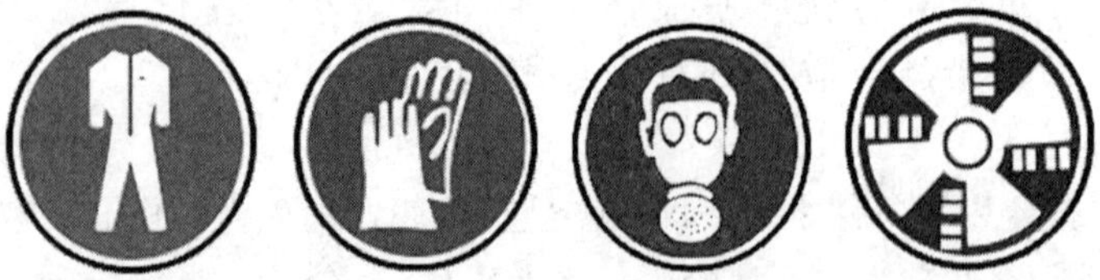

图 2-4　苯职业病危害告知卡

（二）公告栏与职业病危害警示标识的设置要求

1. 公告栏、中文警示说明和警示标识设置场所

公告栏和职业病危害警示标识主要是起到使劳动者对职业病危害因素产生警觉，并自觉采取相应防护措施的作用。企业职业卫生管理员应熟悉并掌握企业常见的职业病危害，并掌握相应的职业病危害警示标识及如何设立。

① 公告栏应设置在用人单位办公区域、工作场所入口处等方便劳动者观看的醒目位置；

② 告知卡应设置在产生或存在严重职业病危害的作业岗位附近的醒目位置；

③ 用人单位多处场所都涉及同一职业病危害因素的，应在各工作场所入口处均设置相应的警示标识；

④ 工作场所内存在多个产生相同职业病危害因素的作业岗位的，临近的作业岗位可以共用警示标识、中文警示说明和告知卡；

⑤ 多个警示标识在一起设置时，应按禁止、警告、指令、提示类型的顺序，先左后右、先上后下排列；

⑥ 可能产生职业病危害的设备及化学品、放射性同位素和含放射性物质的材料（产品）包装上，可直接粘贴、印刷或者喷涂警示标识。

此外，公告栏和职业病危害警示标识设置的位置应具有良好的照明条件，不应设置在门窗上或可移动的物体上，且其前面不得放置妨碍认读的障碍物。

若工作场所出现了新的职业病危害因素，应判断是否需要增加新的警示标识，当国家或地方制定的工作场所职业病危害告知和警示规定发生变化时，应按照新的标准和要求设置警示标识。工作场所职业病危害告知和警示标识内容应列入企业职业卫生培训范围，职业卫生管理者、劳动者均应了解和掌握相关内容，理解警示标识的含义和应对措施。

2. 公告栏、告知卡和警示标识制作规格

公告栏和告知卡制作时应使用坚固材料，尺寸大小和内容应满足需要，内容通俗易懂、字迹清楚、颜色醒目，设置的高度应适合劳动者阅读；警示标识（不包括警示线）制作选用坚固耐用、不易变形变质、阻燃的材料。有触电危险的工作场所则使用绝缘材料。

警示标识的规格要求等按照《工作场所职业病危害警示标识》（GBZ 158—2003）执行，避免设置无效的警示标识。

（三）公告栏与警示标识的维护更换

公告栏和警示标识由于环境或人为影响，可能发生破损，公告栏内容和警示标识也会因相关工艺或国家标准变动需要及时更新，因此，职业卫生管理人员需要定期对其进行检查和更换，使劳动者掌握最新、最准确的职业病危害相关知识。

公告栏中公告内容发生变动后应及时更新，职业病危害因素检测结果应在收到检测报告之日起 7 日内更新。生产工艺发生变更时，应在工艺变更完成后 7 日内补充完善相应的公告内容与警示标识。

告知卡和警示标识应至少每半年检查一次，发现有破损、变形、变色、图形符号脱落、亮度老化等影响使用的问题时应及时修整或更换。

用人单位应按照《国家安全监管总局办公厅关于印发职业卫生档案管理规范的通知》（安监总厅安健〔2013〕171 号）的要求，完善职业病危害告知与警示标识档案材料，并将其存放于本单位的职业卫生档案。

七、职业病防护设施和个人职业病防护用品管理

《职业病防治法》第二十二条规定："用人单位必须采用有效的职业病防护设施，并为劳动者提供个人使用的职业病防护用品。用人单位为劳动者个人提供的职业病防护用品必须符合防治职业病的要求；不符合要求的，不得使用。"第三十九条规定："劳动者享有下列职业卫生保护权利：要求用人单位提供符合防治职业病要求的职业病防护设施和个人使用的职业病防护用品，改善工作条件。"

职业病防护设施是以预防、消除或者降低工作场所的粉尘、毒物、噪声、高温等职业病危害对员工健康的损害或影响，以达到保护员工健康目的的设施、装置、建筑物等的总称，是用人单位预防职业病危害的重要措施。

职业病防护用品也称个人使用的职业病防护用品，指劳动者职业活动过程中为防御粉尘、毒物、噪声、高温等职业病危害的伤害，对机体暴露在有职业病危害因素作业环境的部位，采用相应的防护用品进行保护，包括防护服、防护鞋、防尘口罩等各种防护用品，是保护作业劳动者工人健康，预防、控制消除职业病的重要措施。

因此，企业职业卫生管理人员应能够正确识别企业作业现场职业危害发生源头，分析与其相关的工艺和作业状况，制订职业病防护设施设置和职业病防护用品购置计划，并对已设置的职业病防护设施和职业病防护用品进行定期维护检查。

（一）职业病防护设施管理

化工企业应根据其生产工艺特点、生产条件和工作场所存在的职业病危害的种类、性质选择相应的职业病防护设施。企业应建立职业病防护设施维护检修制度，指定专人对职业病防护设施定期进行经常性的维护、检修，定期检测其性能和效果，确保其处于正常状态，不得擅自拆除或者停止使用。存在职业病危害的用人单位，应当实施由专人负责的工作场所职业病危害因素日常监测，确保监测系统处于正常工作状态。

企业应建立职业病防护设施台账，台账包括：设备名称、型号、生产厂家名称、主要技术参数、安装部位、安装日期、使用目的、防护效果评价、使用和维修

记录、使用人、保管责任人等内容。职业病防护设施台账应有人负责保管，定期更新。

（二）职业病防护用品管理

企业工作场所中存在粉尘、噪声、高温等职业病危害因素，在职业病防护设施因故障、设计缺陷等原因没有将职业病危害消除或降低的情况下，为减轻职业病危害因素对人体健康的影响，用人单位应当为劳动者提供符合国家职业卫生标准的职业病防护用品，并督促、指导劳动者正确佩戴或使用个人职业病防护用品。职业病防护用品将人体与职业病危害进行隔离，是保护人体健康的最后一道防线。化工企业个人职业病防护用品包括防尘口罩、防毒面具、防护眼镜、防护耳罩（塞）、呼吸防护器和防辐射工作服等。

1. 职业病防护用品配备基本要求

用人单位应按照识别、评价、选择的程序，结合劳动者作业方式和工作条件，并考虑其个人特点及劳动强度，选择防护功能和效果适用的劳动防护用品。

① 作业过程中接触职业病危害因素时，作业人员应佩戴职业病防护用品。

② 用人单位购置、配备、发放和使用个体防护装备时，用人单位应当为劳动者提供符合国家标准或者行业标准的劳动防护用品。使用进口的劳动防护用品，其防护性能不得低于我国相关标准。

③ 劳动防护用品的选择还应当考虑其佩戴的合适性和基本舒适性，根据个人特点和需求选择适合号型、式样。

④ 用人单位应当指导劳动者按照规章制度和劳动防护用品使用规则，在作业过程中正确佩戴和使用劳动防护用品。

⑤ 必须为参观、学习、检查、指导工作等外来人员配备临时个人职业病防护用品，并由专人进行管理。

⑥ 用人单位应当安排专项经费用于配备劳动防护用品，不得以货币或者其他物品替代；不得以劳动防护用品替代工程防护设施和其他技术、管理措施。

2. 职业病防护用品使用过程管理

企业为劳动者选择适宜的职业病防护用品后，职业卫生管理人员还应当注意做好防护用品使用过程的管理工作。可按照《用人单位劳动防护用品管理规范》制定本企业的职业病防护用品管理制度，做好防护用品的使用管理。

（1）建立企业职业病防护用品管理制度　企业应根据职业病危害情况结合本企业的实际情况，建立职业病危害用品管理制度，对防护用品的采购、入库验收、发放等明确提出要求，要根据本单位工种、作业岗位、职业病危害的分布和浓度制订职业病防护用品和更换周期。

① 明确职业病防护用品管理目的和范围；

② 指定负责本单位职业病防护用品购置、入库和发放等各个环节的负责人，

明确相应的职责；

③ 制订实施计划和方案，指导顺利运行；

④ 定期自查，实施监督，发现问题后提出整改意见，并落实。

企业应当根据职业病防护用品配备标准制订采购计划，购买符合标准的合格产品。企业负责采购职业病防护用品的人员在购买职业病防护用品时，应当查验职业病防护用品检验报告等质量证明文件，并保存质量证明文件的原件或复印件或归入职业病防护用品档案中。用人单位应当确保已采购劳动防护用品的存储条件，并保证其在有效期内。

在发放个人职业病防护用品时应做相应的记录，填写职业病防护用品发放登记表，包括发放时间，工种，个人职业病防护用品名称、数量，领用人签字等内容。发放记录禁止代领代签。

（2）职业病防护用品使用培训　企业应当对劳动者进行职业病防护用品的使用、维护等专业知识的培训，指导劳动者正确佩戴。

（3）对劳动者佩戴职业病防护用品情况实施监督检查　各用人单位必须为从事职业病危害作业的职工提供个人使用的职业病防护用品，指导职工正确、合理地使用，并进行督促和检查，劳动者在岗位工作时必须佩戴职业病防护用品。企业应建立职业病防护用品佩戴管理制度，并对佩戴情况进行监督检查，如建立班组自查制度，其主要内容就是在班前首先要对职业病防护用品进行认真地检查，在班中每日进行巡回检查，督促劳动者正确佩戴防护用品。

（4）及时维护、更换及报废职业病防护用品　职业病防护用品都是有使用寿命的，企业应定期检查发现破损、失效的职业病防护用品，及时进行更换和报废。安全帽、呼吸器、绝缘手套等安全性能要求高、易损耗的劳动防护用品，应当按照有效防护功能最低指标和有效使用期，到期强制报废。对应急劳动防护用品进行经常性的维护、检修，定期检测劳动防护用品的性能和效果，保证其完好有效。

① 使用期限。职业病防护用品的使用期限与工作场所环境、职业病防护用品使用频率、职业病防护用品自身性质等多方面因素有关。一般来说，使用期限应考虑以下3个方面的影响。

a. 工作场所职业病危害因素的浓度和强度：对于防毒呼吸防护用品，主要通过滤料的原理吸附，对职业病危害因素进行防护，工作场所有害因素浓度越高，其吸附的量会越快达到饱和，失去防护效果。因此，对于工人使用的职业病防护用品应区别对待。有害因素浓度比较高的工作场所，应根据工人接触情况及时更换滤毒盒，而不能机械地固定更换周期。

b. 使用频率：使用频率也是决定职业病防护用品使用期限的因素。使用频率越多，防护用品的使用期限就越短。一般来说，对于巡检工人，一个工作班接触职业病危害因素时间较短，其使用的职业病防护用品使用期限可较长，但对于固定岗位工作的工人，一个工作班均处在一定浓度职业病危害因素的环境中，其使用的职业病防护用品使用期限就会比较短。

c. 耐用性能：根据使用周期可分为耐用、中等耐用和不耐用。耐用性能反映职业病防护用品材质状况，如用耐高温阻燃纤维织物制成的阻燃防护服，要比用阻燃剂处理的阻燃织物制成的阻燃防护服耐用。

② 维护。职业病防护用品应当按照要求妥善保存，公用的职业病防护用品应当由车间或班组统一保管，定期维护。应急职业病防护用品主要用于突发状况，日常使用较少，用人单位应当对其进行经常性的维护、检修，定期检测劳动防护用品的性能和效果，保证其完好有效，在应对突发事件时能够发挥作用。

③ 报废。企业对达到报废标准的防护用品必须予以报废，保证个人职业病防护用品能正常使用，报废程序如图 2-5 所示。不得发放已经失效的职业病防护用品。根据国家标准《个体防护装备选用规范》（GB/T 11651—2008）的规定，职业病防护用品出现下列情况之一时，即予报废，包括：

a. 所选用的职业病防护用品技术指标不符合国家相关标准或行业标准；

b. 所选用的职业病防护用品与所从事的作业类型不匹配；

c. 职业病防护用品产品标识不符合产品要求或国家法律法规的要求；

d. 职业病防护用品在使用或保管储存期内遭到破损或超过有效使用期；

e. 所选用的职业病防护用品经定期检验和抽查不合格；

f. 当发生使用说明中规定的其他报废条件时。

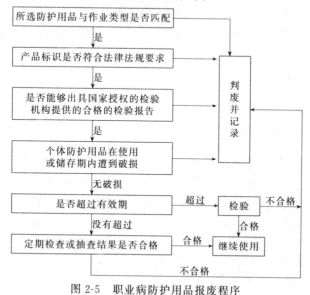

图 2-5 职业病防护用品报废程序

八、职业病危害因素的监测、检测和现状评价

职业病危害因素监测是利用采样和检验设备，依据国家职业卫生相关采样、测定的要求，在作业现场采集样品后测定分析或直接测量，对照国家职业病危害因素

接触限值有关标准的要求，对工作场所（地点）中存在的职业病危害因素的浓度或强度进行评价。及时有效地预防、控制和消除职业病危害，保护劳动者职业健康权益。

（一）目的

了解和掌握工作场所中粉尘、噪声、高温等职业病危害的性质、浓度或强度、分布以及职业病防护设施的运行情况，及时发现职业病危害事故隐患。同时也对工作场所进行分类管理、职业病危害治理、职业病诊断鉴定提供依据。

（二）总体要求

存在职业病危害的用人单位，应当实施由专人负责的工作场所职业病危害因素日常监测，确保监测系统处于正常工作状态。应当将职业病危害因素监测、定期检测、现状评价工作纳入年度职业病防治计划和实施方案，明确责任部门或责任人，所需费用纳入年度经费预算予以保障。

存在职业病危害的用人单位，应当委托具有相应资质的职业卫生技术服务机构，每年至少进行一次职业病危害因素检测。

职业病危害严重的用人单位，除遵守前款规定外，应当委托具有相应资质的职业卫生技术服务机构，每三年至少进行一次职业病危害现状评价。

按照《使用有毒物品作业场所劳动保护条例》规定，使用高毒物品的作业场所，应当每个月进行一次职业中毒危害因素检测，每半年进行一次职业中毒危害控制效果评价。

检测、评价结果应当存入本单位职业卫生档案，并向安全生产监督管理部门报告和劳动者公布。

（三）职业病危害因素监测

用人单位应结合本单位职业病危害因素的种类和分布情况，建立职业病危害监测和评价制度，并在制度中明确日常监测点、监测项目、监测方法、监测频次和监测结果公布的方式等内容。企业应配备监测人员和监测设备进行日常职业病危害因素监测，如没有能力，可委托有资质的职业卫生技术服务机构代为监测。

（四）职业病危害因素定期检测

职业病危害因素定期检测是指用人单位定期委托具备资质的职业卫生技术服务机构对其产生职业病危害的工作场所进行的检测，定期检测范围应当包含产生职业病危害的全部工作场所，不得要求职业卫生技术服务机构仅对部分职业病危害因素或部分工作场所进行指定检测。

1. 前期准备

用人单位在委托职业卫生技术服务机构进行检测，签订定期检测合同前，应当对职业卫生技术服务机构的资质、计量认证范围等事项进行核对，并将相关资质证书复印存档。与职业卫生技术服务机构签订委托协议后，应将其生产工艺流程、产生职业病危害的原辅材料和设备、职业病防护设施、劳动工作制度等与检测有关的情况告知职业卫生技术服务机构。

用人单位应当在确保正常生产的状况下，配合职业卫生技术服务机构做好采样前的现场调查和工作日写实工作，并由陪同人员在技术服务机构现场记录表上签字确认。职业卫生技术服务机构对用人单位工作场所进行现场调查后，结合用人单位提供的相关材料，制订现场采样和检测计划，用人单位主要负责人按照国家有关采样规范确认无误后，应当在现场采样和检测计划上签字。

2. 检测过程中的要求

职业卫生技术服务机构在进行现场采样检测时，用人单位应当保证生产过程处于正常状态，不得故意减少生产负荷或停产、停机。用人单位因故需要停产、停机或减负运行的，应当及时通知技术服务机构变更现场采样和检测计划。

用人单位应当对技术服务机构现场采样检测过程进行拍照或摄像留证。采样检测结束时，用人单位陪同人员应当对现场采样检测记录进行确认并签字。

用人单位与职业卫生技术服务机构应当互相监督，保证采样检测符合以下要求：

① 采用定点采样时，选择空气中有害物质浓度最高、劳动者接触时间最长的工作地点采样；采用个体采样时，选择接触有害物质浓度最高和接触时间最长的劳动者采样。

② 空气中有害物质浓度随季节发生变化的工作场所，选择空气中有害物质浓度最高的时节为重点采样时段；同时风速、风向、温度、湿度等气象条件应满足采样要求。

③ 在工作周内，应当将有害物质浓度最高的工作日选择为重点采样日；在工作日内，应当将有害物质浓度最高的时段选择为重点采样时段。

④ 高温测量时，对于常年从事接触高温作业的，测量夏季最热月份湿球黑球温度；不定期接触高温作业的，测量工期内最热月份湿球黑球温度；从事室外作业的，测量夏季最热月份晴天有太阳辐射时湿球黑球温度。

用人单位在委托职业卫生技术服务机构进行定期检测过程中不得有下列行为：

① 委托不具备相应资质的职业卫生技术服务机构检测。

② 隐瞒生产所使用的原辅材料成分及用量、生产工艺与布局等有关情况。

③ 要求职业卫生技术服务机构在异常气象条件、减少生产负荷、开工时间不足等不能反映真实结果的状态下进行采样检测。

④ 要求职业卫生技术服务机构更改采样检测数据。

⑤ 要求职业卫生技术服务机构对指定地点或指定职业病危害因素进行采样检测。

⑥ 以拒付少付检测费用等不正当手段干扰职业卫生技术服务机构正常采样检测工作。

⑦ 妨碍正常采样检测工作，影响检测结果真实性的其他行为。

3. 检测报告归档备案

用人单位应当要求职业卫生技术服务机构及时提供定期检测报告，定期检测报告经用人单位主要负责人审阅签字后归档。在收到定期检测报告后一个月之内，用人单位应当将定期检测结果向所在地安全生产监督管理部门报告。

定期检测结果中职业病危害因素浓度或强度超过职业接触限值的，职业卫生技术服务机构应提出相应整改建议。用人单位应结合本单位的实际情况，制订切实有效的整改方案，立即进行整改。整改落实情况应有明确的记录并存入职业卫生档案备查。

用人单位应当及时在工作场所公告栏向劳动者公布定期检测结果和相应的防护措施。

（五）职业病危害因素现状评价

为明确用人单位生产经营活动过程中的职业病危害因素种类及其危害程度，职业病防护设施和职业卫生管理措施的效果等，以及为用人单位职业病防治的日常管理提供科学依据，用人单位需要进行职业病危害现状评价。

职业病危害现状评价指对用人单位工作场所职业病危害因素及其接触水平、职业病防护设施及其他职业病防护措施与效果、职业病危害因素对劳动者的健康影响情况等进行的综合评价。

1. 进行职业病危害因素现状评价的用人单位范围

存在职业病危害的用人单位，有下述情形之一的应当及时委托具有相应资质的职业卫生技术服务机构进行职业病危害现状评价：

① 发生职业病危害事故的。

② 国家安全生产监督管理总局规定的其他情形。

2. 职业病危害因素现状评价内容

评价内容主要包括：总体布局、设备布局、建筑卫生学、职业病危害因素、职业病防护设施与应急救援设施、职业健康监护、个人防护用品、辅助用室、职业卫生管理。

（1）总体布局调查　包括用人单位工作场所和生活场所的位置、有害工作场所和无害工作场所的位置、产生和（或）存在高毒物质工作场所的位置，重点调查用人单位自最近1次职业卫生评价以来总体布局是否发生变化。

（2）生产工艺和设备布局调查　包括生产工艺自最近1次职业卫生评价以来是

否发生变化，以及存在职业病危害的工序和设备情况，包括设备的名称、数量、型号、基本性能参数、使用状态及分布。

（3）建筑卫生学调查　包括建筑结构、采暖、通风、空气调节、采光照明、微小气候等建筑卫生学情况。

（4）职业病危害因素调查　包括职业病危害因素的种类及分布情况，存在职业病危害暴露岗位的分布情况、职业病危害接触人数、接触时间及作业方式等。

（5）职业病防护设施与应急救援设施调查　包括工作场所防尘、防毒、防噪、减振、防高温、防辐射等各类职业病防护设施的设置种类、数量、设置地点、防护设计能力及运行维护等情况；针对可导致急性职业病危害的职业病危害因素及其特点、可能发生泄漏（逸出）或聚积的工作场所，调查各类应急救援设施的种类、数量、设置地点及运行维护状况等。采用影像资料取证留档，用人单位有特殊要求的除外。

（6）职业健康监护情况调查　主要调查近3年的职业健康监护资料，主要包括以下内容：

① 职业健康监护管理情况。主要包括是否建立职业健康监护管理制度，并按制度组织劳动者进行上岗前、在岗期间、离岗时和应急的职业健康检查的情况；是否建立劳动者职业健康监护档案，以及档案管理是否规范等情况。

② 职业健康检查情况。调查用人单位职业健康检查结果，有无职业病病例发生；调查用人单位是否存在职业禁忌证、疑似职业病患者、职业病病人。

③ 用人单位存在职业禁忌证的劳动者、疑似职业病患者和职业病病人的处置情况。

（7）个人防护用品调查　主要调查各类职业病危害作业的环境状况及其配备防护用品的种类、数量、性能参数、适用条件以及防护用品使用管理制度及执行情况等。

（8）辅助用室调查　主要调查工作场所办公室、生产卫生室（浴室、存衣室、盥洗室、洗衣房）、生活室（休息室、食堂、厕所）、妇女卫生室、医务室等辅助用室的设置及自上次评价以来的变更情况。

（9）职业卫生管理情况调查　主要调查职业卫生管理组织机构及人员设置情况、职业病防治计划与实施方案制订及执行情况、职业卫生管理制度与操作规程及执行情况、职业病危害因素定期检测制度制订及执行情况、职业病危害的告知情况、职业卫生培训情况、职业病危害事故应急救援预案及演练情况、职业病危害警示标识及中文警示说明的设置状况、职业病危害项目申报情况、职业卫生档案建立及管理情况、职业病危害防治经费落实情况等。重点调查上述管理制度的执行及落实情况。

（10）既往职业卫生评价建议落实情况调查　主要对最近1次职业卫生评价

建议的落实情况进行调查。用人单位应当落实职业病危害现状评价报告中提出的建议和措施，并将职业病危害现状评价结果及整改情况存入本单位职业卫生档案。

用人单位在日常的职业病危害监测或者定期检测、现状评价过程中，发现工作场所职业病危害因素不符合国家职业卫生标准和卫生要求时，应当立即采取相应的治理措施，确保职业卫生环境和条件的要求；仍然达不到国家职业卫生标准和卫生要求的，必须停止存在职业病危害因素的作业；职业病危害因素经治理后，符合国家职业卫生标准和卫生要求的，方可重新作业。

九、职业健康监护

规范用人单位职业健康监护工作，加强职业健康监护的监督管理，保护劳动者健康及其相关权益，对从事接触职业病危害因素作业的劳动者，用人单位应当按照《用人单位职业健康监护监督管理办法》《放射工作人员职业健康管理办法》《职业健康监护技术规范》（GBZ 188—2014）和《放射工作人员职业健康监护技术规范》（GBZ 235—2011）等有关规定，组织上岗前、在岗期间、离岗时的职业健康检查，并将检查结果书面如实告知劳动者。

（一）目的

职业健康监护是以预防为目的，根据员工的职业接触史，通过定期或不定期的医学健康检查和健康相关资料的收集，连续性地监测员工的健康状况，分析健康变化与所接触的职业病危害因素的关系，并及时地将健康检查和资料分析结果报告给企业和员工本人，以便及时采取干预措施，保护人体安全健康。

职业健康监护也是企业落实职业病防治责任、实现员工健康权益保障的重要工作内容。职业健康监护主要包括职业健康检查和职业健康监护档案管理等内容。

企业开展职业健康监护的目的主要可概括为以下几点：

① 早期发现职业病、其他职业健康损害和职业禁忌证；

② 跟踪和观察职业病和其他职业健康损害的发生、发展规律及分布情况；

③ 识别新的职业病危害因素和高危人群；

④ 对职业病患者及疑似职业病患者和有职业禁忌人员进行处理和安置；

⑤ 对已采取的职业病危害控制效果进行评价；

⑥ 为制订或修订本单位职业卫生管理制度、操作规程和职业病防治对策提供依据。

（二）职业健康监护种类和周期

职业健康检查是职业健康监护的主要内容，包括上岗前、在岗期间、离岗时、离岗后和应急职业健康检查。职业健康检查费用由企业承担。

1. 上岗前职业健康检查

上岗前职业健康检查是掌握新录用、变更工作岗位或工作内容的员工的健康状况、有无职业禁忌，并为其建立基础职业健康档案。检查项目根据员工拟从事的工种和工作岗位，结合该工种和岗位存在的职业病危害因素及其对人体健康的影响进行确定。根据检查结果综合评价员工是否适合从事该工作，为工作安排提供依据。

企业不得安排未经上岗前职业健康检查的员工从事接触职业病危害的作业。通过上岗前职业健康检查发现有职业禁忌证的人员，不得安排其从事所禁忌的作业。

2. 在岗期间的定期职业健康检查

对在岗并且接触职业病危害的员工定期进行职业健康检查，早期发现职业病患者、疑似职业病患者和职业禁忌证，并通过健康查体综合评价员工的健康变化是否与职业病危害有关，以验证工作场所职业病危害的控制是否达到预期效果，判断员工是否适合在该岗位继续从事工作活动。

在岗并且接触职业病危害的员工进行职业健康检查，应当按照《职业健康监护技术规范》（GBZ 188—2014）的规定和要求，确定检查项目和检查周期。需要复查的，应当根据复查要求增加相应的检查项目。企业在委托医疗卫生机构对从事接触职业病危害的员工进行职业健康检查时，应当如实提供企业的基本情况、工作场所职业病危害种类及其接触人员名册、职业病危害因素定期检测、评价结果等材料。

用人单位应当及时将职业健康检查结果及职业健康检查机构的建议以书面形式如实告知劳动者。对患有职业禁忌的员工，应以适当方式及时告知其本人，并调离或者暂时脱离原工作岗位；发现员工出现与从事的职业活动相关的健康损害时，应当调离原工作岗位，并妥善进行医学观察、诊断、治疗和疗养等一系列安置措施；对需要复查的员工，按照职业健康检查机构要求的时间安排复查和医学观察；对疑似职业病病人，按照职业健康检查机构的建议安排其进行医学观察或者职业病诊断；对存在职业病危害的岗位，立即改善劳动条件，完善职业病防护设施，为劳动者配备符合国家标准的职业病危害防护用品。

职业健康监护中出现新发生职业病（职业中毒）或者两例以上疑似职业病（职业中毒）的，用人单位应当及时向所在地安全生产监督管理部门报告。

3. 离岗时职业健康检查

劳动者在准备调离或脱离所从事的职业病危害作业或岗位前，应进行离岗时健康检查。企业应当安排离岗的员工在离岗前 30 日内进行职业健康检查，目的是确定员工在离开接触职业病危害岗位即停止接触职业病危害因素时的健康状况。离岗前 90 日内的在岗期间的职业健康检查可以视为离岗时的职业健康检查。未进行离岗前职业健康检查的员工，企业不得解除或者终止与其订立的劳动合同。

4. 离岗后健康检查

下列情况劳动者需进行离岗后的健康检查：劳动者接触的职业病危害因素具有慢性健康影响，所致职业病或职业肿瘤常有较长的潜伏期，故脱离接触后仍有可能发生职业病。

离岗后健康检查时间的长短应根据有害因素致病的流行病学及临床特征、劳动者从事该作业的时间长短、工作场所有害因素的浓度等因素综合考虑确定。

5. 应急职业健康检查

应急职业健康检查是对参与急性职业病事故救援，在事故现场直接、间接接触职业病危害或者是参与事故应急救援而接触了职业病危害，但未出现危害后果或危害后果不明显的员工进行健康检查和医学观察。主要包括以下情形：

① 当发生急性职业病危害事故时，根据事故处理的要求，对遭受或者可能遭受急性职业病危害的劳动者，应及时组织健康检查。依据检查结果和现场劳动卫生学调查，确定危害因素，为急救和治疗提供依据，控制职业病危害的继续蔓延和发展。应急健康检查应在事故发生后立即开始。

② 从事可能产生职业性传染病作业的劳动者，在疫情流行期或近期密切接触传染源者，应及时开展应急健康检查，随时监测疫情动态。

（三）开展职业健康监护的职业病危害因素的界定原则

国家颁布的职业病危害因素分类目录中的危害因素，符合以下条件者应实行强制性职业健康监护：

① 该危害因素有确定的慢性毒性作用，并能引起慢性职业病或慢性健康损害；或有确定的致癌性，在暴露人群中所引起的职业性癌症有一定的发病率。

② 该因素对人的慢性毒性作用和健康损害或致癌作用尚不能肯定，但有动物实验或流行病学调查的证据，有可靠的技术方法，通过系统地健康监护可以提供进一步明确的证据。

③ 有一定数量的暴露人群。

④ 国家颁布的职业病危害因素分类目录中的危害因素，只有急性毒性作用的以及对人体只有急性健康损害但有确定的职业禁忌证的，上岗前执行强制性健康监护，在岗期间执行推荐性健康监护。

⑤ 有特殊健康要求的特殊作业人群应实行强制性健康监护。

如需对《职业健康监护技术规范》（GBZ 188—2014）中未包括的其他职业病危害因素开展健康监护，需通过专家评估后确定，评估内容包括：这种物质在国内正在使用或准备使用，且有一定量的暴露人群；有文献资料，主要是毒理学研究资料，确定其是否符合国家规定的有害化学物质的分类标准及其对健康损害的特点和类型；查阅流行病学资料及临床资料，有证据表明其存在损害劳动者健康的可能性或有理由怀疑在预期的使用情况下会损害劳动者健康；对这种物质可能引起的健康损害，是否有开展健康监护的正确、有效、可信的方法，需要确定其敏感性、特异性和阳性预计值；健康监护能够对个体或群体的健康产生有利的结果。对个体可早期发现健康损害并采取有效的预防或治疗措施；对群体健康状况的评价可以预测危害程度和发展趋势，采取有效的干预措施；健康检查的方法是劳动者可以接受的，检查结果有明确的解释；符合医学伦理道德规范。

（四）职业健康监护人群的界定原则

在岗期间的定期职业健康检查分为强制性健康检查和推荐性健康检查。接触需要开展强制性健康监护的职业病危害因素的人群，都应接受职业健康监护。接触需要开展推荐性健康检查的职业病危害因素的人群，原则上可根据用人单位的安排受健康监护。国家公布的职业病危害因素分类目录中的危害因素是否为强制性健康检查或推荐性健康检查，其符合条件可参见《职业健康技术规范》（GBZ 188—2014）中的相关规定。

虽不是直接从事接触需要开展职业健康监护的职业病危害因素的作业，但在工作环境中受到与直接接触人员同样的或几乎同样的接触，应视同职业性接触，需和直接接触人员一样接受健康监护；根据不同职业病危害因素暴露和发病的特点及剂量效应关系，主要根据工作场所有害因素的浓度或强度以及个体累计暴露的时间长度和工种，确定需要开展健康监护的人群。

（五）职业健康监护前期准备

企业应当委托由省级以上人民政府卫生行政部门批准的医疗卫生机构承担对员工进行上岗前、在岗期间和离岗时的职业健康监护，应当如实提供下列文件、资料：

① 用人单位的基本情况；
② 工作场所职业病危害因素种类及其接触人员名册；
③ 职业病危害因素定期检测、评价结果。

（六）职业健康监护档案

职业健康监护档案是职业健康监护整个过程的客观记录资料，是评价个体和群体健康损害的依据。化工企业必须按照国家职业卫生法律法规的要求，为员工建立职业健康监护档案，并保证档案的真实性、有效性和连续性。

企业应指定专人负责职业健康监护档案的保存工作，严格遵守根据有关保密原则，保护员工的隐私权，并对借阅做出规定，规定职业健康监护档案的借阅和复印权限，不允许未授权人员借阅，并做好借阅登记和复印记录。

1. 劳动者职业健康监护档案

劳动者职业健康监护档案应当包括下列内容：
① 姓名、性别、年龄、籍贯、婚姻、文化程度、嗜好等情况。

② 职业史、既往病史和职业病危害接触史。

③ 历次职业健康检查结果、应急职业健康检查结果及处理情况。

④ 职业病诊疗资料。

⑤ 需要存入职业健康监护档案的其他有关资料。

2. 用人单位职业健康监护档案

用人单位职业健康监护档案包括：

① 用人单位职业卫生管理组织组成、职责。

② 职业健康监护制度和年度职业健康监护计划。

③ 历次职业健康检查的文书，包括委托协议书、职业健康检查机构的健康检查总结报告和评价报告。

④ 工作场所职业病危害因素监测结果。

⑤ 职业病诊断证明书和职业病报告卡。

⑥ 用人单位对职业病患者、患有职业禁忌证者和已出现职业相关健康损害劳动者的处理和安置记录。

⑦ 用人单位在职业健康监护中提供的其他资料和职业健康检查机构记录整理的相关资料。

⑧ 卫生行政部门要求的其他资料。

3. 职业健康监护档案的管理

职业健康监护档案的管理包括以下内容：

① 用人单位应当依法建立职业健康监护档案，并按规定妥善保存。安全生产行政执法人员、劳动者或劳动者委托代理人有权查阅劳动者个人的职业健康监护档案，用人单位不得拒绝或者提供虚假档案材料。劳动者离开用人单位时，有权索取本人职业健康监护档案复印件，用人单位应当如实、无偿提供，并在所提供的复印件上签章。

② 职业健康监护档案应有专人管理，管理人员应保证档案只能用于保护劳动者健康的目的，并保证档案的保密性。

③ 用人单位发生分立、合并、解散、破产等情形时，应当对劳动者进行职业健康检查，并依照国家有关规定妥善安置职业病病人；其职业健康监护档案应当依照国家有关规定实施移交保管。

十、职业卫生档案管理

职业卫生档案是指在职业病危害因素控制和职业病预防工作中形成的，能够准确、完整反映企业职业卫生管理活动全过程的文字、图纸、照片、报表、音像资料、电子文档等文件材料，是企业实施职业病防治工作，履行法律义务和责任的客观记录，同时为职业病诊断和鉴定、职业卫生监管部门执法、职业卫生技术服务等活动提供重要参考依据。

（一）目的

建立职业卫生档案的目的是客观记录和反应不同时期的职业病危害的变化和分布，为职业病防治工作提供基础数据；及时了解工作场所职业病危害的变化和控制效果；动态掌握员工的健康状况并及时发现和治疗职业病人；解决企业与员工因职业病引起的法律纠纷；不断积累经验，提高职业病防治工作水平。

（二）内容

企业应当按照《职业卫生档案管理规范》的要求，建立本单位的职业卫生档案，内容主要包括：

1. 建设项目职业病防护设施"三同时"档案

建设项目职业病防护设施"三同时"档案包括：①建设项目职业病防护设施"三同时"审查登记表；②建设项目批准文件；③职业病危害预评价委托书与预评价报告；④建设项目职业病防护设施设计专篇；⑤职业病危害控制效果评价委托书与控制效果评价报告；⑥建设单位对职业病危害预评价报告、职业病防护设施设计专篇、职业病防护设施控制效果评价报告的评审意见；⑦建设项目职业病危害防治法律责任承诺书；⑧全套竣工图纸、验收报告、竣工总结；⑨工程改建、扩建及维修、使用中变更的图纸及有关材料。

2. 职业卫生管理档案

职业卫生档案管理包括：①职业病防治法律、行政法规、规章、标准、文件；②职业病防治领导机构及职业卫生管理机构成立文件；③职业病防治年度计划及实施方案；④职业卫生管理制度及重点岗位职业卫生操作规程；⑤职业病危害项目申报表及回执；⑥职业病防治经费；⑦职业病防护设施一览表；⑧职业病防护设施维护和检修记录；⑨个人防护用品的购买、发放使用记录；⑩警示标识与职业病危害告知；⑪职业病危害事故应急救援预案；⑫用人单位职业卫生检查和处理记录；⑬职业卫生监管意见和落实情况资料。

3. 职业卫生宣传培训档案

职业卫生宣传培训档案包括：①用人单位职业卫生培训计划；②用人单位负责人、职业卫生管理人员职业卫生培训证明；③劳动者职业卫生宣传培训；④年度职业卫生培训工作总结。

4. 职业病危害因素监测与检测评价档案

职业病危害因素监测与检测评价档案包括：①生产工艺流程；②职业病危害因素检测点分布示意图；③可能产生职业病危害设备、材料和化学品一览表；④接触职业病危害因素汇总表；⑤职业病危害因素日常监测季报汇总表；⑥职业卫生技术服务机构资质证书；⑦职业病危害因素检测评价合同书；⑧职业病危害检测与评价报告书；⑨职业病危害因素检测与评价结果报告。

5. 用人单位职业健康监护管理档案

用人单位职业健康监护管理档案包括：①职业健康检查机构资质证书；②职业健康检查结果汇总表；③职业健康检查异常结果登记表；④职业病患者、疑似职业病患者一览表；⑤职业病和疑似职业病人的报告；⑥职业病危害事故报告和处理记录；⑦职业健康监护档案汇总表。

6. 劳动者个人职业健康监护档案

劳动者个人职业健康监护档案包括：①劳动者个人信息卡；②工作场所职业病危害因素检测结果；③历次职业健康检查结果及处理情况；④历次职业健康体检报告、职业病诊疗等资料；⑤其他职业健康监护资料。

7. 法律、行政法规、规章要求的其他资料文件

企业应当制订职业卫生档案管理制度，指定专（兼）职人员负责档案管理，并应对职业卫生档案的借阅做出具体规定。用人单位应设立档案室或指定专门的区域存放职业卫生档案，并指定专门机构和专（兼）职人员负责管理，做好职业卫生档案的归档工作，按年度或建设项目进行案卷归档，及时编号登记，入库保管。职业卫生档案中某项档案材料较多或者与其他档案交叉的，可在档案中注明其保存地点。用人单位发生分立、合并、解散、破产等情形的，职业卫生档案应按照国家档案管理的有关规定移交保管。

职业卫生监管部门查阅或者复制职业卫生档案材料时，用人单位必须如实提供。劳动者离开用人单位时，有权索取本人职业健康监护档案复印件，用人单位应如实、无偿提供，并在所提供的复印件上签章。劳动者在申请职业病诊断、鉴定时，用人单位应如实提供职业病诊断、鉴定所需的劳动者职业病危害接触史、工作场所职业病危害因素检测结果等资料。

十一、职业病危害事故应急管理

职业病危害事故是指在特定条件下，不受控的职业病危害因素在短时间内高强度（浓度）作用于职业人群，造成员工安全健康受到伤害的意外事件。化工企业存在多种急性、毒性物质，因此职业病危害事故应急救援管理非常重要。

（一）建立职业病危害事故应急管理机构

企业必须建立职业病危害事故应急管理机构，综合分析本单位存在的职业病危害因素的分布、特点，编制职业病危害事故应急救援预案，及时、高效地组织实施应急救援行动，防止职业病危害事故的发生，有效降低事故造成的损失。

职业病危害事故应急管理机构由主要负责人、分管负责人、各部门负责人及生产调度人员组成，负责统一领导本单位职业病危害事故应急管理工作，研究决策应急管理重大问题和突发事件应对办法，领导机构主要负责人由企业主要负责人担任，并明确一位负责人具体分管领导机构的日常工作。

职业病危害事故应急管理机构职责：

① 建立健全职业病危害事故应急管理体系；

② 组织编制职业病危害事故应急预案并进行演练；

③ 负责本单位职业病危害事故应急管理体系与所在地人民政府应急管理体系的衔接，积极组织参与社会突发事件的应急处置；

④ 负责组建本单位专（兼）职应急救援队伍和应急平台建设；

⑤ 负责本单位职业病危害事故的报告并积极配合处置和善后工作。

企业主要负责人是本单位职业病危害事故应急第一责任人，对本单位职业病危害事故应急管理工作全面负责。

企业应建立与本单位职业病危害因素分布特点相适应的专（兼）职职业卫生应急救援队伍或指定专（兼）职应急救援人员，并定期组织应急救援队伍和人员进行训练。

（二）应急救援预案编制和演练

应急预案是职业病危害事故应急管理体系的重要组成部分，是实施应急救援活动的理论依据。

企业应参照《生产经营单位生产安全事故应急预案编制导则》（GB/T 29639—2013），根据不同的岗位和场所，并结合职业病危害因素的种类、状况、危险性分析和可能发生的事故特点，编制职业病危害事故应急救援预案，并形成书面文件在企业予以公布。

企业应按照《生产安全事故应急演练指南》（AQ/T 9007—2011）对职业病危害事故应急救援预案的演练做出相关规定，其中演练的内容、项目、时间、地点、目标、效果评价、组织实施以及负责人等要予以明确。

根据职业病危害事故预防重点，每年至少组织一次专项应急预案演练，每半年至少组织一次现场处置方案演练。应急预案演练结束后，应当对应急预案演练效果进行评估，撰写应急预案演练评估报告，分析存在的问题，并对应急预案提出修订意见。

（三）应急设备及物品要求

① 建立应急救援设备管理制度，指定专人负责对应急救援设备进行经常性地维护、检修和保养，定期检测其性能和效果，确保其处于正常状态，不得擅自拆除或者停止使用。

② 应急救援设备及物品的配备应综合考虑工作场所的防护条件、职业病危害因素的理化性质等方面的因素。

③ 应急救援设备及物品的存放地点应保证在发生事故时，在最短的时间内能够获取，并在存放地点设置醒目的警示标识。员工必须经过培训，能熟练使用应急

设备和急救物品。

④ 应在可能发生皮肤黏膜或眼睛烧灼伤、有腐蚀性、刺激性化学物质的工作场所配备洗眼器、冲洗设备。冲洗用水应安全并保证是流动水，设置冲洗设备的地方应有明显的标识，醒目易找。

⑤ 存在急性毒物的工作场所配置应急撤离通道，应急通道须保持通畅，并设置应急照明设施和明显的警示标识；撤离通道的宽度应能保证车辆、担架顺利通过。

（四）职业病危害事故报告和应急处置

发生职业病危害事故，应当及时向所在地安全生产监督管理部门和有关部门报告，并采取有效措施，减少或者消除职业病危害因素，防止事故扩大。

发生职业病危害事故后，事故现场有关人员应当立即向本单位主要负责人报告；单位主要负责人接到报告后，应当于 1h 内向事故发生地县级以上人民政府安全生产监督管理部门和负有安全生产监督管理职责的有关部门报告。情况紧急时，事故现场有关人员可以直接向事故发生地县级以上人民政府安全生产监督管理部门和负有安全生产监督管理职责的有关部门报告。

职业病危害事故报告的主要内容包括：

① 单位基本概况，事故发生的时间、地点、现场情况及事故现场已经采取的措施；

② 事故的简要经过以及事故已经造成或者可能造成的伤亡人数（包括下落不明的人数）和初步估计的直接经济损失。

企业主要负责人接到事故报告后，应当立即启动职业病危害事故应急预案，采取有效措施，组织抢救，防止事故扩大，减少人员伤亡和财产损失。事故发生部门和人员应当妥善保护事故现场以及相关证据，不得破坏事故现场、毁灭相关证据。因抢救人员、防止事故扩大，需要移动事故现场物件的，应当做出标志，绘制现场简图并做出书面记录，妥善保存现场的重要痕迹、物证。

第四节　职业病诊断与职业病病人保障

职业病诊断是由依法取得职业病诊断资质的医疗卫生机构依据《职业病防治法》等法律法规关于职业病诊断的要求，对劳动者在职业活动中因接触各种物理性、化学性职业病危害因素而引起的疾病所进行的诊断活动。劳动者可以在企业所在地、本人户籍所在地或者经常居住地依法承担职业病诊断的医疗卫生机构进行职业病诊断。

职业病鉴定是指劳动者对职业病诊断有异议的，可以向做出职业病诊断的医疗卫生机构所在地地方人民政府卫生行政部门申请鉴定，即对已做出诊断结果的真伪进行鉴别审定。

一、职业病报告

用人单位应建立职业病报告制度，发现职业病病人或者疑似职业病病人时，企业应当及时向所在地卫生行政部门和安全生产监督管理部门报告，不得虚报、漏报、拒报、迟报。确诊为职业病的，还应当向所在地劳动保障行政部门报告。

二、职业病诊断

（一）职业病诊断申请

员工可以选择用人单位所在地、本人户籍所在地或者经常居住地的职业病诊断机构进行职业病诊断。

如果员工在职业活动过程中感到不适，又排除其他疾病的，经员工申请，企业应安排其在医疗卫生机构进行职业病诊断。

对于职业健康检查机构、职业病诊断机构依据职业病诊断标准，认为需要作进一步的检查、医学观察或诊断性治疗以明确诊断的疑似职业病病人，企业应安排进一步的职业病诊断。

（二）职业病诊断所需资料

① 劳动者职业史和职业病危害接触史（包括在岗时间、工种、岗位、接触的职业病危害因素名称等）；

② 劳动者职业健康检查结果；

③ 工作场所职业病危害因素检测结果；

④ 职业性放射性疾病诊断还需要个人剂量监测档案等资料；

⑤ 与诊断有关的其他资料。

我国职业病诊断过程中最大的争议和难点在于劳动者职业史和职业病危害接触史的确认，因此相关法律法规明确规定用人单位、职业病诊断机构、职业病鉴定机构和安全生产监督管理部门在此方面的权责。

职业病诊断机构进行职业病诊断时，应当书面通知劳动者所在的用人单位提供其掌握的上述职业病诊断资料，用人单位应当在接到通知后的十日内如实提供职业病诊断所需的劳动者职业史和职业病危害接触史、工作场所职业病危害因素检测结果、职业健康监护档案等资料，对于退休、离岗人员还需提供离岗后医学追踪观察资料；用人单位未在规定时间内提供职业病诊断所需要资料的，职业病诊断机构可以对工作场所进行现场调查，也可以依法提请安全生产监督管理部门督促用人单位提供。

劳动者对用人单位提供的工作场所职业病危害因素检测结果等资料有异议，企业必须积极配合职业病诊断机构和安全生产监督管理部门进入工作现场，调查了解工作场所职业病危害因素情况。

职业病诊断、鉴定过程中，在确认劳动者职业史、职业病危害接触史时，当事人对劳动关系、工种、工作岗位或者在岗时间有争议的，可以向当地的劳动人事争议仲裁委员会申请仲裁；接到申请的劳动人事争议仲裁委员会应当受理，并在三十日内做出裁决。

当事人在仲裁过程中对自己提出的主张，有责任提供证据。劳动者无法提供由用人单位掌握管理的与仲裁主张有关的证据的，仲裁庭应当要求用人单位在指定期限内提供；用人单位在指定期限内不提供的，应当承担不利后果。

用人单位对仲裁裁决不服的，可以在职业病诊断、鉴定程序结束之日起十五日内依法向人民法院提起诉讼；诉讼期间，劳动者的治疗费用按照职业病待遇规定的途径支付。

职业病诊断证明书一式三份，劳动者、用人单位各一份，诊断机构存档一份。

劳动者或用人单位申请职业病诊断流程如图 2-6 所示。

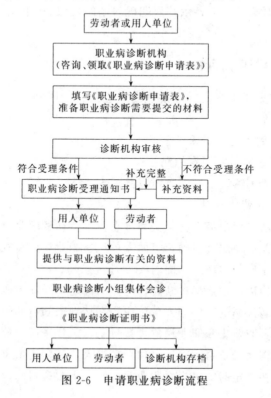

图 2-6 申请职业病诊断流程

三、职业病鉴定

劳动者对职业病诊断机构做出的职业病诊断结论有异议的，可以在接到职业病诊断证明书之日起 30 日内，向职业病诊断机构所在地设区的市级卫生行政部门申请鉴定。

设区的市级职业病诊断鉴定委员会负责职业病诊断争议的首次鉴定。当事人对设区的市级职业病鉴定结论不服的，可以在接到鉴定书之日起 15 日内，向原鉴定组织所在地省级卫生行政部门申请再鉴定。职业病鉴定实行两级鉴定制，省级职业病鉴定结论为最终鉴定。

需要了解被鉴定人的工作场所职业病危害因素情况时，职业病鉴定办事机构根据专家组的意见可以对工作场所进行现场调查，或者依法提请安全生产监督管理部门组织现场调查。依法提请安全生产监督管理部门组织现场调查的，在现场调查结论或者判定做出前，职业病鉴定应当中止。用人单位应积极配合调查。

首次鉴定的职业病鉴定书一式四份，劳动者、用人单位、原诊断机构各一份，职业病鉴定办事机构存档一份；再次鉴定的职业病鉴定书一式五份，劳动者、用人单位、原诊断机构、首次职业病鉴定办事机构各一份，再次职业病鉴定办事机构存档一份。

申请职业病诊断鉴定流程如图 2-7 所示。

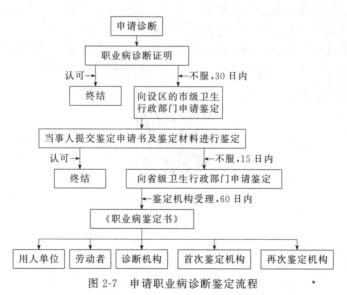

图 2-7　申请职业病诊断鉴定流程

四、职业病病人保障

为了保证受到职业病危害的员工享有充分的职业健康权利，职业病诊断、鉴定费用由企业承担。在疑似职业病病人诊断或者医学观察期间，企业不得解除或者终止与其订立的劳动合同，诊断或医学观察期间的费用，由用人单位承担。

用人单位应当保障职业病病人依法享受国家规定的职业病待遇。被确诊患有职业病的员工，企业应根据职业病诊断医疗机构的意见，安排其进行治疗、康复和定期检查；经医治或康复疗养后被确认为不宜继续从事原有害作业或工作的，应将其调离原工作岗位，并妥善安置；对从事接触职业病危害作业的劳动者，应当给予适当岗位津贴。

同时按照《工伤保险条例》的规定申报工伤，对留有残疾、影响劳动能力的员工，应进行劳动能力鉴定，并根据其鉴定结果安排适合其本人职业技能的工作。职业病病人的诊疗、康复费用，伤残以及丧失劳动能力的职业病病人的社会保障，按照国家有关工伤保险的规定执行。职业病病人除依法享有工伤保险外，依照有关民事法律，享有获得赔偿权利的，有权向用人单位提出赔偿要求。没有依法参加工伤保险的企业，被诊断患有职业病的员工的医疗和生活保障由企业承担。

企业应建立职业病病人管理的相关制度，专人负责妥善安置本单位职业病病人的相关工作。

职业病病人变动工作单位，其依法享有的待遇不变。

企业在发生分立、合并、解散、破产等情形时，应当对从事接触职业病危害作业的员工进行职业健康检查，如发现疑似职业病人或确诊职业病人时，应按照国家有关规定妥善安置。

用人单位已经不存在或者无法确认劳动关系的职业病病人，可以向地方人民政府民政部门申请医疗救助和生活等方面的救助。

本书配套视频资源请扫描下面二维码，专业老师为您讲授，让您快速掌握职业卫生管理过程中需要注意与掌握的要点（封面扫码领取优惠大礼包，注册登录平台后即可以超低价格购买观看）。

第三章

化工行业职业病危害因素及其对健康的影响

    化工行业是我国国民经济支柱产业之一，为我国的国民经济发展发挥了极大的作用。在化工生产中许多化工产品的原料、中间体与产品都是有毒物质，加之生产过程中需要的辅助物料，以及生产过程中产生的副产物等，也均可能是有毒物质。例如：纯碱工业生产中可产生二氧化硫、三氧化硫、氨等有毒有害气体；化肥生产过程中的主要职业病危害因素有：氨、一氧化碳、硫化氢、氮氧化物、氟化氢、磷化氢等；在染料、涂料、有机合成溶剂助剂工业生产过程中，也存在有毒有害气体及某些有致癌作用的化合物。作业人员长期处在这种环境中，极有可能出现吸入过多有毒物质而导致中毒的情况。对于急性中毒来说，由于其突发的特点，能及早地发现，并接受治疗。而对于导致慢性中毒的物质，如不及时预防与控制，则会导致更严重的后果，如慢性苯中毒，可能会造成再生障碍性贫血甚至死亡。职业病发病具有滞后性、迟发性，常见的如肺尘埃沉着病，发病时间在 5～10 年，甚至 30 年。此外，噪声、振动、辐射、高低温等职业病危害因素，都可能对作业人员的健康造成影响。因此，化工企业必须要做好职业卫生管理工作，保障劳动者的生命健康权益。

第一节　职业病危害因素对人体健康的影响

一、化学毒物对健康的影响

    由于毒物本身的毒性和毒作用特点、接触剂量等各不相同，职业中毒的临床表现多种多样，尤其是多种毒物同时作用于机体时更为复杂，可累及全身各个系统，出现多脏器损害；同一毒物可累及不同的靶器官，不同毒物也可损害同一靶器官而引起相同或类似的临床表现。充分掌握职业中毒的这些临床特点，有助于职业中毒的正确诊断和治疗。

1. 对神经系统的影响

许多毒物可损害神经系统，尤其是中枢神经系统对毒物更为敏感。以中枢和周围神经系统为主要毒作用靶器官或靶器官之一的化学物统称为神经毒物。生产环境中常见的神经性毒物有金属、类金属及其化合物、窒息性气体、有机溶剂和农药等。慢性轻度中毒早期多有类神经症，甚至精神障碍表现，脱离接触后可逐渐恢复。有些毒物如铅、正己烷、有机磷等还可引起神经髓鞘、轴索变性，损害运动神经的神经肌肉接点，从而产生感觉和运动神经损害的周围神经病变。一氧化碳、锰等中毒可损伤锥体外系，出现肌张力增高、震颤麻痹等症状。铅、汞、窒息性气体、有机磷农药等严重中毒时，可引起中毒性脑病和脑水肿。

2. 对呼吸系统的影响

呼吸系统是毒物进入机体的主要途径，最容易遭受气态毒物的损害。引起呼吸系统损害的生产性毒物主要是刺激性气体。如氯气、光气、氮氧化物、二氧化硫、硫酸二甲酯等可引起气管炎、支气管炎等呼吸道病变；严重时，可产生化学性肺炎、化学性肺水肿及成人呼吸窘迫综合征（ARDS）；吸入液态有机溶剂（如汽油等）还可引起吸入性肺炎；有些毒物如二异氰酸甲苯酯（TDI）可诱发过敏性哮喘；砷、氯甲醚类、铬等可致呼吸道肿瘤。

3. 对血液系统的影响

毒物吸收是指经各种途径进入血液。许多毒物对血液系统具有毒作用，可分别或同时引起造血功能抑制、血细胞损害、血红蛋白变性、出血凝血机制障碍等。铅干扰卟啉代谢，影响血红素合成，可引起低色素性贫血；砷化氢是剧烈的溶血性物质，可产生急性溶血反应；苯的氨基、硝基化合物及亚硝酸盐等可导致高铁血红蛋白血症；苯和三硝基甲苯抑制骨髓造血功能，可引起白细胞和血小板减少、再生障碍性贫血，甚至引起白血病；2-(二苯基乙酰基)-1,3-茚满三酮（商品名为敌鼠）抑制凝血因子Ⅱ、凝血因子Ⅶ、凝血因子Ⅸ、凝血因子Ⅹ在肝脏合成，损害毛细血管，可引起严重出血；一氧化碳与血红蛋白结合，形成碳氧血红蛋白血症，可引起组织细胞缺氧窒息等。

4. 对消化系统的影响

消化系统是毒物吸收、生物转化、排出和经肠肝循环再吸收的场所，许多生产性毒物可损害消化系统。如接触汞、酸雾等可引起口腔炎；汞盐、三氧化二砷、有机磷农药急性中毒时出现急性胃肠炎；四氯化碳、氯仿、砷化氢、三硝基甲苯中毒可引起急性或慢性中毒性肝病；铅中毒、铊中毒时可出现腹绞痛；有的毒物可损害牙组织，出现氟斑牙、牙酸蚀病、牙龈色素沉着等表现。

5. 对泌尿系统的影响

肾脏是毒物最主要的排泄器官，也是许多化学物质的储存器官之一。泌尿系统尤其是肾脏成为许多毒物的靶器官。引起泌尿系统损害的毒物很多，其临床表现大致可分为急性中毒性肾病、慢性中毒性肾病、泌尿系统肿瘤以及其他中毒性泌尿系统疾病，以前两种类型较多见。如铅、汞、镉、四氯化碳、砷化氢等可致急、慢性肾病；β-萘胺、联苯胺可致泌尿系统肿瘤；芳香胺、杀虫脒可致化学性膀胱炎。近年来，尿酶（如碱性磷酸酶、γ-谷氨酰转移酶、N-乙酰-β-氨基葡萄糖苷酶）及尿蛋白（如金属硫蛋白、β_2-微球蛋白）的检测已用作肾脏损害的重要监测手段。

6. 对循环系统的影响

毒物可引起心血管系统损害，临床可见急、慢性心肌损害、心律失常、房室传导阻滞、肺源性心脏病、心肌病和血压异常等多种表现。许多金属毒物和有机溶剂可直接损害心肌，如铊、四氯化碳等；镍通过影响心肌氧化与能量代谢，引起心功能降低、房室传导阻滞；某些氟烷烃（如氟利昂）可使心肌应激性增强，诱发心律失常，促发室性心动过速引起心室颤动；亚硝酸盐可致血管扩张，血压下降；长期接触一定浓度的一氧化碳、二氧化碳的工人，冠状动脉粥样硬化、冠心病或心肌梗死的发病率明显增高。

7. 对生殖系统的影响

毒物对生殖系统的毒作用包括对接触者本人的生殖及其对子代发育过程的不良影响，即所谓"生殖毒性和发育毒性"。生殖毒性包括对接触者生殖器官、相关内分泌系统、性周期和性行为、生育力、妊娠结局、分娩过程等方面的影响；发育毒性可表现为胎儿结构异常、发育迟缓、出生体重不足、功能缺陷甚至死亡等。很多生产性毒物具有一定的生殖毒性和发育毒性，例如铅、镉、汞等重金属可损害睾丸的生精过程，导致精子数量减少、畸形率增加、活动能力减弱；使女性月经先兆症状发生率增高、月经周期和经期异常、痛经及月经血量改变。孕期接触高浓度铅、汞、二硫化碳、苯系化合物、环氧乙烷的女工，自然流产率和子代先天性出生缺陷的发生率明显增高。

8. 对皮肤的影响

职业性皮肤病约占职业病总数的 $40\%\sim50\%$，其致病因素中化学因素占 90%以上。生产性毒物可对皮肤造成多种损害，如酸、碱、有机溶剂等引起接触性皮炎；沥青、煤焦油等所致光敏性皮炎；矿物油类、卤代芳烃化合物等所致职业性痤疮；煤焦油、石油等所致皮肤黑变病；铬的化合物、铍盐等所致职业性皮肤溃疡；沥青、焦油等所致职业性疣赘；有机溶剂、碱性物质等所致职业性角化过度和皲裂；氯丁二烯、铊等可引起暂时脱发。砷、煤焦油等可引起职业性皮肤肿瘤。

9. 对其他器官的影响

毒物可引起多种眼部病变，如刺激性化学物可引起角膜、结膜炎；腐蚀性化合物可使角膜和结膜坏死、糜烂；三硝基甲苯、二硝基酚可致白内障；甲醇可致视神经炎、视网膜水肿、视神经萎缩，甚至失明等。氟可引起氟骨症。黄磷可以引起下颌骨破坏、坏死。吸入氧化锌、氧化镉等金属烟尘可引起金属烟热。

二、生产性粉尘对健康的影响

生产性粉尘按照其性质可分为无机粉尘和有机粉尘两大类。

无机粉尘包括矿物性粉尘如石英、石棉、滑石、煤等；金属性粉尘如铅、锰、铁、铍等及其化合物；人工无机粉尘如金刚砂、水泥、玻璃纤维等。有机粉尘包括动物性粉尘如皮毛、骨、角质粉尘等；植物性粉尘如棉、麻、谷物、甘蔗、烟草、木尘等；人工有机粉尘如合成树脂、橡胶、人造有机纤维粉尘等。

而在生产环境中，多数情况都是两种以上粉尘混合存在的。

工作场所空气中粉尘的化学成分和浓度直接决定其对人体危害性质和严重程度。不同化学成分的粉尘可导致纤维化、刺激、中毒和致敏作用等。如游离二氧化硅粉尘致纤维化，某些金属（如铅及其化合物）粉尘通过肺组织吸收，引起中毒，另一些金属（如铍、铝等）粉尘可导致过敏性哮喘或肺炎。同一种粉尘，作业环境空气中浓度越高，暴露时间越长，对人体危害越严重。粉尘粒子分散度越高，其在空气中飘浮的时间越长，沉降速度越慢，被人体吸入的机会就越多。而且分散度越高，比表面积越大，越易参与理化反应，对人体危害越大。粉尘的粒径较大，外形不规则坚硬的粉尘颗粒可能引起呼吸道黏膜机械损伤，而进入肺泡的尘粒，由于质量小，肺泡环境湿润，并受肺泡表面活性物质影响，对肺泡的机械损伤作用可能不明显。某些有毒粉尘，如含有铅、砷等的粉尘可在上呼吸道溶解吸收，其溶解度越高，对人体毒作用越强。

所有粉尘颗粒对身体都是有害的，不同特性的生产性粉尘，可能引起机体不同部位和程度的损害。如可溶性有毒粉尘进入呼吸道后，能很快被吸收入血流，引起中毒作用；某些硬质粉尘可机械性损伤角膜及结膜，引起角膜浑浊和结膜炎等；粉尘堵塞皮脂腺和机械性刺激皮肤时，可引起粉刺、毛囊炎、脓皮病及皮肤皲裂等；粉尘进入外耳道混在皮脂中，可形成耳垢等。

生产性粉尘对机体的损害是多方面的，直接的健康损害以呼吸系统为主，局部以刺激性作用为主。

1. 对呼吸系统的影响

生产性粉尘对机体影响最大的是呼吸系统损害，包括尘肺、粉尘沉着症、呼吸道炎症和呼吸系统肿瘤等疾病。

（1）尘肺　尘肺是由于在生产环境中长期吸入生产性粉尘而引起的以肺组织纤维化为主的疾病，是职业病中影响面最广、危害最严重的一类疾病。据统计，尘肺病病例约占我国职业病总人数的 90%。

（2）粉尘沉着症　有些生产性粉尘（如锡、铁、锑等粉尘）吸入后，主要沉积于肺组织中，呈现异物反应，以网状纤维增生的间质纤维化为主，在 X 射线胸片上可以看到满肺野结节状阴影，主要是这些金属的沉着，这类病变又称粉尘沉着症，不损伤肺泡结构，因此肺功能一般不受影响，机体也没有明显的症状和体征，对健康危害不明显。脱离粉尘作业，病变可以不再继续发展，甚至肺部阴影逐渐消退。

（3）有机粉尘引起的肺部病变　有机粉尘的生物学作用不同于无机粉尘，如吸入棉、亚麻或大麻尘引起的棉尘病，常表现为休息后第一天上班出现胸闷、气急和（或）

咳嗽症状，可有急性肺通气功能改变；吸入带有霉菌孢子的植物性粉尘，如草料尘、粮谷尘、煎渣尘等，或者吸入被细菌或血清蛋白污染的有机粉尘可引起职业性变态反应肺泡炎；吸入多种粉尘（例如铬酸盐、硫酸镍、氯铂酸铵等）后会发生职业性哮喘。

（4）其他呼吸系统疾患　在粉尘进入的部位积聚大量的巨噬细胞，导致炎性反应，引起粉尘性气管炎、支气管炎、肺炎、哮喘性鼻炎和支气管哮喘等疾病。由于粉尘诱发的纤维化、肺沉积和炎症作用，还常引起肺通气功能的改变，表现为阻塞性肺病；慢性阻塞性肺病也是粉尘接触作业人员常见疾病。在尘肺病人中还常并发肺气肿、肺心病等疾病。长期的粉尘接触还常引起机体抵抗功能下降，容易发生肺部非特异性感染，肺结核也是粉尘接触人员易患疾病。

2. 局部作用

粉尘作用于呼吸道黏膜，早期引起其功能亢进、黏膜下毛细血管扩张、充血、黏液腺分泌增加，以阻留更多的粉尘，长期则形成黏膜肥大性病变，然后由于黏膜上皮细胞营养不足，造成萎缩性病变，呼吸道抵御功能下降。皮肤长期接触粉尘可导致阻塞性皮脂炎、粉刺、毛囊炎、脓皮病。金属粉尘还可引起角膜损伤、浑浊。沥青粉尘可引起光感性皮炎。

3. 中毒作用

吸附或者含有可溶性有毒物质的粉尘（如含铅、砷、锰等）可在呼吸道黏膜很快溶解吸收，导致中毒。呈现出相应毒物的急性中毒症状。粉尘颗粒粒径越小，其表面积越大，吸附的化学物质越多，可能引起更大的健康危害。

4. 肿瘤

某些粉尘本身致癌或者含有人类肯定致癌物，如石棉、游离二氧化硅、镍、铬、砷等是国际癌症研究中心公布的人类肯定致癌物，含有这些物质的粉尘可能引发呼吸和其他系统肿瘤。此外，放射性粉尘也能引起呼吸系统肿瘤。

三、噪声对健康的影响

长期接触一定强度的噪声，可对人体产生不良影响，引起操作工人身体不适或产生职业病。噪声对人体产生的不良影响早期多为可逆性、生理性改变，但长期接触噪声，机体可出现不可逆、病理性损伤。

1. 听觉系统

长期接触强噪声后主要引起听力下降。听力损伤的发展过程首先是生理性反应，后出现病理改变直至耳聋。生理性听力下降的特点为脱离噪声环境一段时间后即可恢复，而病理性的听力下降则不能完全恢复。

2. 神经系统

听觉器官感受噪声后，神经冲动信号经神经传入大脑的过程中，在经过脑干网状结构时发生泛化，投射到大脑皮质的有关部位，并作用于下丘脑自主神经中枢，引起一系列神经系统反应。长期接触强噪声后出现神经衰弱综合征，主要有头疼、头晕、耳鸣、心悸及睡眠障碍等。调查发现，接触强噪声的作业人员可表现为易疲劳、易激怒（噪声性神经衰弱）。

3. 心血管系统

在噪声作用下，自主神经调节功能发生变化，表现为心率加快或减慢、血压不稳（趋向增高）。

4. 消化系统

出现胃肠道功能紊乱，食欲减退，消瘦，胃液分泌减少，胃肠蠕动减慢。

在某些特殊条件下进行爆破，由于防护不当或缺乏必要的防护设备，可因强烈爆炸所产生的冲击波造成急性听觉系统的外伤，引起听力丧失，称为爆震性耳聋。爆震性耳聋因损伤程度不同，可伴有鼓膜破裂、听骨破坏、内耳组织出血等，还可伴有脑震荡等。患者主诉耳鸣、耳痛、恶心、呕吐、眩晕，听力检查严重障碍或完全丧失。经治疗，轻者听力可以部分或大部分恢复，严重损伤者可致永久性耳聋。

四、高温、热辐射对健康的影响

高温作业主要是指工作地点有生产性热源，以本地区夏季室外平均温度为参照基础，工作地点的气温高于室外 2℃ 或者 2℃ 以上的作业。热源散热量大于 23W/m^3 的车间称为热车间或高温车间。在高气温或同时存在高气湿或热辐射的不良气象条件下进行的生产劳动，通常称为高温作业。

高温作业时，人体可出现一系列生理功能改变，主要为体温调节、水盐代谢、循环系统、消化系统、神经系统、泌尿系统等方面的适应性变化。

高温可导致急性热致疾病（如刺热、痱子和中暑）和慢性热致疾病（慢性热衰竭、高血压、心肌损害、消化系统疾病、皮肤疾病、热带性嗜睡、肾结石、缺水性热衰竭等）。这里，我们主要介绍中暑。中暑是高温环境下由于热平衡和（或）水盐代谢紊乱等而引起的一种以中枢神经系统和（或）心血管系统障碍为主要表现的急性热致疾病。

环境温度过高、湿度大、风速小、劳动强度过大、劳动时间过长是中暑的主要致病因素。过度疲劳、未热适应、睡眠不足、年老、体弱、肥胖和抗热休克蛋白抗体都易诱发中暑。

中暑按发病机制可分为三种类型：即热射病（含日射病）、热痉挛和热衰竭。这种分类是相对的，临床上往往难于区分，常以单一类型出现，亦可多种类型并存，我国职业病名单中统称为中暑。

① 热射病：人体在热环境下，散热途径受阻，体温调节机制失调所致。临床表现为突然发病，体温升高可达 40℃ 以上，开始时大量出汗，以后出现"无汗"，并伴有干热和意识障碍、嗜睡、昏迷等中枢神经系统症状。死亡率甚高。

② 热痉挛：由于大量出汗，体内钠、钾过量丢失所致。主要表现为明显的肌肉痉挛，伴有收缩痛。痉挛以四肢肌肉及腹肌等经常活动的肌肉多见，尤以腓肠肌为最。痉挛常呈对称性，时而发作，时而缓解。患者神志清醒，体温多正常。

③ 热衰竭：多数认为在高温、高湿环境下，皮肤血流的增加还伴有内脏血管收缩或血容量的相应增加，因此不能足够的代偿，致脑部暂时供血减少而晕厥。一般起病迅速。先有头昏、头痛、心悸、出汗、恶心、呕吐、皮肤湿冷、面色苍白、血压短暂下降，继而晕厥，体温不高或稍高。通常休息片刻即可清醒，一般不引起循环衰竭。

这三种类型的中暑，热射病最为严重，即使迅速救治，仍有 20%～40% 的病人死亡。

根据高温作业人员的职业史及体温升高、肌痉挛或晕厥等主要临床表现，排除其他类似的疾病，可诊断为职业性中暑。中暑按其临床症状的轻重可分为轻症和重症中暑，重症中暑包括热射病、热痉挛、热衰竭。

轻症中暑。具备下列情况之一者：头昏、胸闷、心悸、面色潮红、皮肤灼热；有呼吸与循环衰竭的早期症状，大量出汗、面色苍白、血压下降、脉搏细弱而快；肛温升高达 38.5℃ 以上。

重症中暑。凡出现前述热射病、热痉挛或热衰竭的主要临床表现之一者，可诊断为重症中暑。

五、振动对健康的影响

振动是指质点或者物体在外力作用下，沿直线或弧线围绕平衡位置（或中心位置）做往复运动或旋转运动。由生产或工作设备产生的振动称为生产性振动。长期接触生产性振动对机体健康可产生不良影响，严重者可引起职业病。

根据振动作用于人体的部位和传导方式，可将生产性振动划分为手传振动和全身振动。手传振动也称作手臂振动或局部振动，是指生产中使用手传振动工具或接触受振工件时，直接作用或传递到人的手臂的机械振动或冲击。常见接触手传振动的作业是使用风动工具、电动工具（如电钻、电锯、电刨等）和高速旋转工具（如砂轮机、抛光机）。全身振动是指工作地点或座椅的振动，人体足部或臀部接触振动，通过下肢或躯干传导至全身。在交通工具上作业如驾驶拖拉机、收割机、汽车、火车、船舶和飞机等，或在作业台如钻井平台、振动筛操作台、采矿船上作业时，作业工人主要受全身振动的影响。

有些作业可同时接触全身振动和手传振动。

适宜的振动有益于身心健康，具有增强肌肉活动能力、解除疲劳、减轻疼痛、促进代谢、改善组织营养、加速伤口恢复等功效。在生产条件下，作业人员接触的振动强度大、时间长，对机体可以产生不良影响，甚至引起疾病。

1. 全身振动

人体接触振动最敏感的频率范围，对垂直方向的振动（与人体长轴平行）为4～8Hz，对水平方向的振动（垂直于人体长轴）为1～2Hz。超过一定强度的振动可以引起不适感，甚至不能忍受。大强度、剧烈的振动可引起内脏移位或某些机械性损伤，如挤压、出血，甚至撕裂，但这类情况并不多见。低频率（2～20Hz）的垂直振动可损害腰椎，接触全身振动的作业工人脊柱疾病居首位（约24%），如工龄较长的各类司机中腰背痛、椎间盘突出、脊柱骨关节病变的检出率增加。其次为胃肠疾病。低频率、大振幅的全身振动，如车、船、飞机等交通工具的振动，可引起运动病，也称晕动病，是振动刺激前庭器官出现的急性反应症状。常表现为头晕、面色苍白、出冷汗、恶心、呕吐等。脱离振动环境后经适当休息可以缓解，必要时给予抗组胺或抗胆碱类药物，如萘苯海明、氢溴酸东莨菪碱，但不宜作为交通工具的司乘人员预防用药。

全身振动，因其直接的机械作用或对中枢神经系统的影响，可使姿势平衡和空间定向发生障碍，外界物体不能在视网膜形成稳定的图像，而出现视物模糊，视觉分辨力下降，动作准确性降低；或因全身振动对中枢神经系统的抑制作用，注意力分散、反应速度降低、疲劳，从而影响作业效率或导致工伤事故的发生。

全身振动的长期作用还可出现前庭器官刺激症状及自主神经功能紊乱，如眩晕、恶心、血压升高、心率加快、疲倦、睡眠障碍；胃肠分泌功能减弱，食欲减退，胃下垂患病率增高；内分泌系统调节功能紊乱，月经周期紊乱，流产率增高。

2. 手传振动

手传振动可以引起外周循环功能改变，外周血管发生痉挛，表现为皮肤温度降低，冷水负荷试验时皮温恢复时间延长，出现手传振动主要危害手臂，振动病的典型临床表现为发作性手指变白。振幅大，冲击力强的振动，往往引起骨关节的损害，主要改变在上肢，出现手、腕、肘、肩关节局限性骨质增生，骨关节病，骨刺形成，囊样变和无菌性骨坏死；也可见手部肌肉萎缩、掌挛缩病等。

手传振动也可以对人体产生全身性的影响。长期接触较强的手传振动，可以引起外周和中枢神经系统的功能改变，表现为条件反射抑制，潜伏时间延长，神经传导速度降低和肢端感觉障碍，如感觉迟钝、痛觉减退等。检查可见神经传导速度减慢、反应潜伏期延长。自主神经功能紊乱表现为组织营养障碍，手掌多汗等。手传振动对听觉也可以产生影响，引起听力下降，振动与噪声联合作用可以加重听力损伤，加速耳聋的发生和发展。手传振动还可影响消化系统、内分泌系统、免疫系统功能。

手臂振动病是长期从事手传振动作业而引起的以手部末梢循环和（或）手臂神经功能障碍为主的疾病，并可引起手、臂骨关节-肌肉的损伤。其典型表现为振动性白指。手臂振动病在我国发病的地区和工种分布相当广泛。多发工种有凿岩工、油锯工、砂轮磨光工、铸件清理工、混凝土捣固工、钢工、水泥制管工等。

第二节　职业病危害因素识别、检测、评价

一、职业病危害因素识别

（一）职业病危害因素分类

职业病危害因素的分类，通常可按其来源划分，也可参照《职业病危害因素分类目录》划分。

职业病危害因素按其来源可以分为生产过程、劳动过程和生产环境中产生的有害因素三类。

1. 生产过程中的有害因素

生产过程中产生的有害因素主要包括化学因素、物理因素和生物因素。

（1）化学因素　在生产中接触到的原料、中间产品、成品和生产过程中的废气、废水、废渣中的化学毒物可对健康产生损害。化学毒物以粉尘、烟尘、雾、蒸汽或气体的形态散布于车间空气中，主要经呼吸道进入人体内，还可以经皮肤、消化道进入体内。

常见的化学性有害因素包括生产性毒物和生产性粉尘。生产性毒物主要包括以下几种。金属及类金属：如铅、汞、砷、锰等；有机溶剂：如苯及苯系物、二氯乙烷、正己烷、二硫化碳等；刺激性气体：如氯、氨、氮氧化物、光气、氟化氢、二氧化硫等；窒息性气体：如一氧化碳、硫化氢、氰化氢、甲烷等；苯的氨基和硝基化合物：如苯胺、硝基苯、三硝基甲苯、联苯胺等；高分子化合物：如氯乙烯、氯丁二烯、丙烯腈、二异氰酸甲苯酯及含氟塑料等；农药：如有机磷农药、有机氯农药、拟除虫菊酯类农药等。目前，已经制定职业接触限值的有毒物质有339种。生产性粉尘主要包括无机粉尘和有机粉尘。无机性粉尘如硅尘、石棉尘、煤尘等；有机性粉尘如棉花、亚麻、烟草、茶叶等，以及混合性粉尘、放射性粉尘。目前，已经制定职业接触限值的生产性粉尘有47种。

（2）物理因素　它是生产环境中的构成要素。主要包括：气象条件，如高温、高湿、低温、高气压、低气压等；噪声、振动；高频电磁场、微波、红外线、紫外线、激光、X射线、γ射线等。

（3）生物因素　生产原料和作业环境中存在的致病微生物或寄生虫。如附着在皮毛上的炭疽杆菌、蔗渣上的霉菌，以及布氏杆菌、森林脑炎病毒，以及生物传染性原物对医务卫生人员的职业性传染等。

2. 劳动过程中的有害因素

劳动过程是指生产中劳动者为完成某项生产任务的各种操作的总和，主要涉及

劳动强度、劳动组织及其方式等。这一过程产生影响健康的有害因素包括：

① 劳动组织和劳动制度不合理。如劳动时间过长，休息制度不合理、不健全等。

② 劳动中的精神（心理）过度紧张。如机动车驾驶等。

③ 劳动强度过大或劳动安排不当。如安排的作业与劳动者生理状况不相适应，生产定额过高、超负荷加班加点等。

④ 个别器官或系统过度紧张。如长时间疲劳用眼引起的视力疲劳等。

⑤ 长时间处于某种不良体位或使用不合理的工具等。

⑥ 不良的生活方式，如吸烟或过量饮酒；缺乏体育锻炼；个人缺乏健康和预防的观念。

3. 生产环境中的有害因素

生产环境是指劳动者操作、观察、管理生产活动所处的外环境，涉及作业场所建筑布局、卫生防护、安全条件和设施有关的因素。常见的生产环境中有害因素包括：

① 自然环境中的因素，如炎热季节的太阳辐射、高原环境的低气压、深井的高温高湿等。

② 生产场所设计不符合卫生标准或要求：如厂房低矮、狭窄，布局不合理，有毒和无毒的工段安排在一起等；缺乏必要的卫生技术设施，如没有通风换气、照明、防尘防毒、防噪声振动设备，或效果不好；职业危害防护设施和个人防护用品方面不全。

在实际的生产场所中，职业病危害因素往往不是单一存在，而是多种因素同时对劳动者的健康产生作用，此时危害更大。

2015 年 11 月 17 日，国家卫生和计划生育委员会、安全监管总局、人力资源和社会保障部、全国总工会 4 部委联合下发国卫疾控发〔2015〕92 号文件，公布了最新修订的《职业病危害因素分类目录》，并开始施行。而 2002 年 3 月 11 日原卫生部印发的《职业病危害因素分类目录》同时废止。

最新修订的 2015 年版《职业病危害因素分类目录》中现有职业病危害因素459 种。包含了 52 项粉尘因素、375 项化学因素、15 项物理因素、8 项放射性因素、6 项生物因素以及 3 项其他因素。

（二）化工行业职业病危害因素

随着工业化进程的迅猛发展，生产规模不断扩大，各种化学化工的工艺、技术、设备也不断更新，而化工生产不同于其他的行业，有着很大的危险及危害，多年来化工生产事故不断发生，造成重大伤亡。化工生产过程具有高温、高压、易燃、易爆、易中毒等特点，长期在这种场所工作，会对工人身体健康造成很大的影响。

化工行业主要职业病危害因素包括以下内容。

1. 化学毒物

毒物是指在一定条件下，投予较小剂量时可造成机体功能或器质性损害的化学物。这些毒物在生产环境中，常呈气体、蒸汽、雾、烟尘、粉尘等形态存在，主要通过作业人员的呼吸道和皮肤侵入人体而导致职业中毒。酸、碱工业生产过程会产生大量有毒气体，例如：纯碱工业生产中可产生二氧化硫、三氧化硫、氨等有毒有害气体；化肥生产过程中的主要职业病危害因素有：氨、一氧化碳、硫化氢、氮氧化物、氟化氢、磷化氢等；染料生产的原料（苯等）多从煤焦油提炼，生产过程中产生的有毒有害气体主要有：苯、硫化氢、氮氧化等；在农药生产过程中，原料、中间体及成品中存在的各种化学毒物，可引起急性职业中毒的主要毒物有：三氯化磷、三氯乙醛、氯、氮氧化物、三磷化氢、氯化氢、光气、硫化氢等。某些化学毒物导致的伤害足以致命，单一的高浓度化学物质或者和其他化学物质混合时能引起损伤、疾病甚至死亡。化学物质的误用也可能导致火灾和爆炸。

2. 粉尘

在化工生产中，许多作业都会接触到粉尘，这是导致化工行业某些作业人员罹患尘肺的重要原因之一。例如，化工机械制造的选型、清砂、混砂，电焊、研磨，树脂、染料的干燥、包装与储运等；以及矿山生产中的凿岩、爆破、装渣、运输、选矿等作业；橡胶加工中炭黑、滑石粉的使用，以及其他操作如粉碎、拌和等生产中，都会有粉尘飞散到空气中。粉尘按性质可以分为无机粉尘、有机粉尘、混合粉尘。

3. 噪声

噪声的分类方法有很多种，按照来源，生产性噪声可以分为：

① 机械性噪声　由于机械的撞击、摩擦、转动所产生的噪声，如冲压、切割、打磨机械等发出的声音。

② 流体动力性噪声　气体压力或体积的突然变化或流体流动所产生的声音，如空气压缩或施放（汽笛）发出的声音。

③ 电磁性噪声　指由于电磁设备内部交变力相互作用而产生的声音，如变压器所发出的声音。

根据噪声随时间的分布情况，生产性噪声可分为连续声和间断声。连续声又可分为稳态噪声和非稳态噪声。随着时间的变化，声压波动<3dB（A）的噪声称为稳态噪声，≥3dB（A）则为非稳态噪声。还有一类噪声被称之为脉冲噪声，即声音持续时间≤0.5s、间隔时间>1s、声压有效值变化>40dB（A）的噪声。如锻造工艺使用的空气锤发出的声音。

生产性噪声跟生活噪声相比，具有更强的危害性。通常具备以下特征：①强度高。生产性噪声强度多超过80dB（A），甚至高达110dB（A）以上，不仅干扰工作，长期接触对人体听觉系统和非听觉系统都可能造成损伤。②高频音所占比例大。工业噪声以高频音为多见，其危害大于中、低频音。③持续暴露时间长。在生产过程中，作业工人每个工作日持续接触强噪声时间可长达数小时。④其他有害因素联合作用。生产环境中往往同时伴有振动、高温、毒物等有害因素，这些生产性有害因素可与噪声产生联合作用。

化工企业噪声污染具有广泛性和持久性。一方面，化工企业生产工艺的复杂性使得噪声源广泛，影响面大；另一方面，只要声源不停止运转，噪声影响就不会停止，工人就会受到持久的噪声干扰或影响，所以，化工企业中生产性噪声多为高强度的连续性稳态混合噪声。

4. 高温、振动及其他职业病危害因素

化工生产要求的工艺条件苛刻，有的化学反应在高温、高压下进行，有的要在低温、高真空度下进行。石油化工企业存在大量的加热炉、换热器、罐区、火车装车台等设备，在这些岗位工作的员工，极易引起中暑。

钻井工程作业是开发油田的基础工作，也是油田的主要野外作业。其工作地点大多位于沙漠、草原、盐碱地、沼泽以及人口比较稀少的山区等偏远地区，作业人员经常暴露于紫外线、高温、风沙等恶劣的气象条件下，劳动强度大，生活条件比较艰苦。尤其是在下钻、换钻头、下套管、甩钻杆、泥浆加重时，接触的职业病危害因素包括噪声、振动、高温、粉尘、毒物和不良气象条件。

（三）职业病危害因素识别

职业病危害因素识别是根据人群证据和实验数据，通过科学方法辨别和认定职业活动中可能对职业人群健康、安全和作业能力造成不良影响的因素或条件。职业病危害因素识别是职业卫生工作的基础，预防和控制作业场所中职业病危害因素的前提是对职业活动中存在的或者可能存在的职业病危害因素进行识别。职业病危害因素识别包括两方面含义，一方面是对职业活动中的各种因素是否具有危险性的识别，发现和确定未知、新的职业病危害因素；另一方面是对职业活动中是否存在职业病危害因素的识别，辨别和找出已知、确认的职业病危害因素。

1. 职业病危害因素识别原理

尽管职业病危害因素识别在职业卫生领域中的应用广泛，方法与手段众多，识别对象千变万化，且往往不同属性的识别对象要用不同的识别方法，但就其识别思维方式和理论基础而言仍是基本一致的。在实际工作中，将职业病危害因素识别的思维方式与依据的理论统称为职业病危害因素识别原理。常用的职业病危害因素识别原理有从因到果原理、类推原理和从量变到质变原理等。

（1）从因到果原理 万事万物有因才有果，这是事物发展变化的自然规律。生产工艺过程中物质的物理化学变化、能量的转换以及物料的泄漏等是职业病危害因素产生的直接原因；工作场所异常气象条件、通风不良、劳动组织与管理失误等则是职业病危害因素浓度或强度增高的间接原因。职业病危害因素产生并达到致病的浓度（或强度）往往不是单一因素造成的，而是由多个因素耦合在一起导致的。当缺少其中的必要因素时，职业病危害因素致病作用就会很大程度减弱或者消失。这就是因果关系的识别。

在职业病危害因素识别过程中，借鉴科技文献、相同项目数据、典型事故案例等资料，找出职业病危害因素的产生来源及其因果关系，即可科学地推断、识别职业病危害因素对劳动者的影响，实现从定性识别到定量识别的转换。

（2）类推原理　类推也称类比，是人们经常应用的一种逻辑思维方法。它是根据两个或两个以上对象之间存在的某些相同或相似的属性，从一个已知对象具有某类属性推出另一个对象具有同类属性的推理过程。在建设项目职业病危害评价工作中，最常用到的是以同类或类似装置的职业卫生检测数据进行项目类比评价的方法。类比推理的结论是或然性的，在应用时要注意判断结论的可靠性。

（3）从量变到质变原理　许多事物在发展变化过程中都存在从量变到质变的规律。职业病危害因素对人体的危害作用同样存在着从量变到质变的过程，如氨气对人体的毒性作用随浓度增高逐渐增大。

从某种意义上来讲，有害物质存在与否并不重要，关键是存在的量。因此在评价工作中，常常更多地关注工作场所有害物浓度（强度）是否超标以及超标倍数等。

2. 职业病危害因素识别原则

职业病危害因素识别是建设项目职业病危害评价工作的基础。在工作中遵循全面识别、主次分明、定性与定量相结合的原则。

（1）全面识别原则　一般来讲，某种工作场所包含的职业病危害因素是比较单纯的。而对于一个建设项目，特别是工艺复杂的建设项目，其整个生产过程中所包含的职业病危害因素是错综复杂的。为了避免受工作人员知识结构缺陷，或者工作疏忽导致项目的职业病危害因素识别不全，甚至发生重大的遗漏，在进行职业病危害因素识别时，要求工作人员既要有娴熟的专业基础知识，包括职业卫生、卫生工程、卫生检验等，同时还要有丰富的现场经验和工业技术常识。在识别过程中，首先应遵循全面识别的原则，从建设项目工程内容、工艺流程、流料流程、维修检修等方面入手，逐一识别，分类列出，然后对因素的危害程度做出进一步的识别。不仅要识别正常生产、操作过程中产生的职业病危害因素，还应分析开车、停车、检修及事故情况下可能产生的偶发性职业病危害因素。

（2）主次分明原则　全面识别职业病危害因素的目的是为了避免遗漏。而筛选主要职业病危害因素则是为了去粗取精，抓住重点。在工作中，对建设项目可能存在的职业病危害因素种类、危害程度以及可能产生的后果等进行综合分析，也是为了筛选重点，抓住主导作用的危害因素。此外，每一种危害因素因其自身的理化特性、毒性、生产环境中存在的浓度（强度）及接触机会等的不同，对作业人员的危害程度相差甚远。因此，在识别过程中应做到主次分明，避免面面俱到，分散精力。

（3）定性与定量相结合原则　在对职业病危害因素全面识别后，通常还需对主要职业病危害因素进行定量识别。通过现场采样，进一步判断其是否超过国家职业卫生标准规定的职业接触限值，以此作为评价工作场所或者建设项目职业病危害控制效果的客观指标。

3. 职业病危害因素识别的意义及作用

（1）工作场所职业病危害因素检测与评价　《职业病防治法》第二十四条规定，用人单位应当按照国务院卫生行政部门的规定，定期对工作场所进行职业病危害因素检测、评价。由于工作场所中职业病危害因素种类繁多，且在同一工作场所中可能同时存在多种有害因素，工作场所中职业病危害因素的强度及其在时间、空间的分布会随着生产工艺过程、劳动过程和外界环境条件的变化而变化。因此，不论进行何类检测，在现场检测工作之前都必须对工作场所中可能存在的职业病危害因素做出全面的识别，确定检测项目和拟定检测方案，为工作场所进行职业病危害因素检测与评价工作打下良好的基础。

（2）建设项目职业病危害评价　开展建设项目职业病危害评价，首要任务之一就是识别建设项目工作场所中可能存在的职业病危害因素。如果对危害因素的识别不够准确，轻则可使评价报告的完整性和有效性受到局限，重则可造成评价报告结论的严重失误。只有对建设项目的工作场所中存在的职业病危害因素种类与分布情况，及其对劳动者健康影响的方式、途径、程度有了全面、准确、客观地辨识，才能对建设项目职业病危害做出科学的评价。因此，职业病危害因素识别，是建设项目职业病危害评价中的"灵魂"，是实施建设项目职业病危害评价工作的前提。

（3）健康监护工作　健康监护是指通过各种检查与分析，评价职业病危害因素对接触者健康的影响及其程度，掌握作业人员健康状况，及时发现健康损害征象，以便采取相应的控制措施，防止有害因素所致疾患的发生和发展。开展职业健康监护工作，对劳动者工作场所职业病危害因素识别是前提，通常需针对劳动者接触职业病危害因素的种类来决定检查项目。

（4）职业病诊断　职业病诊断过程中除了要有典型的临床症状、体征和实验室结果支持外，还必须有职业接触史的支持。对患者职业接触史的判定过程，就是对患者职业活动中的职业病危害因素进行定量和定性识别的过程。因此，从事职业病诊断工作也离不开职业病危害因素识别。

（5）职业卫生监督　职业卫生监督是国家卫生行政监督的一部分，是保证职业卫生法规贯彻实施的重要手段。在实际工作中，不论是检查监督工作场所职业病危害因素存在的状况，还是督促与指导用人单位做好职业卫生防护工作，首要问题就是要对工作场所的职业病危害因素进行正确识别，只有对工作场所的职业病危害因素进行正确识别，才可依法做出正确的监督结论。

（6）职业流行病学调查　职业流行病学调查的核心是通过由因（危害因素）查果（病人）和以果（病人）找因（危害因素）的研究，探索病因。前者是借助剂量-

反应（效应）关系对有害因素的"定量"识别；后者是根据统计推断原理对未知危害因素的"定性"识别。

（四）职业病危害因素识别方法

在职业卫生工作中，通过工程分析、类比调查、工作场所监测、职业流行病学调查以及实验室研究等方法，把建设项目或工作场所中职业病危害因素甄别出来的过程叫做职业病危害因素识别。其目的在于辨识职业病危害因素的种类、来源、存在形式、存在浓度（强度）、危害程度等，为职业病危害监测与评价、劳动者健康监护以及研究应采取的职业卫生防护控制措施等提供重要依据。

同时，职业病危害因素的识别能力也是考核职业卫生工作者综合技术素质的重要指标，是职业卫生工作者必须具备的基本功。

职业病危害因素基本识别方法有：

① 作业场所特征分析：人数、布局、工艺、防护、原材料等；

② 接触方式：呼吸道、皮肤、消化道；

③ 危害定性：流行病学、毒理、环境检测等；

④ 健康危害分析：健康监护。

1. 对未知职业病危害因素的识别方法

判定某一因素是否为职业病危害因素识别的方法和依据有临床病例观察、实验研究和职业流行病学研究三个方面。

（1）临床病例观察　从职业人群的特定病例或一系列发病集丛中分析找出职业与疾病的联系，作为职业性有害因素识别和判定的起点。

（2）实验研究　从体内动物实验和体外测试（器官水平、细胞水平、分子水平）阳性结果中寻找线索，是识别和判定职业性有害因素的有效手段。但动物实验在模拟人接触职业性有害因素时，存在种属差异、样本数量不足、剂量推导差异以及接触方式、环境差别等局限性。

（3）职业流行病学研究　以职业人群为研究对象，运用有关流行病学的理论和方法研究职业病危害因素及其对健康影响在人群、时间及空间的分布，分析接触与职业性损害的因果关系。

2. 对已知职业病危害因素的识别方法

对于已知职业病危害因素识别的方法有很多，常用的有经验法、类比法、工艺过程等综合分析法、检测检验法等。不同的方法有不同的优缺点，不同的项目有各自的特点，应根据实际情况综合运用、扬长避短，方可取得较好的效果。

（1）经验法　经验法是评价人员依据其掌握的相关专业知识和实际工作经验，对照职业卫生有关法律、法规、标准等，借助自身经验和判断能力对工作场所可能存在的职业病危害因素进行识别的方法。

该方法主要适用于一些传统行业中采用传统工艺的工作场所的识别。优点是简单易行。缺点是识别准确性受评价人员知识面、经验和资料的限制，易出现遗漏和偏差。所以，可以采用召开专家座谈会的方式交流意见、集思广益，使职业病危害因素识别结果更加全面和可靠。

（2）类比法　类比法是参考同类工艺、同类企业等条件相同的企业，根据其现有的职业病危害因素资料进行类推的识别方法。利用相同或者相似作业条件工程的职业卫生调查结果，工作场所职业病危害因素检测、监测数据以及统计资料进行类推。采用此方法时，应重点关注识别对象与类比对象之间的相似性。主要考虑生产规模、生产工艺、生产设备、工程技术、安全卫生防护设施、环境特征的相似性。

在实际工作中，完全相同的类比对象是十分难找的，因此用类比进行定量识别时，应根据生产规模等工程与卫生防护特征、生产管理以及其他因素等实际情况进行必要的修正。

（3）检查表法　检查表法是针对工厂、车间、工段或者装置、设备以及生产环境和劳动过程中产生的职业病危害因素，事先将要检查的内容以提问方式编制成表，随后进行系统检查，识别可能存在职业病危害因素的方法。它的应用可克服其他方法不系统、不全面、重点不突出等缺点，作为一种定性识别的方法有着广泛的用途。缺点是检查表的通用性差，对于不同行业、不同工艺的项目需要编制不同内容的检查表，且编制一张完整有效的检查表技术难度较大，该方法适用于对传统行业、传统工艺项目的识别，并应结合经验法一起使用。

（4）现场检查、检测法　它是采用仪器对工作场所可能存在的职业病危害因素进行现场采样分析的方法。可用于对职业病危害因素的定量识别，也可用于对职业病危害因素的定性识别；可用于建设项目职业病危害控制效果评价和工作场所职业病危害因素的定期检测与评价，同样，也可用于建设项目职业病危害预评价。现场检查、检测法所得结果客观真实，往往是建设项目职业病危害项目评价结论和卫生监督结论的重要依据。缺点是投入的人力、物力大，时间长，测定项目不全或者检测结果出现偏差时易导致识别结论的错误或遗漏。

（5）工程分析法　工程分析法是对生产工艺流程、生产设备布局、化学反应原理、所选原辅材料及其所含有毒杂质的名称、含量等进行分析，推测可能存在的职业病危害因素的方法。在应用新技术、新工艺的建设项目，找不到类比对象与类比资料时，通常利用工程分析法来识别职业病危害因素。

（6）参考国际信息　参考国际信息来源包括国际化学品安全规划署（International Programme on Chemical Safety，IPCS）、国际癌症研究机构（International Agency for Research on Cancer，IARC）、联合国环境规划署（United Nations Environment Programme，UNEP）的国际潜在有毒化学物质登记手册（International Register of Potentially Toxic Chemicals，IRPTC）。

此外，还可以结合工作需要采用理论推算法、文献检索、专家论证等方法进行职业病危害因素的识别。

二、职业病危害因素检测

职业病危害因素检测是职业病防治工作中的一项重要内容。主要是利用采样设备和检测仪器，依照《职业病防治法》和国家职业卫生标准的要求，对生产过程中产生的职业病危害因素进行识别、检测与鉴定，掌握工作场所中职业病危害因素的性质、浓度或强度及时空分布情况，评价工作场所作业环境和劳动条件是否符合职业卫生标准的要求，为制定卫生防护对策和措施、改善不良劳动条件、预防控制职业病、保障劳动者健康提供基础数据和科学依据。

（一）职业病危害因素检测分类

1. 按检测目的分类

职业病危害因素检测可以分为以下几类。

（1）评价检测　评价检测适用于建设项目职业病危害因素预评价、建设项目职业病危害因素控制效果评价和职业病危害因素现状评价等。连续采样3个工作日，其中应包括空气中有害物质浓度最高的工作日。

（2）日常检测　日常检测适用于对工作场所空气中有害物质浓度进行的定期检测。应选定有代表性的采样点，在空气中有害物质浓度最高的工作日采样1个工作班。

（3）监督检测　监督检测适用于职业卫生监管部门对用人单位进行监督时，对工作场所空气中有害物质浓度进行的检测。

（4）事故性检测　事故性检测适用于对工作场所发生职业病危害事故时，进行的紧急采样检测。检测至空气中有害物质浓度低于短时间接触容许浓度或最高容许浓度为止。

2. 按检测方法和仪器类型分类

职业病危害因素检测可以分为以下几类。

（1）现场检测　现场检测是指利用便携直读式仪器设备在工作场所进行实时检测、快速给出检测结果，适用于对工作场所的职业卫生状况做出迅速判断。例如，事故检测、高毒物质工作场所的日常监测等。

常用方法有检气管（气体检测管）法、便携式气体分析仪测定法、物理因素的现场测量等。

① 检气管法。是将浸渍过化学试剂的固体吸附剂制成指示剂，装在玻璃管内，当空气通过时，有害物质与化学试剂反应而引起固体吸附剂变色，根据颜色深浅或变色柱的长度，并与事先制备好的标准色板或浓度标尺比较后，即时做出定性或定量的检测。利用检气管可对100多种有机物和无机物进行检测，如苯、甲苯、丙酮、氯乙烯、CO、CO_2、SO_2、H_2S、HCl、O_3、NO_2、NH_3、HCN、Cl_2等。

② 便携式气体分析仪测定法。是指采用以红外线、半导体、电化学、色谱分

析、激光等检测原理制成的便携式直读仪器在工作现场进行的快速检测。

③ 物理因素的现场测量。物理因素的测量均采用便携式仪器设备现场即时直读的方式进行。工作场所物理因素的现场测量项目主要包括：噪声、高温、照度、振动、射频辐射、紫外线、激光等。

（2）实验室检测　实验室检测是指在现场采样后，将样品送回实验室，利用实验室分析仪器进行测定分析的方法，是目前工作场所空气中化学物质检测最常用的检测方法。

实验室常用检测方法有如下几种。

① 称量法：主要用于粉尘的测定。

② 光谱法：广泛用于金属及其化合物、非金属无机化合物以及部分有机物的测定，如紫外-可见分光光度法、原子吸收光谱法等。

③ 色谱法：主要用于有机化合物和非金属无机离子的测定，如气相色谱法、液相色谱法、离子色谱法等。

用于实验室检测的分析仪器主要有：分析天平、相差显微镜、紫外-可见分光光度计、原子吸收光谱仪（火焰和石墨炉）、原子荧光光谱仪、等离子发射光谱仪、红外光谱仪、气相色谱仪、气相色谱-质谱联用仪、离子色谱仪、液相色谱仪等。

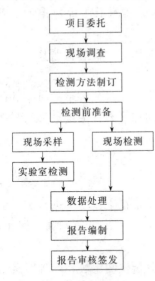

图 3-1　职业病危害因素
检测的工作程序

3. 按检测方法和样品类型分类

按检测方法和样品类型分为工作场所物理因素测量、有害物质的空气检测以及生物检测等。

物理因素测量即工作场所中存在的噪声、高温、振动、工频、高频等的检测；有害物质的空气检测主要指作业业场所空气中采集的粉尘及化学毒物的检测；生物检测是指对人体的血、尿、毛发等生物样品的检测。

目前我国工作场所的职业卫生检测主要以空气样品检测和物理因素测量为主。

（二）职业病危害因素检测程序

职业病危害因素检测的工作程序如图 3-1 所示。

1. 项目委托

检测机构根据检测项目来源、性质、检测对象和检测范围等，结合自身资质和技术能力，进行项目合同评审，接受来自企业客户、评价机构或者行政机关等的委托，双方签订技术服务合同。

2. 现场调查

为了解工作场所空气中待测物浓度变化规律和劳动者的接触状况，正确选择采样点、采样对象、采样方法和采样时机等，在采样前对工作场所进行现场的卫生学调查，必要时可进行预采样。调查内容主要包括：

① 被调查单位概况，如单位名称、地址、劳动定员、岗位划分、工作班制等。

② 生产过程中使用的原料、辅助材料，产品、副产品和中间产物等的种类、数量、纯度、杂质及理化性质等。

③ 生产工艺流程、原料投入方式、加热温度和时间、生产设备类型、数量及其布局。

④ 劳动者的工作状况，包括劳动者数量、工作地点停留时间、工作方式、接触有害物质的程度、频度及持续时间等。

⑤ 工作地点空气中有害物质的产生和扩散规律、存在状态、估计浓度等。

⑥ 工作地点的卫生状况和环境条件、卫生防护设施及其使用状况、个人防护装备及使用状况等。

3. 检测方案制订

检测方案应包括利用便携式仪器设备对物理因素的现场检测和对空气中有害物质的样品采集两个方面的内容。

应根据现场调查情况以及 GBZ 1、GBZ 2.1、GBZ 2.2、GBZ/T 160、和 GBZ 159 规范的要求，确定各种职业病危害因素的代表性的现场检测点和样品采集地点、采样对象和数量，并根据职业病危害的职业接触限值类型和检测方法制订现场采样和检测实施方案。

方案应包括检测范围（职业病危害因素的种类）、有害物质样品采集方式（个体或定点方法）、物理因素的检测时间和地点、化学有害因素的采样地点、采样对象、采样时间和采样频率等。

4. 检测前准备

为确保现场检测工作的效率和安全，实施现场采样检测前应做好人员、设备、材料、现场采样检测记录以及相关辅助和安全防护设施等方面的准备工作。具体应包括以下几个方面：

① 确定现场采样检测执行人员及各自任务分工。

② 做好采样仪器和检测仪器的准备工作，选择符合采样要求的仪器设备，检查其正常运行操作、电池电量、充电器、计量校准有效期、防爆性能等情况。

③ 做好采样设备的充电工作和流量校准工作。

④ 准备采样介质、器材、材料及相关试剂，确保其质量完好、数量充足。

⑤ 准备足够的现场采样检测记录单。

⑥ 做好采样人员必要的个体防护和仪器设备搬运过程中的安全防护。

5. 现场采样

在正常生产状况下、按照上述检测方案开展工作，采样前再次观察和了解工作现场卫生状况和环境条件，确保现场采样的代表性和有效性，如实记录现场采样相关信息，记录单应经被检测单位相关陪同人员的签字确认。

6. 现场检测

在正常生产状况下，按照上述检测方案开展工作，检测前再次观察和了解工作现场卫生状况和环境条件，确保检测的代表性和有效性，如实记录检测记录单相关信息，记录单应经被检测单位相关陪同人员的签字确认。

7. 实验室检测

实验室检测主要是指对现场采集的空气中有害化学物质样品的实验室分析和浓度测定。包括现场采集样品的交接、采样记录单的交接、样品的编号和保存、实验室内样品的流转和分析测定。

8. 数据处理

数据处理工作也是对原始采样记录和原始检测记录分析整理的过程，包括检测分析仪器产生的原始数据和原始图谱的计算整理、质控数据计算、采样时间和采样体积的计算、标准采样体积的计算、空气中有害物质浓度的换算、数字修约等方面。

9. 报告编制

检测报告是整理整个职业病危害因素检测工作的最终产出，既是整个检测工作的总结，也是对工作现场职业病危害因素存在浓度或强度及分布的归纳总结和结论，并且检测报告一旦签发盖章生效后将具有法律效力。因此，检测报告编制工作的相关人员必须严肃认真对待，保证检测报告中相关信息和结果的真实、准确性。同时，检测报告内容应清晰、整洁，便于查看结果。

10. 报告审核签发

报告编制完成后，经过检测人员、校核人员、审核人员以及质量监督人员的逐次核对确认后，由授权签字人签发，加盖资质印章和检测机构检测专用印章，方可发送给委托方。

报告签发盖章后，相关原始记录和报告应归档管理。

(三) 化工行业常见的几种职业病危害因素的现场调查与布点

化工企业的主要特点是生产过程中有毒有害物质多，生产过程复杂，容易造成有毒有害物料的泄漏，此外，噪声、粉尘、振动、辐射、高低温等职业病危害因素，都可能对作业人员的健康造成影响。本文就化工行业常见的几种职业病危害因素的检测布点工作进行简单介绍，如粉尘和有毒化学物质（简称尘毒）、噪声、高温。

1. 工作场所空气中尘毒检测

（1）调查内容　工作过程中使用的原料、辅助材料，生产的产品、副产品和中间产物等的种类、数量、纯度、杂质及其理化性质等。

工作流程包括原料投入方式、生产工艺、加热温度和时间、生产方式和生产设备的完好程度等。

劳动者的工作状况，包括劳动者数量、在工作地点停留时间、工作方式，以及接触有害物质的程度、频度及持续时间等。

工作地点空气中有害物质的产生和扩散规律、存在状态、估计浓度等。

工作地点的卫生状况和环境条件、卫生防护设施及其使用情况、个人防护设施及使用状况等。

（2）现场布点　采样点：根据检测需要和工作场所状况，选择具有代表性的、用于空气样品采集的工作地点。

① 采样点选择原则。采样点应符合职业卫生标准要求，且应该具有代表性，选择应结合检测评价的目的。选择时应尽可能靠近劳动者的操作岗位，选择劳动者的呼吸带采样，同时还应避免待测物直接飞溅入收集器。

所选采样点必须包括待测物浓度最高、劳动者接触时间最长的工作地点，而且还应在正常工作条件、生产条件和气象条件下，测定存在于工作场所空气中待测物的浓度，不能在意外事故、人为因素影响及防护设施暂时失败时采样。这样才能反映工作场所空气中待测物真实浓度，才能与我国卫生标准规定的接触限值相吻合。

选择有代表性的工作地点，其中应包括空气中有害物质浓度最高、劳动者接触时间最长的工作地点。

在不影响劳动者工作的情况下，采样点尽可能靠近劳动者；空气收集器应尽量接近劳动者工作时的呼吸带。

在评价工作场所防护设备或措施的防护效果时，应根据设备的情况选定采样点，在工作地点劳动者工作时的呼吸带进行采样。

采样点应设在工作地点的下风向，应远离排气口和可能产生涡流的地点。

如我们要评价劳动者接触有毒、有害因素的实际状况时，采样点一定要选择在劳动者的操作岗位、休息地点等经常操作和活动的场所。

若劳动者活动的工作场所有毒、有害因素分布较均匀时，可按实地情况均匀布置采样点。

若劳动者活动的工作场所范围大，不固定，且有毒、有害因素分布不均匀时，我们要在劳动者操作的所有岗位布点，以便准确测定出劳动者8h时间加权接触浓度。

采样点的选择还应结合生产的工艺流程、生产情况恰当选择布置。如我们在评价工作场所的污染程度，了解有毒、有害因素的影响范围时，一定要根据生产工艺流程，在整个生产环节的各个部位设置采样点。这些采样点不仅应包括工作场所的集控室、走廊、休息场所，还应包含邻近的工作场所和办公室。而且采样点的设置还应结合劳动者的操作状态恰当地选择最能反映劳动者接触有毒、有害因素的地点和位置。

在评价卫生防护设施和措施的效果时，采样点应根据防护设施的情形设置或在工作场所内间隔3～6m均匀布置。如在防尘、防毒设施运行前后，在工作场所均匀布点采样来评价其效果或者可在防尘、防毒设施的局部布点，在采取防护措施的前后进行采样测定。有时还需要在毒物的排放口（如除尘器的排气筒外）、密闭装置的内外及可能逸散有毒、有害物质的缝隙口附近设置采样点。

② 不同采样方法的布点。

a. 定点采样。定点采样：将空气收集器放置在选定的采样点、劳动者的呼吸带进行的采样。

采样点数目的确定：工作场所按产品的生产工艺流程，凡逸散或存在有害物质的工作地点，至少应设置1个采样点。

一个有代表性的工作场所内有多台同类生产设备时，1～3台设置1个采样点；4～10台设置2个采样点；10台以上，至少设置3个采样点。

一个有代表性的工作场所内，有2台以上不同类型的生产设备，逸散同一种有害物质时，采样点应设置在逸散有害物质浓度大的设备附近的工作地点；逸散不同种有害物质时，将采样点设置在逸散待测有害物质设备的工作地点，采样点的数目参照多台同类生产设备确定。

劳动者在多个工作地点工作时，在每个工作地点设置1个采样点。劳动者工作是流动的时候，在流动的范围内，一般每10m设置1个采样点。仪表控制室和劳动者休息室，至少设置1个采样点。

一个有代表性的工作场所内，有2台以上不同类型的生产设备，逸散同一种有害物质时，采样点应设置在逸散有害物质浓度大的设备附近的工作地点；逸散不同种有害物质时，将采样点设置在逸散待测有害物质设备的工作地点，采样点的数目参照多台同类生产设备确定。

劳动者在多个工作地点工作时，在每个工作地点设置1个采样点。劳动者工作是流动的时候，在流动的范围内，一般每10m设置1个采样点。仪表控制室和劳动者休息室，至少设置1个采样点。

b. 个体采样。个体采样是指将空气收集器佩戴在采样对象的前胸上部，将进气口尽量接近呼吸带所进行的采样。

ⓐ 采样对象的选定。要在现场调查的基础上，根据检测的目的和要求，选择采样对象。在工作过程中，凡接触和可能接触有害物质的劳动者都列为采样对象范围。采样对象中必须包括不同工作岗位的、接触有害物质浓度最高和接触时间最长的劳动者，其余的采样对象应随机选择。

ⓑ 采样对象数量的确定。在采样对象范围内，能够确定接触有害物质浓度最高和接触时间最长的劳动者时，每种工作岗位按表3-1选定采样对象的数量，其中应包括接触有害物质浓度最高和接触时间最长的劳动者。每种工作岗位劳动者数不足3名时，全部选为采样对象，具体见表3-1。

表 3-1　采样对象及数量（一）

劳动者数	采样对象数
3～5	2
6～10	3
>10	4

注：能确定接触有害物质浓度最高和接触时间最长劳动者时。

在采样对象范围内，不能确定接触有害物质浓度最高和接触时间最长的劳动者时，每种工作岗位按表 3-2 选定采样对象的数量。每种工作岗位劳动者数不足 6 名时，全部选为采样对象，具体见表 3-2。

表 3-2　采样对象及数量（二）

劳动者数	采样对象数	劳动者数	采样对象数
6	5	15～26	8
7～9	6	27～50	9
10～14	7	≥50	11

注：不能确定接触有害物质浓度最高和接触时间最长劳动者时。

2. 噪声

（1）噪声调查内容　工作场所的面积、空间、工艺区划、噪声设备布局等，绘制略图。工作流程的划分、各生产程序的噪声特征、噪声变化规律等。预测量，判定噪声是否稳态、分布是否均匀。

工作人员的数量、工作路线、工作方式、停留时间等。

（2）噪声定点检测布点　工作场所声场分布均匀［测量范围内 A 声级差别＜3dB（A）］，选择 3 个测点，取平均值。工作场所声场分布不均匀时，应将其划分若干声级区，同一声级区内声级差＜3dB（A）。每个区域内，选择 2 个测点，取平均值。比如：一个车间里有抛丸区和数控区，就分别对这两个区选择 2 个测点，取平均值。

劳动者工作是流动的，在流动范围内，对工作地点分别进行测量，计算等效声级。比如：一个劳动者在某个工作场所工作 1h，再到另外工作场所工作 2h，在第三个工作场所工作 5h，就需要对工作地点分别进行测量。

（3）测量声级的计算　非稳态噪声的工作场所，按声级相近的原则把一天的工作时间分为 n 个时间段，用积分声级计测量每个时间段的等效声级：

$$L_{Aeq,T} = 10\lg\left(\frac{1}{T}\sum_{i=1}^{n}T_i 10^{0.1L_{Aeq,T_i}}\right) \tag{3-1}$$

式中　$L_{Aeq,T}$——全天等效声级，dB（A）；

$\quad\quad L_{Aeq,T_i}$——时间段 T_i 内等效声级，dB（A）；

$\quad\quad T$——这些时间段的总时间，h；

$\quad\quad T_i$——i 时间段的时间，h；

$\quad\quad n$——总时间段的个数。

一天 8h 等效声级（$L_{EX,8h}$）的计算：根据等能量原理将一天实际工作时间内接触噪声强度规格化到工作 8h 的等效声级：

$$L_{EX,8h} = L_{Aeq,T_e} + 10\lg \frac{T_e}{T_0} \qquad (3-2)$$

式中　$L_{EX,8h}$——一天实际工作时间内接触噪声强度规格化到工作 8h 的等效声级，dB(A)；

　　　　T_e——实际工作日的工作时间，h；

　　L_{Aeq,T_e}——实际工作日的等效声级，dB(A)；

　　　　T_0——标准工作日时间，8h。

（4）噪声个体声级计检测

① 抽样对象的选定：在工作过程中，凡接触噪声危害的劳动者都列为抽样对象范围。抽样对象中应包括不同工作岗位的、接触噪声危害最高和接触时间最长的劳动者，其余的抽样对象随机选择。

② 抽样对象数量的确定：每种工作岗位劳动者数不足 3 名时，全部选为抽样对象，劳动者大于 3 名时，按表 3-3 选择。

表 3-3　采样对象及数量（三）

劳动者数	采样对象数
3～5	2
6～10	3
>10	4

注：不能确定接触有害物质浓度最高和接触时间最长劳动者时。

3. 高温

高温作业是指在生产劳动过程中，其工作地点平均 WBGT 指数≥25℃的作业。

WBGT 指数亦称为湿球黑球温度（℃），是表示人体接触生产环境热强度的一个经验指数，它采用了自然湿球温度（t_{nw}）、黑球温度（t_g）和干球温度（t_a）3 种参数，通过下列公式计算得到 WBGT 指数：

室外：$WBGT = 0.7t_{nw} + 0.2t_g + 0.1t_a$

室内：$WBGT = 0.7t_{nw} + 0.3t_g$

（1）现场调查　首先要了解每年或工期内最热月份工作环境温度变化幅度和规律；工作场所的面积、空间、作业和休息区域划分以及隔热设施、热源分布、作业方式等一般情况，绘制简图。要了解工作流程，包括生产工艺、加热温度和时间、生产方式等。掌握工作人员的数量、工作路线、在工作地点停留时间、频度及持续时间等。

（2）测点选择

① 测点数量。对于工作场所不存在生产性热源的，可以选择 3 个测点；取平均值；而存在生产性热源的，需要选择 3～5 个测点，取平均值。工作场所被隔离

为不同热环境或通风环境，每个区域内设置 2 个测点，取平均值。

② 测点位置。测点应包括工作场所里温度最高和通风最差的工作地点。如果劳动者工作是流动的，在流动范围内、相对固定的工作地点分别进行测定，计算时间加权 WBGT 指数。

③ 测量高度。立姿作业为 1.5m；坐姿作业为 1.1m。作业人员实际受热不均匀时，应分别测量头部、腹部和踝部，立姿作业为 1.7m、1.1m 和 0.1m；坐姿作业为 1.1m、0.6m 和 0.1m。

WBGT 指数的平均值的计算可以参照《工作场所物理因素测量 第 7 部分：高温》。

（3）测量时间　常年从事接触高温作业，在夏季最热月测量；不定期接触高温作业，在工期内最热月测量；从事室外作业，在最热月晴天有太阳辐射时测量。

作业环境热源稳定时，每天测 3 次，工作开始后及结束前 0.5h 分别测 1 次，工作中测 1 次，取平均值。如在规定时间内停产，测定时间可提前或推后。

作业环境热源不稳定，生产工艺周期性变化较大时，分别测量并计算时间加权平均 WBGT 指数。

三、职业病危害评价

依据《职业病防治法》及相关法规的要求，应对建设项目进行建设项目职业病危害预评价、职业病危害控制效果评价，存在职业病危害因素的用人单位还应进行工作场所职业病危害现状评价。

（一）职业病危害评价内容

职业病危害的评价即判断职业病危害的程度如何。要开展职业病危害的评价工作，就要在采样方式和技术、环境测定（包括仪器使用）、气溶胶科学、分析技术、统计以及各种环境物质作用于人类健康的类型和方式（例如侵入途经、急性或蓄积作用等）、劳动生理学的原理以及生物学监测等方面入手，同时要切实掌握不同程度的专业知识。

职业病危害评价是过程安全管理（process safety management，PSM）的核心。过程安全管理是由美国化工协会最早提出的，印度博帕尔事件发生后得到了企业、政府的更加重视，1992 年以后已经成为美国职业安全与卫生管理局（OSHA）颁布的职业安全与卫生标准的内容。

危害评价（hazard evaluation，HE）研究是用各种技术方法识别和分析存在于生产过程或活动中的危险、危害，查明可能导致事故性化学物质释放、火灾或爆炸的设施设计和操作中的薄弱点，关注生产过程中诸如化学物泄漏对职工或公众影响等各种安全卫生问题，研究个体防护设施的使用以及对职工接触工业化学物的监测。危害评价主要使用定性、定量技术，分析可能的设备故障和人为错误，查明职业安全卫生项目管理系统的不足之处，是对整体生产过程进行职业安全卫生性管理的基础，贯穿于项目的设计、建设和生产的各阶段。

危害评价包括接触评价和危害评价两方面内容。

（1）接触评价：包括接触量和频率以及时间的长短。运用手段有：①监测；②定期检测；③抽检；④实时检测；⑤相关职业卫生标准。

举例：混合接触的评价。当工作场所存在两个或以上有毒物质时，如缺乏联合作用，应测定各自物质的浓度，并分别按各个物质的标准进行评价。如物质共同作用于同一器官、系统或具有相加作用时，按如下公式进行评价：

$$\frac{c_1}{L_1}+\frac{c_2}{L_2}+\cdots+\frac{c_n}{L_n}$$

式中　c——各化学物质所测得的浓度；
　　　L——各化学物质相应的容许浓度。

据此算出的比值≤1时，表示未超过接触限值，符合卫生要求；反之，当比值＞1时，表示超过接触限值，则不符合卫生要求。

（2）危害评价：主要解决对工人现在健康的影响如何；不久的将来影响如何；在他们人生的工作期间影响如何；以及对后代影响如何等问题。

危害评价主要手段：①医学监护；②职业流行病学调查；③毒理学等试验研究；④剂量-反应关系分析。

（二）职业病危害评价卫生标准

职业卫生学专家对作业场所进行初查，仔细检查实际操作和实际工作情况，根据监测结果，与职业卫生标准比较，确定潜在的职业危害重点，划分危害等级，判断接触途径，估算接触时间和频率，对作业环境进行评价。

1. 我国制定卫生标准的历史回顾

职业卫生标准是制定职业卫生法规的基础，又是贯彻、实施职业卫生法规的技术规范，是执行职业卫生监督和管理的法定依据。职业卫生标准在控制职业危害，预防职业病和保护劳动者健康中有着特殊重要的地位。截至目前，国家制定和颁布了一系列劳动保护法规和数百个职业卫生标准，这些法规和标准都是实践和科学实验的经验总结，是搞好职业病预防和控制工作的依据。必须认真贯彻执行，并对执行情况进行监督检查。如1950年，编译前苏联的国家标准53项；1956年，我国首次颁布工业企业设计卫生标准（标准-101-56），有害物质最高容许浓度53项；1963年，GBJ—62，列出92项最高容许浓度；1979年，TJ36—79，列出120项最高容许浓度；2002年，GBZ 2—2002，工作场所职业接触限值，387项；GBZ 2.1—2007，工作场所有害因素职业接触限值 第1部分：化学有害因素，388项；GBZ 2.2—2007，工作场所有害因素职业接触限值 第2部分：物理因素，12项。

2. 职业卫生标准中的几个概念

（1）职业接触限值　职业接触限值（occupational exposure limit，OEL）是指职业性有害因素的接触限制量值。指劳动者在职业活动中长期反复接触，对绝大多数接触者的健康不引起有害作用的容许接触水平。化学有害因素的职业接触限值可分为时间加权平均容许浓度、短时间接触容许浓度和最高容许浓度三类。

例如：我国和前苏联的最高容许浓度（maximum allowable concentration，MAC）；美国劳工部的容许接触限值（permissible exposure limit，PEL）；美国政府工业卫生学家协会的阈限值（threshold limit value，TLV）；德国的最高容许浓度（maximum arbitsplatz-konzentration，MAK）；WHO保证健康的职业接触限值（health-based occupational exposure limit）。

部分物质职业接触限值如表3-4所示。

表3-4　部分物质职业接触限值

物质	MAC/(mg/m^3)	PC-TWA/(mg/m^3)	PC-STEL/(mg/m^3)
丙烯醛	0.3		
臭氧	0.3		
硫化氢	10.0		
甲醛	0.5		
苯		6	10
二氧化硫		5	10
二氧化氮		5	10
三硝基甲苯		0.2	0.5
煤尘			
总尘		4	6
呼尘		2.5	3.5
硅尘			
总尘：含10%～50%SiO$_2$		1	2
呼尘：含10%～50%SiO$_2$		0.7	1
含50%～80%SiO$_2$		0.3	0.5
含80%SiO$_2$以上		0.2	0.3

（2）时间加权平均容许浓度　时间加权平均容许浓度（permissible concentration-time weighted average，PC-TWA）指以时间为权数规定的8h工作日、40h工作周的平均容许接触浓度。美国、德国、加拿大、日本等国家采用时间加权平均浓度（time weighted average concentration）作为主要的卫生限值。

在技术上多采用长时间、低流量的个体采样器在工作班内连续采样，它测定和反映了工人的实际接触水平。

PC-TWA既然是工作班内的时间加权平均容许浓度，应该允许环境中有害物质浓度上下波动，只要总值不超过TWA。因此，还规定了短时间接触限值（short-time exposure limit，STEL）。

（3）短时间接触容许浓度　短时间接触容许浓度（permissible concentrationshort term exposure limit，PC-STEL）指在遵守 PC-TWA 前提下容许短时间（15min）接触的浓度。显然，STEL 不是独立的限值单位，而是 8h TWA 的补充。

举例：TWA 的计算

$$E=(c_a T_a+c_b T_b+\cdots+c_n T_n)/8$$

乙酸乙酯的 TWA 为 $200mg/m^3$，如工人接触状况为：$300mg/m^3$ 接触 2h，$200mg/m^3$ 接触 2h，$160mg/m^3$ 接触 2h，$120mg/m^3$ 接触 4h，则该工人接触的 TWA 为：

$$E=(300\times2+200\times2+160\times2+120\times4)/8=225(mg/m^3)$$

评价：该接触值 $225mg/m^3$ 大于标准值 $200mg/m^3$，超标。

（4）最高容许浓度　最高容许浓度（maximum allowable concentration，MAC）是指工作地点、在一个工作日内、任何时间有毒化学物质均不应超过的浓度。任何有代表性的采样均不得超过的浓度，在这种浓度工人反复接触不引起明显的职业性损害。20 世纪 50 年代以来，我国粉尘和毒物的接触限值一直采用最高容许浓度。

从此概念出发，出现一套短时间、大流量的采样测定技术。

众所周知，工作场所尘毒物质的浓度在不同地点和时间波动很大，可相差几倍、几十倍甚至更多。因此，这种短时间、大流量一次采样的代表性不够，不足以评价工人实际的接触。

（5）超限倍数　对未制定 PC-STEL 的化学有害因素，在符合 8h 时间加权平均容许浓度的情况下，任何一次短时间（15min）接触的浓度均不应超过的 PC-TWA 的倍数值。超限倍数是用来控制粉尘和大多数未设定 STEL 的化学物质过高地超过 PC-TWA 的波动幅度。在符合 PC-TWA 的前提下，化学物质的超限倍数视 PC-TWA 限值的大小可以是 PC-TWA 的 1.5～3 倍；粉尘的超限倍数是 PC-TWA 的 2 倍。当化学物质接触水平超限倍数达到 3 时或粉尘接触水平超限倍数达到 2 时，一个工作日内这种短时间接触的总时间不应超过 30min。时间加权平均容许浓度大小与超限倍数关系见表 3-5。

表 3-5　时间加权平均容许浓度大小与超限倍数关系

PC-TWA 值/(mg/m³)	超限倍数	PC-TWA 值/(mg/m³)	超限倍数
<1	3	10～100	2.0
1～10	2.5	>100	1.5

举例：例如，己内酰胺的 PC-TWA 为 $5mg/m^3$，查表 3-5，其超限倍数为 2.5。测得短时间（15min）接触浓度为 $12mg/m^3$，是 PC-TWA 的 2.4 倍，<2.5，符合超限倍数要求。

（三）职业病危害预评价

可能产生职业病危害的建设项目，在其可行性论证阶段，对建设项目可能产生的职业病危害因素及其有害性与接触水平、职业病防护设施及应急救援设施等进行的预测性卫生学分析与评价。最终做出客观、真实的预评价结论。建设项目职业病危害预评价工作程序如图 3-2 所示。

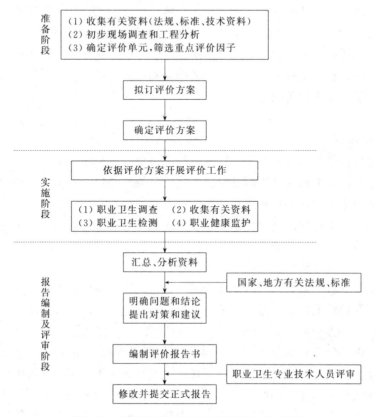

图 3-2　建设项目职业病危害预评价工作程序

职业病危害预评价主要包括收集资料、制订评价方案、工程分析、实施预评价、编制预评价报告等。具体工作程序可参照《建设项目职业病危害预评价导则》（AQ/T 8009—2013）进行。

1. 收集资料

应全面收集建设项目的批准文件和技术资料（包括建设单位的总平面布置、工艺流程、设备布局、卫生防护措施、组织管理等），还应严格掌握国家、地方、行业有关职业卫生方面的法律、法规、标准、规范。

2. 制订预评价方案

在掌握相应资料的基础上进行初步工程分析，筛选重点评价因子，确定评价单元，编制预评价方案。主要内容为：建设项目概况；预评价目的、依据、类别、标准等；建设项目工程及职业病危害因素分析内容和方法；预评价工作的组织、经费、计划安排。

3. 工程分析

应用生产工艺、职业卫生和卫生工程等知识和技术,认真分析和明确预评价项目的工程技术特点,包括:①建设项目基本情况,包括建设地点、性质、规模、总投资、设计能力、劳动定员等;②总平面布置、生产工艺、技术路线等;③生产过程拟使用的原料、辅料、中间品、产品名称、用量或产量,主要生产工艺流程,主要生产设备,可能产生的职业病危害因素种类、部位、存在形态,生产设备机械化或自动化程度、密闭化程度;④拟采取的职业病防护设备及应急救援设施;⑤拟配置的个人使用的职业病防护用品;⑥拟设置的卫生设施;⑦拟采取的职业病防治管理措施。

4. 实施预评价

对建设项目进行预评价的核心内容包括建设项目选址、可能产生的职业病危害因素对工作场所和劳动者健康的危害程度进行分析和评价;对拟采取的职业病防护设施的预期效果进行评价;对存在的职业卫生问题提出有效的防护对策。

当建设项目可行性研究等技术资料不能满足评价需求时,应当根据建设项目职业病危害的特点,进一步收集有关资料,进行职业卫生类比调查,可采用检查表法、类比法与定量分级法相结合的原则进行定性和定量评价。

(1)收集资料 对扩建、改建和技术改造建设项目应收集扩建、改建和技术改造前运行期间的职业病危害监测、健康监护、职业病危害评价等资料。

(2)类比调查 对新建设项目,应选择同类生产企业进行类比调查,内容包括:同类建设单位自投入使用以来,其选址与国家现行卫生法律、法规的协调情况;同类建设单位工作区、生活区、居住区、废弃物处理、辅助用地的分布,尤其是存在职业病危害因素的场所布置、运行、相互之间的影响情况;同类建设单位职业病危害因素种类、性质,近年来工作场所化学因素、物理因素、生物因素平均浓度(或强度);同类建设单位防毒、防尘、防高温、防寒、防湿、防噪声、防振动、防电离和非电离辐射等各类防护设施配置和运行效果,护耳用品、防护口罩、防护服、急救箱等个人使用的职业病防护用品的配置和使用情况,休息室、卫生间、洗眼器、喷淋装置等卫生设施的配置、使用情况;同类建设单位劳动者职业健康监护和职业病发生的情况,急性职业中毒事故的案例(包括原因、过程、抢救、整改措施);同类建设单位职业卫生管理机构或组织、人员设置及职业病防护设备建设和运行经费投入情况。

(3)职业危害因素定性、定量分析和评价 依据国家法律、法规、标准等进行建设项目职业病危害预评价,根据拟评价的建设项目职业病危害特点,采用检查表法、类比法与定量分级法相结合的原则,进行定性和定量综合评价。

具体评价内容和指标有:①职业病危害识别与评价。根据工程分析和类比调查等资料,确定建设项目各评价单元存在的职业病危害因素,描述其理化特性、毒性、对人体危害、工作场所最高容许浓度、接触人数、接触方式,评价劳动者作业危害等级。②职业病防护设施分析与评价。主要包括以下设施的评价。除尘设施、排毒净化设施、通风换气设施、事故应急设施、噪声控制设施、防暑设施、防湿设施、振动控制设施、非电离辐射防护设施、电离辐射防护设施。③个人使用的职业病防护用品分析与评价。④应急救援设施分析与评价。⑤总体布局分析与评价。对总平面布置是否符合国家有关卫生标准的要求进行分析评价。⑥生产工艺及设备布局分析与评价。采用无毒、低毒或者避免劳动者直接接触职业病危害因素的生产工艺;在生产许可的条件下,隔离含有害作业的区域,使其避免对无害区域或相互之间的污染和干扰;有害物质的发生源布置在工作地点机械或自然通风的下侧;放、散热量大的厂房,热作业应设在建筑物的最上层;热源应尽可能设置在夏季主导风的下侧或有天窗的下方。⑦建筑卫生学要求评价。建筑物容积应保证劳动者有足够的新鲜空气量,设计要求参照《工业企业设计卫生标准》(GBZ 1—2010)等;建筑物的构造应使产生粉尘、毒物的车间结构表面不易积尘沾毒,并易于清除;热发散车间应利于通风散热;高湿车间应设置防湿排水设施,防止顶棚滴水和地面积水;建筑物采光、照明符合现行《工业企业采光设计标准》和《工业企业照明设计标准》等。⑧辅助用室分析与评价。主要评价工作场所办公室、卫生用室(浴室、存衣室、盥洗室、洗衣房)、生活用室(休息室、食堂、厕所)、妇女卫生室、应急救援站等辅助用室设置的符合性。⑨职业卫生管理分析与评价。⑩职业卫生专项投资分析与评价。

5. 编制预评价报告

此阶段完成汇总、分析各类资料、数据;做出评价结论,完成预评价报告。应按照规定格式编写建设项目预评价报告,参照《建设项目职业病危害预评价导则》(AQ/T 8009—2013),主要内容包括:①职业病危害预评价目的、依据、范围、内容和方法。②建设项目概况,包括建设地点、性质、规模、总投资、设计能力、劳动定员等。③职业病危害因素及其防护措施评价。对建设项目可能产生的职业病危害因素及其对作业场所、劳动者健康的影响进行分析和评价,主要包括职业病危害因素名称、主要生产环节、对人体的主要职业危害、可能产生的浓度(或强度)及其职业危害程度预测等,针对可能接触职业病危害作业的工种或者岗位,给出拟配备个人使用职业病防护用品及其合理性与符合性评价结论,对拟设置的应急救援设施及其合理性与符合性进行评价,并给出结论。④综合性评价。对建设项目拟采取的总体布局、生产工艺及设备布局、建筑物卫生学要求、职业病防护设备、应急救援设施、个人使用的职业病防护用品、卫生设施、职业卫生管理等方面进行分析和评价,列出其中的不符合性。⑤职业病防护措施及建议。对存在的职业卫生问题提出有效的防护对策。⑥评价结论。对评价内容进行归纳,指出存在的问题及改进措施的建议,确定职业病危害类别,建设项目是否可行。资料性附件包括评价依据、评价方法、工程分析、辐射源项分析、类比调查分析与职业病危害评价的分析、检测、检查、计算等计数过程内容,以及地理位置图、总平面布置图等原始资料和其他应该列入的有关资料。

6. 职业卫生专业技术人员评审

职业病危害预评价报告编制完成后，建设单位应当依据《建设项目职业病防护设施"三同时"监督管理办法》（国家安全监管总局第 90 号令）的相关规定，对属于职业病危害一般或者较重的建设项目，其建设单位主要负责人或其指定的负责人必须组织具有职业卫生相关专业背景的中级及中级以上专业技术职称人员或者具有职业卫生相关专业背景的注册安全工程师（以下统称职业卫生专业技术人员）对职业病危害预评价报告进行评审，并形成是否符合职业病防治有关法律、法规、规章和标准要求的评审意见；而对属于职业病危害严重的建设项目，其建设单位主要负责人或其指定的负责人应当组织外单位职业卫生专业技术人员参加评审工作，并形成评审意见。同时，建设单位还应该将职业病危害预评价工作过程写成书面报告，以备安全监管部门检查。

（四）职业病危害控制效果评价

建设项目完工后、竣工验收前，对工作场所职业病危害因素及其接触水平、职业病防护设施与措施及其效果等做出综合评价。职业病危害控制效果评价工作可以参照《建设项目职业病危害控制效果评价导则》（AQ/T 8010—2013）。

职业病危害控制效果评价的程序与预评价的程序相似，工作程序图可参照图 3-2。评价的内容和方法主要包括收集资料、制订控制效果评价方案、工程分析、实施控制效果评价、编制控制效果评价报告等。

1. 收集资料及初步现场调查

应该全面收集建设项目的批准文件和技术资料（包括职业病危害预评价的报告等），还应熟悉、严格掌握国家、地方、行业有关职业卫生方面的法律、法规、标准、规范。

2. 制订评价方案

评价单位依据建设项目可行性论证与评价报告内容和工程建设及试运行情况，编制竣工验收前职业病危害控制效果评价方案。评价方案主要包括以下内容：评价目的、依据和范围；工程建设项目概况，各项职业病防护设施建设及真实运行情况；现场调查与检测的内容与方案，质量保证措施；组织实施评价工作计划与进度、经费安排。

3. 实施控制效果评价

对建设项目生产或使用过程中产生的职业病危害因素对工作场所和劳动者健康的危害程度进行分析和评价；对采取的职业病防护设施的控制效果进行评价，对存在的职业卫生问题提出有效的防护对策。实施过程中，必须对建设项目进行职业卫生现场调查和现场检测，在可能的条件下进行职业健康检查。

（1）现场调查　职业卫生学现场调查，主要内容包括：生产过程中的卫生学调查，了解生产工艺的全过程和确定生产中存在的职业病危害因素名称、生产和使用数量、理化特性、劳动者接触方式和接触时间。作业环境卫生学调查，包括总平面布置、生产工艺及设备布局、建筑卫生学要求、职业病防护设备、应急救援设施、个人使用的职业病防护用品、卫生设施等方面的卫生防护措施的落实情况。调查建设项目是否按照现行《工业企业设计卫生标准》规定进行施工、是否落实各阶段设计审查时提出的职业卫生审查意见。职业卫生管理调查，了解职业卫生管理机构设置情况、职业卫生规章制度和操作规程的完善情况、职业健康教育状况、职业病危害因素测定结果、健康监护情况、职业卫生资料归档情况。

（2）现场检测　深入现场测定工作场所职业病危害因素浓度（或强度）。依照国家有关职业卫生标准规定的测试方法和要求，按设计满负荷生产状况对工作场所职业性有害因素进行检测。根据生产工艺、职业危害因素的种类、性质、变化情况以及危害程度分类，一般连续采样测定 3 天，每天上、下午各 1 次。每次同一点不同时间内测定，采集样品不少于 3 个，按相应国家职业卫生标准执行。

（3）职业病危害因素评价　针对存在的各类职业病危害作业工种及相关工作地点，根据职业病危害因素的检测结果并对照 GBZ 2.1 或 GBZ 2.2 标准等，评价职业病危害因素接触水平的符合性。评价选址、总平面布置是否符合国家规定要求。工程防护设施及其效果。计算职业病危害因素每个测试点浓度（或强度）的均值，其中粉尘浓度的测试数据计算几何平均数，毒物浓度计算算术平均数或几何平均数，噪声测试数据不计算均值。每个测试点职业病危害因素浓度（或强度）未超过标准的为合格，超过标准的为不合格。需注意根据职业病危害因素的检测结果，正确运用时间加权平均容许浓度（PC-TWA）、短时间接触容许浓度（PC-STEL）和最高容许浓度（MAC）及分级标准，进行危害程度评价。依据上述计算结果，评价各项职业卫生工程防护设施的控制效果，包括因生产工艺或设备技术水平限制，导致一些职业病危害因素超标的岗位所采取的职业卫生防护补救措施效果。评价个人卫生防护用品、应急救援设施、警示标识配置情况。评价建设项目职业卫生管理机构、人员、规章制度执行落实情况。

（4）编制控制效果评价报告　主要内容包括：职业病危害评价目的、依据、范围、内容和方法；建设项目及其试运行概况，包括建设地点、性质、规模、总投资、设计能力、劳动定员等；建设项目生产过程中存在的职业病危害因素种类、分布及其浓度（或强度），职业病危害程度；职业病防护措施的实施情况，包括总平面布置、生产工艺及设备布局，建筑物卫生学要求、卫生工程防护设施、应急、救援措施、个人防护设施、卫生辅助用室、职业卫生管理措施的落实情况；职业病危害防护设施效果评价；评价结论及建议。

（5）职业卫生专业技术人员评审　职业病危害控制效果评价报告完成后，其评审程序与职业病危害预评价工作相同，可参照《建设项目职业病防护设施"三同时"监督管理办法》。

（五）职业病危害现状评价

对用人单位工作场所职业病危害因素及其接触水平、职业病防护设施及其他职业病防护措施与效果、职业病危害因素对劳动者的健康影响情况等进行的综合评价。职业病危害现状评价可参照《职业病危害评价通则》（AQ/T 8008—2013）。

1. 作业场所职业病危害现状评价的程序

作业场所职业病危害现状评价的程序一般包括前期准备、评价实施、报告书编制、报告书评审四个阶段。

（1）前期准备阶段　收集有关技术资料、开展初步现场调查、编制评价工作计划等。

（2）评价实施阶段　依据评价计划，开展职业卫生调查，识别作业场所存在和（或）产生的职业病危害因素，并进行现场检测。职业卫生调查的内容应包括职业健康管理、职业健康检查、应急救援及采取的职业病危害防护措施等情况。

（3）报告书编制阶段　对调查所得的资料和检测数据进行分析、整理，给出评价结论，并提出相应的对策措施和可行性建议，完成评价报告书的编制。

（4）报告书评审阶段　职业病危害现状评价报告完成后，其审核程序与职业病危害预评价、控制效果评价工作相同，可参照《建设项目职业病防护设施"三同时"监督管理办法》。

2. 职业病危害现状评价的内容

存在职业病危害的用人单位，一般每 3 年至少进行 1 次职业病危害现状评价。评价范围应包括用人单位参与生产的全部工程内容，主要针对正常生产期间劳动者的职业病危害暴露情况和接触水平，用人单位采取的职业病危害防护措施及效果，职业健康监护及管理等情况进行评价，主要包括用人单位在生产经营过程中产生的职业病危害因素种类及分布，对劳动者健康影响程度，采取的职业病危害防护措施及效果，职业健康监护及管理情况等。

3. 职业病危害现状评价的方法

通过对作业现场进行职业卫生调查，检测职业病危害因素浓度（或强度），收集相关数据和资料，对劳动者职业危害接触水平及职业健康影响程度进行分析，运用检查表、定性或定量的方法对作业场所职业危害现状进行全面评价。

4. 职业危害现状评价报告书编制

作业场所职业危害现状评价报告书应用语规范、内容针对性强、重点突出、条理清楚、结论明确、建议可行。评价报告书应当包括以下内容。

（1）总论　主要包括：评价目的、评价依据、评价范围、评价内容、评价程序等。

（2）用人单位概况　概述用人单位及作业场所的基本情况，包括用人单位基本情况介绍、地理位置及主要自然环境概况、总体布局、生产工艺和设备布局、原/

辅材料及年用量、主要中间品、主要产品、副产品及产量、劳动定员、生产工作制度、个人防护用品、辅助用室、职业健康管理，以及职业病危害控制效果评价建议落实情况等。

①用人单位基本情况介绍包括单位成立时间、作业场所地址、年度产值、资产总额、生产运行状况等基本情况。②在对生产工艺和设备布局进行表述时，可用框图或简图的形式进行描述，应重点说明存在和（或）产生职业病危害因素的生产设备的机械化、自动化和密闭化程度。③在对劳动定员进行表述时，除按岗位、工种、性别进行调查外，还应调查用人单位农民工数量。④在对个人防护用品进行表述时，应明确个人防护用品配置的种类和数量，以及劳动者佩戴、使用个人防护用品的情况。⑤在对辅助用室进行表述时，应包括车间卫生用室（浴室、更/存衣室、盥洗室以及在特殊作业、工种或岗位设置的洗衣室）、生活室（休息室、就餐场所、厕所）、妇女卫生室等。⑥在对职业健康管理进行表述时，重点对用人单位设置的职业健康管理机构（机构名称、专/兼职管理人数等）、建立职业健康监护档案、参加职业健康培训、采取的应急救援措施、设置的警示标识、职业病危害因素日常监测，以及既往职业性急慢性中毒事故等情况进行说明。⑦对于之前做过职业病危害控制效果评价的用人单位，要对其评价建议的落实情况进行调查。

（3）作业场所职业病危害因素识别、检测与评价　作业场所职业病危害因素识别、检测与评价这部分内容主要包括作业场所职业病危害因素识别、职业病危害因素对人体健康的影响、作业场所职业病危害因素检测、作业场所职业病危害因素检测结果与评价四部分。

作业场所职业病危害因素识别包括：①明确作业场所存在和（或）产生的主要职业病危害因素种类。②明确具有职业病危害暴露的岗位分布情况、生产工作制度、职业病危害接触人数及接触水平；辅助生产岗位应纳入评价范围。③明确存在职业病危害作业场所的总体布局情况，作业场所总体布局图可作为报告书的附件，并标明作业场所和生活场所的位置、有害作业场所和无害作业场所的位置，以及可产生高毒物质的作业场所位置。④明确存在和（或）产生职业病危害因素的生产过程和设备布局情况，相关生产过程的设备布局情况可以框图或简图的形式作为报告书的附件，并标明生产过程中职业病危害关键控制点，以及存在和（或）产生职业病危害因素的过程和位置。

作业场所职业病危害因素检测：①明确职业病危害因素的检测方法、仪器、频次、检测点设置、气象条件等内容；②现场检测要严格依照《工作场所空气中有害物质监测的采样规范》（GBZ 159—2004）执行。

作业场所职业病危害因素检测结果与评价：用简洁的文字、图表等对检测结果进行合理叙述，分析职业病危害因素产生原因，并结合岗位设置、生产工作制度、个人防护用品佩戴或使用情况，以及既往职业病危害因素检测结果等对劳动者职业病危害接触水平进行综合评价。被评价用人单位所辖作业场所区域内外包（委）工程也应作为评价内容之一，其劳动者接触的职业病危害因素应同时进行检测和评价，并应对承包单位是否具有职业病防护条件或能力进行调查。

（4）职业病危害防护设施调查与评价

①明确防护设施的设置及运行状况；②对重点区域或岗位防护设施的防护效果进行检测，以更好地分析职业病危害因素浓度（或强度）超过国家规定的职业接触限值的原因；③调查防护设施的维护、检修情况；④结合职业病危害因素检测结果，综合分析职业病危害防护设施的合理性与有效性。

（5）职业健康监护情况分析与评价　内容应包括职业健康监护管理情况，职业健康检查情况，以及职业禁忌证、疑似职业病和职业病病人的处置情况。对于职业健康检查不符合相关规定的用人单位，评价机构应指导其根据报告书内容尽快组织存在职业病危害暴露的岗位劳动者到具有职业健康检查资质的机构有针对性地进行职业健康检查。

（6）现状评价的结论　在全面总结评价工作的基础上，归纳评价对象存在和（或）产生的职业病危害因素种类，采取的职业病危害防护措施，对该作业场所职业病危害控制效果现状做出综合评价，并指出存在的主要问题。

（7）现状评价的建议　针对综合评价中存在的主要问题提出相应的对策措施；针对用人单位在生产过程中容易产生职业病危害的部位或环节，有针对性地提出合理的、可行的建议。

（8）附件　附件中可以把总平面布置图、职业病危害检测报告、职业健康检查报告复印件等列入。

第三节　不同化工行业主要职业病危害因素

化工行业在国民经济中占有相当重要的位置，是国家的基础产业和支柱产业，是类别和品种最多、应用范围最广的工业。化学工业门类繁多、工艺复杂、产品多样，在加工、储存、使用和废弃物处理等各个环节都有可能产生大量有毒物质，从而对化工企业职工产生职业病危害。

有毒物质主要来源于原料、辅助原料、中间产品（中间体）、成品、副产品、夹杂物或废弃物；有时也来自热分解产物及反应产物。生产性毒物可以固态、液态、气态或气溶胶的形式存在。

工人在化工厂内接触最多的是空气中的毒物，其存在的物理状态有以下几种。

气体：常温常压下呈气态的物质，如 Cl_2、CO、H_2S。

蒸气：液体蒸发形成的蒸气，如苯蒸气、乙醚蒸气、二氯乙烷蒸气；固体升华形成的蒸气，如碘、升汞等。

雾：悬浮于空气中的液体微滴，如各种酸雾、有机溶剂雾等。

烟：飘浮于空气中直径小于 $0.1\mu m$ 的固体微粒，如氧化铅烟尘。

粉尘：能长时间悬浮在空气中，其粒子直径为 $0.1\sim10\mu m$ 的固体微粒，如煤粉、塑料粉尘。

化工行业的生产过程多种多样，使用的化学品种类相当丰富，不同行业所使用的化学品千差万别。

我们将化工行业划分为石油化工、基础化工以及化学化纤三大类。而基础化工又分为九小类：化肥、有机品、无机品、氯碱、精细与专用化学品、农药、日用化学品、塑料制品以及橡胶制品。

一、石油化工

石油化工指以石油和天然气为原料，生产石油产品和石油化工产品的加工工业。石油产品又称油品，主要包括各种燃料油（汽油、煤油、柴油等）和润滑油以及液化石油气、石油焦炭、石蜡、沥青等。生产这些产品的加工过程常被称为石油炼制，简称炼油。石油化工产品以炼油过程提供的原料油进一步化学加工获得。

在石油炼制过程中产生硫化氢、硫醇、一氧化碳、氮氧化物、苯、甲苯、二甲苯、汽油、甲醇、乙醇、二氧化硫、沥青、催化剂粉尘、噪声、高温、热辐射等多种职业病危害因素，其中危害最严重、发病率最高的是急性硫化氢中毒。石油炼制属于危害最严重的化工行业之一。

本部分主要介绍石油炼制的工艺流程（图3-3）及职业病危害因素。

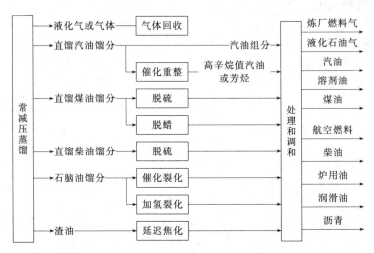

图 3-3　典型炼油厂工艺流程

生产燃料产品为主的石油炼制工艺大体可分为以下三大类。①原油蒸馏。通过常压和减压蒸馏，把原油中固有的各种不同沸点范围的组分分离成各种馏分。②二次加工。从原油中直接得到的轻馏分和渣油需要进一步加工，得到更多的轻质油品；二次加工工艺包括催化裂化、加氢裂化、重整、焦化等，是以化学反应为主的加工过程。③油品精制和提高质量的有关工艺。主要包括加氢精制、脱硫醇等。

通过对原油的一次加工和二次加工来生产燃料油品，三次加工则主要是生产化工产品。原油加工的基本程序如下。

① 原油的预处理。原油在炼制加工前，须经过脱盐、脱水等预处理，使之进入蒸馏装置时，各种盐类的总含量低于 5mg/L。目的主要是控制对加工设备、管线的腐蚀和堵塞作用。

② 石油的一次加工。石油一次加工主要采用常压、减压蒸馏的简单物理方法将原油分为沸点范围不同、密度大小不同的多种石油馏分。在常压蒸馏过程中，汽油的分子小、沸点低，首先馏出，随之是煤油、柴油、残余重油。残余重油经减压蒸馏又可或得一定数量的润滑油的基础油或半成品（蜡油），最后剩下的为渣油（重油）。

③ 石油的二次加工。石油的二次加工主要采用化学方法或化学物理方法，将石油馏分进一步加工转化，以生产各种石油产品。二次加工主要有催化裂化、催化重整、焦化、减黏、加氢裂化、溶剂脱沥青等工艺。

④ 石油的三次加工。石油三次加工是对石油一次加工、二次加工的中间产品（包括轻油、重油、各种石油气、石蜡等），通过化学过程生产化工产品的过程。

⑤ 油品精制。主要是通过化学方法或化学物理方法除去石油粗制油品中所含的硫、氧、氮的化合物及胶质、沥青质等成分。

（一）原油蒸馏

1. 基本工艺

原油蒸馏是原油加工的第一道工序。主要包括原油脱盐脱水和常减压蒸馏两大工序。工艺流程如图 3-4 所示。

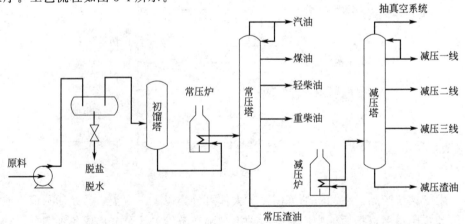

图 3-4　原油常压减压蒸馏流程

（1）原油脱盐脱水　原油中所含盐类在加工过程中会沉积在工艺管道、加热炉炉管和换热器的管壁上形成盐垢，致使传热困难、燃料消耗增加。盐类还可导致蒸馏塔的腐蚀穿孔，因此原油在炼制前需脱水脱盐处理。

原油的脱盐脱水过程是在原油中注入一定量含氯的新鲜水或常压塔顶冷凝水（pH＞7）经充分混合，溶解残留在原油中的盐类，形成新的乳化液。然后在破乳剂和高压电场的作用下，使微小水滴逐步聚集成较大的水滴，借重力从油中沉淀分离，达到脱盐脱水的目的。

（2）常减压蒸馏　为了蒸出更多的馏分油作为二次加工原料和充分回收剩余热量，常压和减压蒸馏过程一般连接在一起，构成常减压蒸馏工艺系统。经过脱盐脱水后的原油进入换热网络，继续与热的油品进行换热至约240℃，进入初馏塔进行初步分馏。初底油由泵自初馏塔底抽出送入换热网络再换热，换热终温约304℃，进入常压炉加热至约368℃后送入常压塔进行分馏。常压塔大多设有三条侧线、两个中段回流和一个顶循环回流及常顶冷凝却系统。常压塔的常一线作航煤馏分。常二线和常三线作柴油馏分，经换热冷却之后送出装置，常压重油由常底泵抽出经减压炉加热至约394℃送入减压塔进行分馏。而减压塔多为全填料干式蒸馏操作。

原油通过常压蒸馏、减压蒸馏后被分为石脑油馏分、航煤馏分、柴油馏分、加氢裂化料和焦化原料等。初顶气、长顶气和减顶气经压缩机压缩后送至焦化装置进行脱硫处理。

2. 生产设备

原油脱盐脱水工艺的主要生产设备有电脱盐罐、防爆高阻抗变压器和油水混合器等。

常减压蒸馏生产装置主要由换热网络系统、常压系统、减压系统、常减顶气压缩机系统和防腐蚀系统（塔顶注氨、注缓蚀剂、注水设施）等部分组成。

3. 主要职业病危害因素

原油在脱盐脱水过程中，原油泵、水泵产生高强度噪声；换热加温、脱盐过程中产生高温和辐射热；电脱盐过程中可产生少量硫化氢等有害气体。

常减压蒸馏过程中，可接触汽油、柴油等多种毒物。为防止设备腐蚀，通常在塔顶注入氨水和缓蚀剂，作业人员可接触氨气等；清罐或维修罐体时存在硫化氢。各种工业泵、压缩机产生强烈的噪声；常压炉、减压炉及各类换热器等产生高温和辐射热。

（二）减黏裂化

1. 基本工艺

减黏裂化是重质黏稠减压渣油经过浅度热裂化降低黏度，使其可少掺或不掺轻质油而达到燃料油质量要求的一种热加工工艺。减黏裂化的渣油是由油分、胶质和沥青组成。上流式减黏工艺主要反应在反应塔内进行。反应塔内设有开孔自下而上逐渐加大的筛板，以减少液体的返流，使反应均匀。此外，该工艺物料停留时间长，反应温度低，减少了炉壁结焦，且反应完全。

2. 生产设备

减黏裂化工艺主要生产设备有加热炉、反应塔和分馏塔等。

3. 主要职业病危害因素

（1）化学毒物　减黏裂化过程可接触存在于裂化原料、生产过程和产品中的硫化氢、硫醇等；裂化原料高温裂解产生的汽油、柴油等烷烃和烯烃化合物；在质检采样或设备泄漏时均可接触到硫化氢、烷烃和烯烃化合物；加热炉燃烧时可产生二氧化碳、氮氧化物、一氧化碳等。

（2）物理因素　加热炉、反应塔和分馏塔等设备均产生高温和辐射热；各种工业泵、压缩机等均产生高强度噪声，其中原料油泵噪声强度较大。

（三）延迟焦化

1. 基本工艺

延迟焦化是将渣油经深度热裂化为气体和轻质、中质馏分油及焦炭的加工过程。

（1）焦化　来自常减压蒸馏装置的焦化原料，首先经换热器加热，换热后进入分馏塔下段换热区，在此与来自焦化炉的热油气接触换热，原料油经加热炉进料泵送入焦化加热炉，快速升温至500℃。这时循环油和原料油在焦炭塔内进行长时间高温焦化，产生裂解、缩合等一系列反应，生成富气、汽油、柴油、蜡油等产品和石油焦。

（2）脱硫　焦化过程产生的干气和液化气分别进入干气脱硫塔和液化气脱硫塔，以甲基二乙醇胺（MDEA）溶剂进行脱硫。净化干气在压力控制下送入燃料气管网，净化液化气送至液化气脱硫醇装置。

2. 生产设备

焦化工艺过程主要包括原料预热装置、加热炉、焦炭塔、分馏塔及换热器、焦炭塔的吹气放空设备、高压水泵以及水力除焦和冷切焦水处理等设备。

脱硫工艺过程主要包括干气脱硫、液化气脱硫以及液化气脱硫醇装置。

3. 主要职业病危害因素

（1）化学毒物　延迟焦化过程可产生硫化氢、硫醇等硫化物，汽油、柴油等烷烃和烯烃化合物；加热炉可产生二氧化碳、氮氧化物、一氧化碳等；液化气脱硫醇工段存在氢氧化钠碱雾等。

（2）粉尘　焦化炉出焦炭和切焦时存在焦炭粉尘。

（3）物理因素　加热炉、焦化塔等设备均产生高温和辐射热；各工业泵、压缩机等均产生高强度噪声。其中以稳定塔进料泵、含硫污水泵、蜡油泵、柴油泵、汽油泵、分馏塔底循环泵、加热炉进料泵、原料油泵等噪声强度较大。

（四）催化裂解

1. 基本工艺

催化裂化是在催化剂的作用下，将石油馏分中柴油以上的高沸点油料在高温下进行的一种重油轻质化工艺过程，其产品包括高辛烷值汽油、柴油和液化气等。

催化裂化工艺可以加工多种多样的重质原料，如直馏减压馏分油、延迟焦化馏出油、常压渣油、减压渣油、脱沥青油。催化裂化的催化剂床层有固定床式、移动床式和流化床式，以流化床催化裂化技术应用最广。渣油在此反应装置中通过催化裂化与分馏，可产生干气、液化石油气、柴油、汽油等粗产品。该产品还需送入干气脱硫和产品精制系统进一步加工处理。催化剂在生产过程中需通过焚烧再生活化，循环使用。此外，催化剂再生过程中产生大量的酸性水。

2. 生产设备

催化裂化工艺的主要生产设备包括反应再生系统设备，如提升管反应器、再生器、催化剂罐、风机、烟气轮机、余热锅炉等；分馏系统设备，如分馏塔、加热和换热系统、冷却系统等；吸收稳定系统设备，如空气压缩机、吸收塔、稳定塔、换热系统等；以及干气脱硫和产品精制装置。

3. 主要职业病危害因素

（1）化学毒物　酸性水汽提塔和硫化氢焚烧炉可能产生高浓度的硫化氢气体；催化剂再生活化器和一氧化碳焚烧炉可能产生高浓度的一氧化碳气体；硫化氢焚烧炉可产生二氧化碳、氮氧化物。此外，催化裂化过程如发生泄漏可接触到硫醇、汽油、柴油等烷烃和烯烃化合物。

（2）粉尘　添加催化剂时劳动者可接触催化剂粉尘。

（3）物理因素　一氧化碳焚烧炉、硫化氢焚烧炉、催化剂再生活化器、提升管反应器和酸性水汽提设备均产生高温和辐射热；各种工业泵、压缩机、风机、烟气轮机、余热锅炉等均产生高强度噪声。

（五）催化重整

催化重整是指在有催化剂的作用下，对原料油的分子结构加以"重新调整排列"的过程。催化重整是从石油生产芳烃和高辛烷值汽油组分的主要工艺过程，其副产品氢气是加氢装置用氢的重要来源。因此，它是炼油和石油化工的重要生产工艺之一。

1. 基本工艺

催化重整流程基本上包括原料油的预分馏和预加氢、原料油的重整反应、产品的后加氢和稳定处理三部分。

（1）预分馏和预加氢　原料先进入预分馏塔除去小于 $60℃$ 的轻馏分之后再进

入预加氢反应器。预加氢的目的是除去砷、硫、氮等（能导致催化剂中毒的物质），同时使烯烃饱和以减少重整催化剂上的积炭。

（2）重整反应　预加氢后的原料油与循环氢混合，再经换热、加热后进入重整反应器。重整反应器的反应温度约500℃，重整反应是强吸热反应。

（3）后加氢和稳定处理　由于重整反应中存在裂解反应，重整生成油中常含有少量烯烃，所以在以生产芳烃为主要目的时，需要进行后加氢处理，后加氢的目的是使烯烃饱和，提高芳烃的纯度。

2. 生产设备

主要生产设备有汽提塔、预分馏塔、预加氢反应器、重整反应器、加热炉、催化剂再生活化器、压缩机和风机等。

3. 主要职业病危害因素

（1）化学毒物　汽提塔可产生硫化氢等气体；重整过程可产生大量苯、甲苯、二甲苯等芳香烃化合物；催化剂再生活化过程可产生一氧化碳气体，并存在液化石油气、汽油类烷烃和烯烃化合物；加热炉燃烧时产生一氧化碳、二氧化碳、二氧化硫、氮氧化物等有害气体。

（2）粉尘　添加催化剂或催化剂再生时可能接触催化剂粉尘。

（3）物理因素　预分馏塔、加热炉、反应器、催化剂再生活化等设备均产生高温和辐射热；各工业泵、压缩机、风机等均产生高强度噪声与振动。

（六）加氢裂化

加氢裂化属于加氢过程，是在催化剂的作用下从外界补入氢气以提高油品的氢碳比。一方面能使重质原料油通过裂化反应转化为汽油、煤油和柴油等轻质油品；另一方面可以将原料油中的硫、氮、氧等杂原子通过加氢除去，使反应过程中生成的不饱和烃饱和。

1. 基本工艺

加氢裂化工业装置根据原料性质、目的产品、处理量大小及催化剂性能等的不同，分为一段流程、二段流程和串联流程三种。

（1）一段加氢裂化流程　一段加氢裂化工艺流程中只有一个反应器，原料油的加氢精制和加氢裂化在同一反应器中进行。反应器上部为精制段，内装加氢活性高的催化剂进行原料预处理；下部为裂化段，装入裂化活性较高的催化剂进行裂化和异构化反应。

原料油泵升压至16MPa后与新氢及循环氢混合。再与420℃左右的加氢生成油换热至320～360℃进入加热炉，反应器进料温度为370～450℃。反应产物经与原料换热降至200℃，再经冷却温度降到30～40℃之后进入高压分离器。自高压分离器底部分出加氢生成油，经减压系统减压至0.5MPa后进入低压分离器。将水脱出，并释放出溶解气体。从低压分离器分离出的气体送至脱硫装置，含硫污水减压后送出装置与污水汽提装置处理，液体进入 H_2S 汽提塔脱硫。脱硫液体经加热炉加热送至分馏塔，最后分馏出轻汽油、喷气燃料、低凝柴油和塔底尾油。

（2）两段加氢裂化流程　两段加氢裂化流程中有两个反应器，分别装有不同性能的催化剂，第一个反应器中主要进行加氢精制反应，第二个反应器中主要进行加氢裂化反应，形成了独立的两段流程体系。

原料油经高压泵升压并与循环氢和新氢混合后先与第一段生成油换热，再在加热炉中加热至反应温度，进入第一段加氢精制反应器，在加氢活性高的催化剂作用下进行脱硫、脱氮、脱微量重金属反应。反应生成物经换热、冷却后进入高压分离器，分出循环氢。生成油进入脱氮塔后，剩余产物作为第二段加氢裂化反应器的进料。第二段进料与循环氢混合后进入第二加热炉，加热至反应温度，在装有高酸性催化剂的第二段加氢裂化反应期内进行加氢、裂化和异构化等反应。

（3）串联加氢裂化流程　串联加氢裂化流程是将两个反应器串联在一起。由于在第二个反应器中装入了抗氨抗硫化氢的分子筛加氢裂化催化剂，故取消了两段流程中的脱氨塔，使加氢精制和加氢裂化两个反应直接串联起来。

2. 生产设备

加氢裂化工艺主要生产设备有加氢精制反应器、加氢裂化反应器、硫化氢汽提塔、吸收脱吸塔、低分气脱硫塔、液化气脱硫塔、干气脱硫塔、硫化氢汽提塔顶回流罐、反应进料泵、硫化剂泵、新氢压缩机、循环氢压缩机、反应进料加热炉和分馏塔进料加热炉等。

3. 主要职业病危害因素

（1）化学毒物　加氢精制反应器、加氢裂化反应器、硫化氢汽提塔、吸收脱吸塔、低分气脱硫塔、液化气脱硫塔、干气脱硫塔、硫化氢汽提塔顶回流罐等的工作场外均可存在硫化氢；加氢精制反应器、加氢裂化反应器在装置更换催化剂时可接触氨。此外，加氢裂化反应是在高温和高压状况下进行，易导致物料的泄漏，以硫化氢最为突出。

（2）物理因素　加氢裂化反应在 500℃左右高温和 15MPa 高压状况下进行，因此该工艺流程中存在的物理因素主要有高温和噪声。反应进料泵、硫化剂泵、新氢压缩机、循环压缩机等处噪声强度较大；整个工作区域均存在高温，以反应进料加热炉和分馏塔进料加热炉等处较严重；加氢裂化反应装置在气体压缩或减压时产生高强度噪声。

（七）催化原料加氢

1. 基本工艺

通过对重质催化原料加氢预处理，可以得到精制重油，同时得到副产品如柴油和石脑油等。催化原料加氢处理装置由加氢反应和产品分馏、循环氢脱硫、低压气体脱硫和溶剂再生等部分组成。原料首先进入过滤器除去杂质，与经换热预热后的循环氢混合，再经换热后进入反应进料加热炉，达到所需温度后进入反应器，反应物经换热后进入热高压分离器进行气液分离，热高分子气经换热、空冷后进入冷高压分离器，进行气、油和水三相分离。热高压分离器底部出来的热高分液进入热低压分离器进行气液分离，热低分油从底部排出后去分馏部分分馏。热低分气经换热冷却后进冷低压闪蒸罐进行气液分离，从下部出来的闪蒸液则进入冷低压分离器。冷高压分离器底部出来的冷高分液进入冷低压分离器进行气液分离。底部排出的冷低分液再次进入反应进料加热炉的对流段进行加热，然后进入分馏部分。从顶部出来的冷低分气则进行脱硫处理。

2. 生产设备

裂化原料加氢工艺主要的生产设备有循环氢脱硫塔、脱硫溶剂再生塔、滤后原料缓冲罐、原料泵、加热炉、加氢反应器、热/冷高压分离器、低冷压闪蒸罐、聚结器和循环氢压缩机等。

3. 主要职业病危害因素

（1）化学毒物　催化原料加氢处理装置的主要职业病危害因素是硫化氢和噪声。循环氢脱硫塔、脱硫溶剂再生塔、加氢反应器、热/冷高压分离器等工作场外均可存在硫化氢、氨、芳香烃、烷烃等；滤后原料缓冲罐、原料泵、冷低压闪蒸罐、聚结器等工作场外均可存在芳香烃、烷烃。

（2）物理因素　各种加热、分离装置可存在高温和辐射热；原料泵、分离器、压缩机等存在噪声和振动。

（八）加氢精制

加氢精制能有效地使原料油中的硫、氮、氧等非烃化合物氢解，使烯烃、芳烃加氢饱和，并能脱除金属和沥青质等杂质。因此，加氢精制在许多炼油过程中是必不可少的过程。

1. 基本工艺

加氢精制的原料包括直馏和二次加工（如焦化、催化裂化等）的汽油、煤油、柴油及润滑油等各种石油馏分。精制所用氢气大多为催化重整的副产氢气，少数另建有制氢装置。加氢精制工艺流程包括反应系统、生成油系统（换热、冷却、分离）和循环氢系统三部分。

（1）反应系统　原料油与新氢、循环氢混合，与反应产物换热后，以气液混合相状态进入加热炉，达到一定温度进入反应器。

（2）生成油换热、冷却、分离系统　反应产物从反应器底部导出，经过换热和冷却后进入高压分离器。在冷却器前注入高压洗涤水，以溶解反应生成的氨和部分硫化氢。反应产物在高压分离器中进行分离，分出的气体是循环氢，分出的液体产物是加氢生成油。

（3）循环氢系统　从高压分离器分出的循环氢经储罐及压缩机后，大部分送去与原料油混合，小部分不经加热直接送入反应器作冷氢，在装置中循环使用。一般为了避免硫化氢在系统中积累，常用硫化氢回收系统。

2. 生产设备

主要生产设备有加氢精制反应器、产品分馏塔、高/低压分离罐、循环氢分液罐、放空分液罐、地下油污罐、分馏塔顶空冷器、循环/新氢压缩机、冷却机、硫化氢吸收塔、乙醇胺再生塔、原料泵、分流塔顶回流泵、产品泵、加热炉、冷却器及各类换热器等。

3. 主要职业病危害因素

（1）化学毒物　加氢精制过程的主要职业病危害因素是硫化氢和噪声。加氢精制反应器、产品分馏塔、高/低压分离罐、循环氢分液罐、放空分液罐、地下油污罐、分馏塔顶空冷器、循环氢压缩机、冷却器、硫化氢吸收塔、乙醇胺再生塔等工作场外均可存在硫化氢；加氢精制反应器、产品分馏塔、高压分离罐、低压分离罐、放空分液罐、地下油污罐、分馏塔顶空冷器、冷却器等工作场外均可存在汽油、柴油和煤油。

（2）物理因素　各种加热炉及各类换热器等可存在高温、辐射热；各种压缩机、工业泵存在噪声和振动。

二、基础化工

（一）硫酸制造业

硫酸是一种重要的基本化工原料，广泛运用于各工业领域，如生产磷肥、合成纤维、涂料、洗涤剂、石油精炼、有色金属冶炼等。

1. 基本工艺

生产硫酸常用接触法和硝化法，多采用接触法，其生产的核心过程包括二氧化硫气体的制取和转化、三氧化硫的吸收。生产原料以硫黄、硫铁矿为主。硫酸生产工艺流程如图3-5所示。

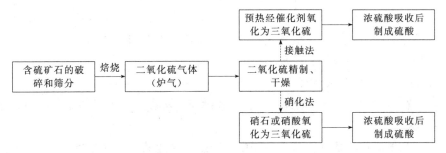

图 3-5　硫酸生产工艺流程

（1）二氧化硫炉气的制取　制备二氧化硫的生产过程主要包括矿石原料的预处理、硫铁矿的焙烧和炉气除尘三部分。

首先对矿石原料进行粉碎和筛分预处理，将贫矿与富矿搭配，使混合矿中的含硫量达到工艺要求，再干燥矿粉使其含水量低于 6%。将预处理过的硫精矿送入沸腾炉内，使其与来自空气鼓风机的空气混合，在大约 900℃ 的高温下受热分解为硫化亚铁和硫。硫进一步燃烧成二氧化硫，而硫化亚铁则氧化为三氧化二铁和二氧化碳。

矿石原料中一般含有铜、铅、锌、钴、镉、砷、硒等的硫化物，在焙烧后一部分成为氧化物留在矿渣中，另一部分则气化进入烟气中。

焙烧产生的温度约 800～950℃ 的高温炉气，经废热锅炉回收部分热能温度降至 340℃ 后，依次通过旋风除尘器和电除尘器，使尘含量 ≤0.2g/m³，待温度降至 320℃ 之后进入精制工序。

（2）炉气的精制　焙烧炉出口炉气中除氮、氧、二氧化硫、三氧化硫外，还有三氧化二砷、二氧化硒、氟化氢以及一些金属氧化物蒸气和矿尘。而炉气精制的目的是去掉焙烧硫酸铁矿时所产生的二氧化硫炉气中的杂质。

炉气首先在动力波洗涤器中被绝热冷却和洗涤，通过动力波气分液分离槽进行气液分离，再进入冷却塔进一步冷却除杂，从冷却塔出来的炉气中绝大部分砷、硒、氟化合物等已被清除，然后对炉气进行干燥处理。利用三氧化二砷、二氧化硒的饱和蒸气含量随温度下降而显著降低的特点，用水或酸洗涤时因炉气冷却可使三氧化二砷、二氧化硒几乎全部凝结而被除去；氟化氢可用水或稀酸洗涤吸收并溶解，在喷淋 96% 硫酸的干燥塔中脱除炉气中所含水分，使含水量低于 0.1g/m³。

（3）二氧化硫的转化　二氧化硫炉气经过净化和干燥后，余下的主要是二氧化硫、氧和惰性气体氮气。一般采用"3+1"四段双接触工艺，使二氧化硫在催化剂钒的作用下发生氧化反应，生成三氧化硫，总转化率高于 99.75%。

（4）三氧化硫的吸收　二氧化硫转化为三氧化硫之后，进入干燥塔内，由发烟硫酸或浓硫酸吸收，制成不同规格的硫酸制品。

2. 生产设备

主要生产设备包括预处理工序的颚式压碎机、辊式压碎机、反击式压碎机、电动筛等；焙烧工序的沸腾炉、旋风除尘器和电除尘器；炉气精制过程的洗涤塔、填料塔、电除雾器等；二氧化硫转化工序的转化器、换热器、加热器和鼓风机等；三氧化硫吸收工序的吸收塔、循环槽、酸冷却器等。

3. 主要职业病危害因素

（1）粉尘　矿石粉碎、配料、干燥、焙烧、净化过程均可产生粉尘；炉气精制过程存在矿尘。

（2）化学毒物　硫铁矿焙烧过程中可产生二氧化硫、三氧化硫、一氧化碳、二氧化碳、氮氧化物等有害气体，同时产生大量含有氧化铁、三氧化二砷、氟化物、氧化硒、二氧化硅等的烟气。如果矿石含铅可产生氧化铅尘（烟），含氟则会产生氟化氢气体。

炉气精制过程存在二氧化硫、三氧化硫、氟化氢、硫酸、三氧化二砷、二氧化硒及一些金属氧化物（包括三氧化二铁、四氧化三铁、硫酸盐、铅等）蒸气。

二氧化硫转化或三氧化硫的吸收过程存在二氧化硫、三氧化硫或硫酸雾。

（3）物理因素　矿石粉碎、焙烧、物料运输过程中可产生噪声与振动；干燥、焙烧过程可产生高温与辐射热。

（二）烧碱（氢氧化钠）制造业

烧碱作为非常基础的工业原料，应用范围非常广泛，比如在石油精炼、印染、纺织纤维、橡胶等领域都有应用，其中在冶金行业的氧化铝制备和纺织行业的黏胶短纤制备中用量较大。截至 2016 年 11 月 1 日，中国烧碱总装置产能约 4026 万吨，其中离子交换膜法装置产能 3530 万吨。

1. 基本工艺

烧碱的制造主要是食盐水溶液电解法，电解法又具体分为水银法、隔膜法和离子交换膜法。其中离子交换膜法具有投资少、成本低、能耗低、产品质量少、无污染等优点，是烧碱工业化制备中最先进的技术。由于生产烧碱的同时还得到氯气和氢气，该法又称为氯碱工业。烧碱的生产工艺流程如图 3-6 所示。

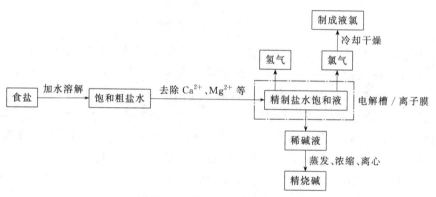

图 3-6　烧碱生产工艺流程

工艺上以食盐制得近饱和盐水。在进行电解之前采用加纯碱和烧碱的方法除去盐水中的钙离子和镁离子，使含量低于 0.02mg/L，添加氯化钡除去硫酸根离子。将精制过的食盐溶液注入电解槽，通入直流电电解，生成氢氧化钠、氢气和氯气。淡盐水和氯气分离后，氯气进入氯气总管，淡盐水进入淡盐水槽；氢气和氢氧化钠分离后，氢气进入氢气总管，碱液则流入烧碱储槽。放出来的氯气需要经过冷却和干燥处理，如用硫酸干燥以脱除水分后回收，再送往各用氯装置和液化工序；氢气经水洗冷却塔冷却后送至氯化氢合成及盐酸工段。而电解液中的稀碱液则以隔膜法浓缩至 30% 或 42% 的商品烧碱，也可再进一步熬制成固体烧碱。

2. 生产设备

主要生产设备包括盐水精制装置、电解槽、蒸发器、离心机、加热器等。

3. 主要职业病危害因素

精盐水制备过程可接触到烧碱、纯碱、盐酸；电解工段存在氯气和烧碱，在氯气收集、干燥、冷却、压缩和装瓶等过程中如发生泄漏可接触到高浓度氯气；稀烧碱在浓缩、固化过程中可接触到烧碱。此外，各种泵、风机等设备运行时可产生噪声。

(三) 纯碱 (碳酸钠) 制造业

纯碱是重要的化工原料之一，用于制造化学品、洗涤剂、医药品等。纯碱绝大部分用于工业，小部分为民用。2014 年我国纯碱产量为 2514.7 万吨，同比增长 3.17%。

1. 基本工艺

目前，纯碱的生产方法主要有氨碱法（索尔维制碱法）和联碱法（侯氏制碱法），核心区别在于副产品分别为氯化钙和氯化铵。

（1）氨碱法制纯碱　氨碱法制纯碱的生产工艺流程如图 3-7 所示。

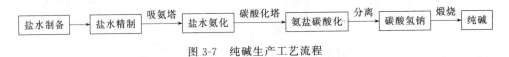

图 3-7　纯碱生产工艺流程

氨碱法的饱和盐水可以来自海水、池盐等。原盐经过化盐桶制备成饱和盐水，再添加石灰乳除去盐水中的镁，然后在除钙塔中吸收二氧化碳、氨除去其中的钙。精制的盐水送入吸氨塔吸收氨气后，氨盐水在碳酸化塔中碳化，生成碳酸氢钠晶浆，然后经离心机过滤使其与母液分离。经上述处理的碳酸氢钠尚含有许多杂质，如碳酸氢铵、氯化铵、氯化钠及水等，须将其送往煅烧工段加热焙烧得到纯碱。

氨碱法的优点在于原料（食盐和石灰石）来源容易，成本低，产品质量高，可达 99% 以上，可连续大规模生产；缺点在于食盐利用率低，对环境污染较重。

（2）联合制碱法　联合制碱法的产生过程开始步骤与氨碱法相同。氨盐水在碳化塔中通入二氧化碳后生成碳酸氢钠结晶，由碳化塔底部取出，滤去母液后进行煅烧，此时产生的二氧化碳送回碳化塔使用。

联碱法对食盐的利用率高于 96%，用同量的食盐能生产更多的氨碱，并且副产品氯化铵价值高，减少了对环境的污染，相比氨碱法更有前景。

2. 生产设备

主要生产设备包括化盐桶、除钙塔、吸氨塔、离心机、煅烧炉、凉碱炉、结晶炉等。

3. 主要职业病危害因素

（1）化学毒物　盐水精制和碳酸化过程中可能接触氨、二氧化碳；碳酸氢钠煅烧过程可产生大量二氧化碳、氨气、氮氧化物等多种有毒气体。

（2）粉尘　纯碱在筛分、包装过程中可接触到纯碱粉尘。

（3）物理因素　各种设备运行过程中可产生噪声；碳酸氢钠煅烧过程可产生高温与热辐射。

（四）化学肥料制造业

化学肥料制造业包括氮肥制造业、磷肥制造业、钾肥制造业和复合肥制造业等，是化工行业中污染比较严重、职业病危害较严重的行业。其中以氮肥生产过程中氨气、一氧化碳职业病危害和磷肥生产过程中氟化物、磷化物职业病危害最为严重。

1. 氮肥制造

氮是农作物生长必需的第一要素，因而氮肥是化肥工业中产量最大的肥料品种。氮肥产品主要有尿素、硝酸铵、硫酸铵、碳酸氢铵、氯化铵等，其中以尿素和硝酸铵最为常见。

（1）尿素

① 基本工艺。尿素的生产方法是由氨和二氧化碳反应合成。氨和二氧化碳通常来源于合成氨厂，因此尿素生产装置与合成氨装置大多数建在一起。氨和二氧化碳反应时首先生成中间产物氨基甲酸铵（简称甲铵），由甲铵脱水可得到尿素。其生产工艺流程如图3-8所示。

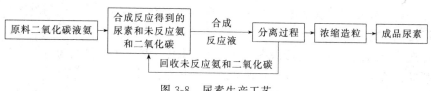

图 3-8　尿素生产工艺

其生产过程是将原料二氧化碳和液氨进行加压，在合成塔中进行尿素的合成，反应温度为180～185℃，然后进入蒸发器脱水，得到熔融状态的尿素。熔融态尿素送至造粒塔形成颗粒状的尿素，为防止造粒过程结块，通常往熔融尿素中加甲醛。

② 生产设备。主要生产设备包括合成塔、汽提塔、蒸发器和造粒塔等。

③ 主要职业病危害因素。尿素生产的整个过程都有可能接触到氨和二氧化碳；尿素合成、汽提、分解和回收过程中可能接触到甲铵、尿素；在尿素生产过程中添加甲醛，可接触到甲醛蒸气。尿素浓缩造粒、包装等可接触到尿素粉尘。生产过程的压缩机、各种动力设备、输送设备、破碎机、鼓风机等可产生噪声和振动。

（2）硝酸铵

① 基本工艺。硝酸铵生产工艺如图3-9所示。

硝酸铵（简称硝铵）是通过氨与硝酸进行中和反应而成。稀硝酸与氨在中和器中发生反应，生成硝酸铵。

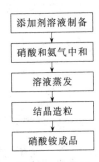

添加剂溶液制备
↓
硝酸和氨气中和
↓
溶液蒸发
↓
结晶造粒
↓
硝酸铵成品

图 3-9　硝酸铵
生产工艺

② 生产设备。主要生产设备有中和器、蒸发器、真空结晶器和造粒塔等。

③ 主要职业病危害因素。硝酸铵生产过程中可接触到硝酸铵、硝酸和氨蒸气。造粒、冷却、包装过程中可产生硝酸铵粉尘。机械设备运行存在噪声；蒸发器存在高温与辐射热。

2. 钾肥制造

钾肥主要品种有氯化钾、硫酸钾、磷酸二氢钾、钾石盐、钾镁盐、光卤石、硝酸钾、窑灰钾肥等。其中氯化钾肥料是产量最高的钾肥品种，以下介绍氯化钾肥料的生产。

（1）基本工艺　以钾石盐（氯化钾和氯化钠的混合物）生产氯化钾的方法有溶解结晶法、浮选法和重介质选矿法等。

① 溶解结晶法。溶解结晶法是根据氯化钠和氯化钾在水中的溶解度随温度变化而不同的原理将两者分离来制取氯化钾的方法。生产过程由矿石破碎、热液溶浸（溶解氯化钾）、固液分离（除去盐渣-氯化钠和不溶物）、冷却结晶、离心分离获得产品氯化钾等主要步骤组成。

② 浮选法。浮选法是根据氯化钾和氯化钠晶体表面与水的润湿程度不同的特点，当加入某种脂肪胺（捕收集）时，能选择性地吸附在氯化钾晶体表面，增加其疏水性。这时氯化钾晶粒能附于小气泡并随其上升到矿浆表面，再经过滤、洗涤、干燥即得氯化钾产品。

浮选法所用的捕收剂主要是十八胺或 $C_{10} \sim C_{20}$ 混合胺；起泡剂主要是松节油或甲酚等；抑制剂主要是淀粉、多聚糖或羟基甲基纤维素等。

（2）生产设备　主要生产设备包括破碎机、离心机、溶解槽、浮选池等。

（3）主要职业病危害因素　钾盐在破碎、运输、干燥、包装过程中可产生氯化钾粉尘。浮选过程可接触脂肪胺、松节油、甲酚等浮选剂。各种机械设备运行过程可产生噪声；干燥设备可产生高温与辐射热。

3. 磷肥制造

磷肥产品主要分为酸法磷肥和热法磷肥两大类。酸法磷肥一般指以硫酸、磷酸、硝酸或盐酸分解磷矿而制成的磷肥或复合肥料，如过磷酸钙、重过磷酸钙等。热法磷肥是指在高温下分解磷矿或其他含磷矿物而制成的磷肥，如钙镁磷肥、钢渣磷肥、脱氟磷肥等。

以下介绍钙镁磷肥和过磷酸钙肥的生产工艺。

（1）钙镁磷肥

① 基本工艺。钙镁磷肥的主要成分是 $Ca_3(PO_4)_2$、Ca_2SiO_4 和 Mg_2SiO_4，其基本生产过程是将天然磷矿石与助熔剂混配，经约 1000℃ 高温熔融，再经水淬冷粒化、干燥和粉磨。助剂包括蛇纹石（主要成分是硅酸镁）、白云石（主要成分是

碳酸钙和碳酸镁）等，燃料主要有焦炭、无烟煤、煤粉等。流程如图 3-10 所示。

磷矿、助溶剂、焦炭 → 配料 → 高炉熔融 → 水萃 → 干燥 → 粉磨 → 产品

图 3-10　钙镁磷肥生产工艺

② 生产设备。主要生产设备有混合器、高炉、干燥器、研磨器等。

③ 主要职业病危害因素。高炉燃烧过程中可产生氟化物（HF、SiF）、一氧化碳、二氧化碳、二氧化硫、氮氧化物、五氧化二磷。燃烧、干燥和磨细过程可产生粉尘。配料、粉磨过程可产生噪声；高炉燃烧、干燥可产生高温、辐射热等。

（2）过磷酸钙

① 基本工艺。普通过磷酸钙简称普钙，其主要化学成分是磷酸一钙 $[Ca(H_2PO_3)_2 \cdot H_2O]$ 和硫酸钙。其生产过程是用硫酸来分解磷矿粉，硫酸分解磷矿制取过磷酸钙的化学反应分为两个阶段进行。

第一阶段是硫酸分解磷矿生成磷酸和半水硫酸钙，主要的反应式如下：

$$Ca_5F(PO_4)_3 + 5H_2SO_4 + 2.5H_2O \longrightarrow 5CaSO_4 \cdot 0.5H_2O + 3H_3PO_4 + HF\uparrow$$

第二阶段是当硫酸完全消耗以后，生成的磷酸继续分解磷矿而形成磷酸钙，主要的反应式如下：

$$Ca_5F(PO_4)_3 + 7H_3PO_4 + 5H_2O \longrightarrow 5Ca(H_2PO_4)_2 \cdot H_2O + HF\uparrow$$

磷矿中的杂质，例如碳酸钙、碳酸镁、氧化铁、氧化铝等与硫酸反应生成 $CaSO_4$、$FeSO_4$、$Al(SO_4)_3$ 等，SiO_2 还与 HF 反应生成 SiF_4。所生成的产品一般需要在仓库堆放很长一段时间，生产上称为"熟化"。

生产工艺分为干法和湿法两种。干法是用磷矿粉与硫酸直接混合；湿法是将碎矿石加水磨制成矿浆，再与浓硫酸混合。其工艺流程如图 3-11 所示。

硫酸、磷矿石 → 混合器 → 化成室 → 熟化库 → 造粒机 → 干燥炉 → 振动筛 → 成品

图 3-11　过磷酸钙生产工艺

② 生产设备。主要生产设备有混合器、造粒机、干燥炉和振动筛等。

③ 主要职业病危害因素。混合器和化成室可接触含 HF、CO_2、SiF_4 废气；熟化库干燥过程中也有少量 HF 废气产生；混合、化成、造粒、干燥等生产过程中产生磷矿粉尘；生产过程可接触各种机械噪声。

（五）溶剂涂料制造业

1. 基本工艺

常见的溶剂型涂料有酚醛树脂漆、硝酸纤维素脂漆、热固性丙烯酸树脂漆和聚氨酯漆（双组分）等。

涂料由成膜物质、颜料、溶剂和助剂 4 个组分组成。成膜物质是涂料的基础，主要为各种天然或人工合成的油脂和树脂，最常见的是合成树脂。颜料有漆膜构

色、耐老化的作用，分为无机颜料和有机颜料，无机颜料多含重金属，有机颜料是今后颜料发展的趋势。涂料常用的溶剂一般分为植物系溶剂（如松节油）、煤焦系溶剂（如苯、甲苯和二甲苯等）、石油系溶剂（如汽油、煤油和柴油等）和合成系溶剂（如醇类、酯类、酮类、醚类等）。涂料生产所需的助剂有稀释剂、催干剂、分散剂、消泡剂、固化剂、防潮剂等。

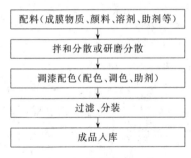

图 3-12　涂料生产工艺

色漆生产过程多不涉及成膜物质的合成。一般生产流程如图 3-12 所示。

2. 生产设备

主要的生产设备如表 3-6 所示。

表 3-6　主要生产设备

生产设备	机型	使用环境
溶解釜		预混合、溶解树脂
高速分散机	高速分散机	
研磨机	砂磨机	研磨黏稠度较小涂料
	三辊机	研磨黏稠度较大涂料
	球磨机	

3. 主要职业病危害因素

（1）化学毒物　溶剂型涂料生产过程中的各工序均有可能接触到未完全反应的单体、溶剂和某些助剂等，以挥发性有机物质为主，其成分因产品的不同而有所差异。此外，还可以接触到颜料中的某些重金属。

（2）粉尘　原料储运、配料和投料过程可产生粉尘。

（3）物理因素　高速分散机、研磨机运转过程中可产生噪声。

（六）塑料制品制造业

塑料是单体原料通过加聚或缩聚反应聚合而成的高分子化合物。塑料分为热固性与热塑性两类：热固性塑料在"固化"以后不能再熔塑成型，无法重新塑造使用；热塑性塑料能反复熔塑再成型，可以再重复生产。热固性塑料有氨基、环氧、酚醛、聚酯、聚氨酯、聚硅氧烷等塑料；热塑性塑料有聚乙烯、聚丙烯、聚氯乙烯、聚苯乙烯、聚碳酸酯、聚乙烯醇、聚砜、氯化聚醚、尼龙、有机氟等塑料。

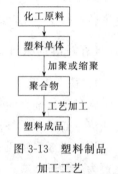

图 3-13　塑料制品加工工艺

1. 基本工艺

塑料制品加工工艺如图 3-13 所示。在聚塑过程中，根据不同的产品而分别添加各种添加剂，如填料、增塑剂、稳定剂、固化剂、颜料等。

2. 生产设备

主要的生产设备如表 3-7 所示。

表 3-7　主要生产设备

	聚合釜
	反应釜
	列管冷凝器
生产设备	储罐
	造粒机
	磨粉机
	热熔胶机
	自动送料机(桶)
	电脑自动调色系统
	注塑机
	挤出机
	色板成型机
	切割机
加工设备	振动筛
	搅拌机
	粉碎机
	吹塑机
	包装机
	各种测试设备

3. 主要职业病危害因素

塑料制品成品一般无毒或低毒，而塑料单体、溶剂和各种添加剂具有不同程度的毒性。在单体聚合的生产过程中，工作人员除接触塑料单体和各种添加剂外，还会接触到各种溶剂。在塑料成品制作过程中，可能热解生成毒性大于原料的反应产物。

在各种塑料的生产或加工过程中，劳动者有可能接触以下有毒化学物质：

① 聚氯乙烯生产过程中接触乙炔、氯化氢和氯化汞原料等，聚合过程中接触氯乙烯单体，以清釜工最为典型。

② 聚苯乙烯生产过程中接触单体苯乙烯。

③ 聚碳酸酯生产过程中接触最多的是以双酚 A（2,2-二酚基丙烷）原料。

④ 聚甲醛酯伸长过程中接触三聚甲醛、二氧五环单体和催化剂三氟化硼，加热熔融聚合时可接触分解出游离的甲醛。

⑤ 聚苯醚生产过程中可接触到苯、甲醇、苯酚等原料。

⑥ 聚砜生产过程中可接触到其原料中的苯、苯酚、丙酮等。

⑦ 丙烯酸树脂生产过程中可接触到甲基丙烯酸甲酯、丙烯腈、丙烯酰胺等单体；甲基丙烯酸甲酯（俗称有机玻璃）生产过程中可接触到氢氰酸、丙酮氰醇、甲基丙烯酸甲酯、甲醇、丙酮等。

⑧ 聚氨酯伸长过程中可接触到多元羟基化合物（如双酚 A）和二异氰酸酯。

⑨ 环氧树脂生产过程中可接触到双酚 A 与环氧氯丙烷单体以及苛性碱等。

⑩ 酚醛树脂常用的品种为苯酚和甲醛缩聚，俗称"电木"。生产过程中可接触到酚类（苯酚、甲酚、二甲苯酚、间苯二酚等）和醛类（甲醛、丙烯醛、糠醛等）等单体。

⑪ 氨基树脂又称脲醛树脂，常用品种是由尿素和甲醛缩聚而成，生产过程中可接触到甲醛。

⑫ 聚酰亚胺生产过程中可接触到苯四甲酸二酐和 4,4-二氨基二苯醚单体以及溶剂二甲基甲酰胺、二甲基乙酰胺和二甲基亚砜等。

⑬ 氯化聚醚合成过程中，其中的氯化、环化、蒸馏、聚合及后处理等工序可接触到氯、氯化氢、醋酸、氯化聚醚单体的蒸气；也可接触到氯苯、二氯乙烷或某些分解产物，如醛类、氯化氢、二氧化硫等。氯化聚醚在高温下可分解出氯化氢、氯甲烷、醛类、一氧化碳等。

（七）蓄电池制造业

1. 镍氢和镍镉电池生产

我国镍金属资源和稀土资源丰富，全球镍氢电池 70％以上在中国生产，由于其安全性、稳定性和环保性特点突出，在电动工具、便携式电器等市场运用广泛。

（1）基本工艺　镍氢和镍镉电池的产生过程包括配料、制片、装配、检测和包装等。其主要生产工艺流程如图 3-14 所示。

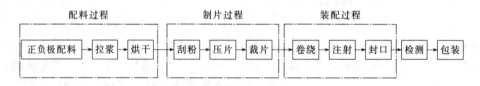

图 3-14　镍氢和镍镉电池生产工艺流程

其中配料过程包括正极和负极配料、拉浆和负极烘干等工序；制片过程包括正极隧道式烘干、对辊、刮片、裁片、分片、揉片、压片、清粉和贴胶布等工序；装配过程包括卷绕、注射和封口等工序。

生产过程使用的主要原辅料包括配料工序使用的球镍、稀土合金粉和氧化镉，制正极片和制负极片工序分别使用镍网和钢带，注液工序使用氢氧化钾和氢氧化钠，包装过程的手工焊工序使用焊锡料，点胶工序使用含二氯甲烷的胶水，移印工序使用含甲苯的稀释剂，密封圈浸泡工序使用含甲苯的浸泡液。

（2）生产设备　生产过程所使用的主要生产设备如下所述。

配料：搅拌机；

制片：正极拉浆机、负极拉浆机、对辊机、压片机、分片机、裁片级、清粉机、揉片机、点焊机；

装配：卷绕机、注液机、封口机；

检测：检测柜、化成柜；

包装：点焊机、超声波焊接机、高周波机、吸塑机、热塑机、移印机。

（3）主要职业病危害因素

① 化学毒物。在镍氢和镍镉电池生产过程中的各个环节均有可能接触镍和镉的化合物。其中配料工序存在镍或镉粉尘；制片过程的对辊、齐片粉刷、揉片、清粉、分片、压片、裁片、点焊和贴胶工序存在镍或镉及其他辅料粉尘；装配过程的注液工序存在氢氧化钾和氢氧化钠；包装过程的手工焊锡工序可产生铅烟，点胶工序存在二氯甲烷等有机溶剂，移印工序可接触甲苯等有机溶剂。此外，密封圈浸泡工序存在甲苯。

② 物理因素。装配过程的冲槽和封口工序产生噪声；包装过程的超声焊接和吸塑工序存在噪声，高周波热压工序可接触射频辐射。

2. 铅酸蓄电池生产

中国目前是全球最大的铅酸蓄电池生产国和最大的铅酸蓄电池消耗国，铅酸蓄电池与其他二次电源相比具有技术成熟、安全性高、循环再生利用率高、价格低廉等优势。

（1）基本工艺　铅酸蓄电池的生产过程包括半成品制造、成品制造、检测和包装等。其主要生产工艺流程如图 3-15 所示。

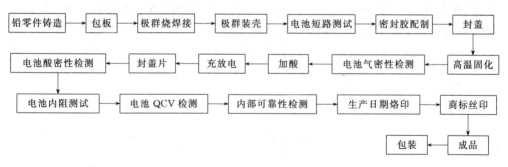

图 3-15　铅酸蓄电池生产工艺流程

其中主要的生产工序内容包括以下几个方面。

化铅：将铅熔化成液体，浇铸到模型制成蓄电池铅片；

包板：用玻璃棉将铅片分隔；

烧焊：焊接铅片柱头；

装壳：将铅片装至电池壳内；

对焊：连线焊接；

端子焊接：接头焊接；

倒胶：端子密封；

加酸：加注稀硫酸；

丝印：产品标签印刷。

生产所用的主要原辅料包括极板、隔板、ABS 电槽、环氧胶、电解铅、稀硫酸、纯水、硫酸钠、泡沫板、卡板、氧气、乙炔、安全阀、铜端子等。

（2）生产设备　主要生产设备包括以下几种。

化铅生产线：熔铅炉；

蓄电池加酸生产线：自动控制加酸机；

充放电生产线：自动控制充放电机；

丝印生产线：丝印机。

（3）主要职业病危害因素

① 化学毒物。在铅酸蓄电池生产过程中的各个环节均有可能接触铅的化合物。其中铅零件铸造、烧焊、对焊、端子焊接等工序存在铅烟；包板、装壳、修剪等工序存在铅尘。在加酸、充放电工序可接触硫酸；配胶和倒胶工序存在甲苯、环己酮、环己烷等；丝印工序存在甲苯、丙酮等。

② 物理因素。超声波焊接工序存在高频噪声；烧焊时的氧气、乙炔烧焊枪可产生流体性噪声。

三、化学纤维制造业

化学纤维是用天然高分子化合物或人工合成的高分子化合物为原料，经过制备纺丝原液、纺丝和后处理等工序制得的具有纺织性能的纤维。化学纤维的长短、粗细、白度、光泽等性质可以在生产过程中加以调节，并分别具有耐光、耐磨、易洗、易干、不霉烂、不被虫蛀等优点。化学纤维广泛用于制造衣着织物、滤布、运输带、水龙带、绳索、渔网、电绝缘线、医疗缝线、轮胎帘子布和降落伞等方面。

（一）化学纤维制造的基本工序

化学纤维的品种繁多，原料及生产方法各异，其生产过程可概括为以下四道工序。

1. 原料制备

原料制备就是指高分子化合物的合成（聚合）或天然高分子化合物的化学处理和机械加工。

再生纤维的原料制备过程，是将天然高分子化合物经一系列的化学处理和机械加工，除去杂质，并使其具有能满足再生纤维生产的物理和化学性能。例如，黏胶纤维的基本原料是浆粕（纤维素），它是将棉短绒或木材等富含纤维素的物质，经备料、蒸煮、精选、精漂、脱水和烘干等一系列工序制备而成的。

在化学纤维原料制备过程中，可采用共聚、共混、接枝、加添加剂等方法，以生产某些改性化学纤维。

2. 纺丝熔体或纺丝溶液的制备

对于切片纺丝，需要在纺丝前将切片干燥，而后加热至熔点以上、热分解温度以下，将切片制成纺丝熔体。

在纤维素纤维生产中，由于纤维素不溶于普通溶剂，所以通常是将其转变成衍生物（纤维素黄酸酯、纤维素醋酸酯等）之后，再溶解制成纺丝溶液，进行纺丝成形及后加工。

纺丝溶液的浓度因为纤维品种和纺丝方法的不同而异。通常，用于湿法纺丝的纺丝溶液浓度为 12%～25%；用于干法纺丝的纺丝溶液浓度则高一些，一般在 25%～35%之间。

3. 化学纤维的纺丝形成

将成纤高聚物的熔体或浓溶液，用纺丝泵（或称计量泵）连续、定量而均匀地从喷丝头（或喷丝板）的毛细孔中挤出，而成为液态细流，再在空气、水或特定的凝固浴中固化成为初生纤维的过程称作"纤维成形"，或称"纺丝"，这是化学纤维生产过程中的核心工序。

化学纤维的纺丝方法主要有两大类：熔体纺丝法和溶液纺丝法。在溶液纺丝法中，根据凝固方式的不同，又分为湿法纺丝和干法纺丝。化学纤维生产中绝大部分采用上述三种纺丝方法。此外，还有一些特殊的纺丝方法，如乳液纺丝、悬浮纺丝、干湿法纺丝、冻胶纺丝、液晶纺丝、相分离纺丝和反应纺丝法等，用这些方法生产的纤维量很少。

4. 化学纤维的后加工处理

纺丝成形后得到的初生纤维其结构还不完善，物理机械性能较差，如伸长大、强度低、尺寸稳定性差，还不能直接用于纺织加工，必须经过一系列的后加工。后加工随化纤品种、纺丝方法和产品要求而异，其中主要的工序是拉伸和热定型。在化学纤维生产中，无论是纺丝还是后加工都需进行上油。

除上述工序外，在用溶液纺丝法生产纤维和用直接纺丝法生产锦纶的后处理过程中，都要有水洗工序，以除去附着在纤维上的凝固剂和溶剂，或混在纤维中的单体和低聚物。在黏胶纤维的后处理工序中，还需设脱硫、漂白和酸洗工序。在生产短纤维时，需要进行卷曲和切断。在生产长丝时，需要进行加捻和络筒。生产强力丝时，需进行变形加工。生产网络丝时，在长丝后加工设备上加装网络喷嘴，经喷射气流的作用，单丝互相缠结而呈周期性网络点。网络加工可改进合纤长丝的极光效应和蜡状感，又可提高其纺织加工性能，免去上浆、退浆，代替加捻或并捻。

（二）羧甲基纤维素钠制造

羧甲基纤维素钠（CMC）是当今世界上使用范围最广、用量最大的纤维素种类，以下就以 CMC 为例进行介绍。

1. 基本工艺

羧甲基纤维素钠生产过程包括纤维素准备工序、反应液配置工序、反应及中和工序、洗涤过滤工序、汽提工序、干燥工序、粉碎、混同、包装工序、酒精的回收。具体生产工艺流程如图 3-16 所示。

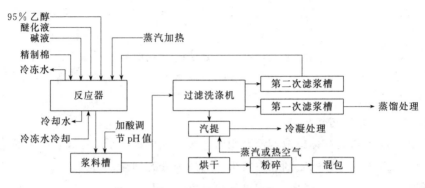

图 3-16　CMC 生产工艺

2. 主要职业病危害因素

CMC 生产过程中可能产生的职业病危害因素主要包括粉尘，如棉尘、CMC 粉尘及其他粉尘；化学毒物，如盐酸、氢氧化钠、氯乙酸、氯气等；物理因素包括高温和噪声。CMC 生产过程工作场所职业病危害因素分布情况见表 3-8。

表 3-8　CMC 生产过程工作场所职业病危害因素分布情况

工序	设备/工作地点	职业病危害因素
配酸工序	搪瓷反应釜	氯乙酸
	醚化液输送泵、醚化液进料泵	噪声、氯乙酸
配碱工序	不锈钢配碱槽、碱液储槽、碱计量槽	氢氧化钠
	碱循环泵、碱输送泵、卸碱泵	氢氧化钠、噪声
撕棉工序	撕棉机	棉尘、噪声
	风机、粉碎机、空心轴搅拌干燥机	噪声
反应工序	螺杆泵、列管冷凝泵、离心机、破碎泵	噪声
	反应器进料	棉尘、高温
	螺旋输送机	棉尘、噪声
中和工序	浆料中和槽	盐酸
	螺杆泵	噪声
洗涤工序	洗涤过滤机、真空机组、废液泵、洗涤液泵、双螺旋压榨机	噪声
汽提工序	汽提机、热水泵	噪声、高温
	旋风分离器	噪声
烘干工序	振动流化床烘干机、热水泵	噪声、高温
	风机、电机等	噪声
粉碎工序	粉碎机、螺旋输送机、振动筛	其他粉尘(CMC 粉尘)、噪声
	引风机	噪声
混同包装	气流混合机、电子定量包装秤	其他粉尘(CMC 粉尘)

第四节　化工行业职业病危害因素的健康影响

一、化工行业职业性接触毒物危害程度分级

在《职业性接触毒物危害程度分级（GBZ 230—2010）》这一标准中，规定了职业性接触毒物危害程度分级原则与依据。此标准也是工作场所职业病危害分级以及建设项目职业病危害评价的依据之一。

职业性接触毒物是指工人在生产中接触以原料、成品、半成品、中间体、反应副产物和杂质等形式存在，并在操作时可经呼吸道、皮肤或经口进入人体而对健康产生危害的物质。

（一）分级原则

职业性接触毒物程度分级，是以毒物的急性毒性、扩散性、蓄积性、致癌性、生殖毒性、致敏性、刺激与腐蚀性、实际危害后果与预后9项指标为基础的定级标准。

分级原则是依据急性毒性、影响毒性作用的因素、毒性效应、实际危害后果4大类9项分级指标进行综合分析、计算毒物危害指数确定。

（二）分级依据

1. 急性毒性

以动物试验得出的呼吸道吸入半数致死浓度（LC_{50}）或经口、经皮半数致死量（LD_{50}）的资料为准。

（1）半数致死浓度（LC_{50}）　在动物急性毒性试验中，使受试动物半数死亡的毒物浓度，用 LC_{50}（lethal concentration 50）表示。它是衡量存在于水中的毒物对水生动物和存在于空气中的毒物对哺乳动物乃至人类的毒性大小的重要参数。毒物的致死效应与受试动物暴露时间有密切关系。如果用 LC_{50} 表示水中毒物对水生生物的急性毒性，必须在 LC_{50} 前标明暴露时间，如 24h LC_{50}、48h LC_{50} 和 96h LC_{50} 等。如果用 LC_{50} 表示空气中毒物对哺乳动物的急性毒性，一般是指受试动物吸入毒物 2h 或 4h 后的试验结果，可不注明吸入时间，但有时也可写明时间参数。

（2）半数致死量（LD_{50}）　在毒理学中，半数致死量，简称 LD_{50}，LD 为 lethal dose（致死剂量）的缩写，是描述有毒物质或辐射毒性的常用指标。LD_{50} 通常是指"能杀死一半试验总体之有害物质、有毒物质或游离辐射的剂量"。LD_{50} 的表达方式通常为有毒物质的质量和试验生物体重之比，例如"毫克/千克体重"。虽

然毒性不一定和体重成正比，但这种表达方式仍有助比较不同物质的相对毒性，以及估计同一物质在不同大小动物之间的毒性剂量。

2. 刺激与腐蚀性

根据毒物对眼睛、皮肤或黏膜刺激作用的强弱划分评分等级。

3. 致敏性

根据对人致敏报告及动物实验数据划分评分等级。

4. 生殖毒性

根据对人生殖毒性的报告及动物实验数据划分评分等级。

5. 致癌性

根据 IARC 致癌性分类划分评分等级：属于明确人类致癌物的，直接列为极度危害。

（三）危害程度等级划分和毒物危害指数计算

1. 按危害等级划分

职业接触毒物危害程度分级和评分按照表 3-9 的规定，分为轻度危害（Ⅳ级）、中度危害（Ⅲ级）、高度危害（Ⅱ级）和极度危害（Ⅰ级）四级。毒物危害指数计算公式：

$$\text{THI} = \sum_{i=1}^{n} k_i F_i$$

式中　THI——毒物危害指数；

　　　　k——分项指标权重系数；

　　　　F——分项指标积分值。

表 3-9　职业性接触毒物危害程度分级依据

分项指标		极度危害	高度危害	中度危害	轻度危害	轻微伤害	权重系数
积分值		4	3	2	1	0	
急性吸入 LC_{50}	气体[①] /(cm³/m³)	<100	100～500	500～2500	2500～20000	≥20000	5
	蒸汽 /(mg/m³)	<500	500～2000	2000～10000	10000～20000	≥20000	
	粉尘和烟雾 /(mg/m³)	<50	50～500	500～1000	1000～5000	≥5000	
急性经口 LD_{50} /(mg/kg)		<5	5～50	50～300	300～2000	≥2000	1
急性经皮 LD_{50} /(mg/kg)		<50	50～200	200～1000	1000～2000	≥2000	
刺激与腐蚀性		pH≤2 或 pH≥11.5；腐蚀作用或不可逆损伤作用	强刺激作用	中等刺激作用	轻微刺激作用	无刺激作用	2

分项指标	极度危害	高度危害	中度危害	轻度危害	轻微伤害	权重系数
致敏性	有证据表明该物质能引起人类特定的呼吸系统致敏或重要脏器的变态反应性损伤	有证据表明该物质导致人类皮肤过敏	动物试验证据充分,但无人类相关证据	现有动物试验证据不能对该物质的致敏性做出结论	无致敏性	2
生殖毒性	明确的人类生殖毒性:以确定对人类的生殖能力、生育或发育造成有害效应的毒物,人类母体接触可引起子代先天性缺陷	推定的人类生殖毒性:动物试验生殖毒性明确,但对人类生殖毒性作用尚未确定因果关系,推定对人的生殖能力或发育产生有害影响	可疑的人类生殖毒性:动物试验生殖毒性明确,但无人类生殖毒性资料	人类生殖毒性未定论:现有证据或资料不足以对毒物的生殖毒性做出结论	无人类生殖毒性:动物试验阴性,人群调查结果未发现生殖毒性	3
致癌性	Ⅰ组,人类致癌物	ⅡA组,近似人类致癌物	ⅡB组,可能人类致癌物	Ⅲ组,未归入人类致癌物	Ⅳ组,非人类致癌物	4
实际危害后果与预后	职业中毒病死率≥10%	职业中毒病死率<10%;或致残(不可逆损害)	器质性损害(可逆性重要脏器损害),脱离接触后可治愈	仅有接触反应	无危害后果	5
扩散性(常温或工业使用时状态)	气态	液态,挥发性高（沸点<50℃）;固态,扩散性极高(使用时形成烟或烟尘)	液态,挥发性中（沸点 50～150℃）;固态,扩散性高(细微而轻的粉末,使用时可见尘雾形成,并在空气中停留数分钟以上)	液态,挥发性低(沸点≥150℃);固态、晶体、粒状固体、扩散性中,使用时能见到粉尘但很快落下,使用后粉尘留在表面	固态,扩散性低[不会破碎的固体小球(块),使用时几乎不产生粉尘]	3
蓄积性(或生物半减期)	蓄积系数(动物实验,下同)<1;生物半减期≥4000h	蓄积系数1～3;生物半减期400～4000h	蓄积系数3～5;生物半减期40～400h	蓄积系数>5;生物半减期4～40h	生物半减期<4h	1

① $1cm^3/m^3=10^{-6}$,10^{-6} 与 mg/m^3 在气温为 20℃,大气压为 101.3kPa (760mmHg) 的条件下的换算公式为 $10^{-6}=(24.04/M_r)$ mg/m^3,其中 M_r 为该气体的分子量。

注:1. 急性毒性分级指标以急性吸入毒性和急性经皮毒性为分级依据。无急性吸入毒性数据的物质,参照急性经口毒性分级。无急性经皮毒性数据且不经皮吸收的物质,按轻微危害分级;无急性经皮毒性数据但可经皮肤吸收的物质,参照急性吸入毒性分级。

2. 强、中、轻和无刺激作用的分级依据 GB/T 21604 和 GB/T 21609。

3. 缺乏蓄积性、致癌性、致敏性、生殖毒性分级有关数据的物质的分项指标暂按极度危害赋分。

4. 工业使用在五年内的新化品,无实际危害后果资料的,该分项指标暂按极度危害赋分;工业使用在五年以上的物质,无实际危害后果资料的,该分项指标按轻微危害赋分。

5. 一般液态物质的吸入毒性按蒸气类划分。

2. 按危害程度的分级范围划分

轻度危害（Ⅳ级）：THI＞35

中度危害（Ⅲ级）：35≤THI＜50

高度危害（Ⅱ级）：50≤THI＜65

极度危害（Ⅰ级）：THI≥65

二、影响化工行业职业病危害程度的因素

许多因素可以影响化工企业工作场所中的职业病危害程度。

（一）毒物的化学结构

物质的电学结构不仅直接决定其理化性质，也决定其参与各种化学反应的能力；而物质的理化性质、化学活性又与其生物学活性和生物学作用密切相关，并在某种程度上决定其毒性。目前已了解一些毒物的化学结构与其毒性有关。

毒物的理化性质对其进入途径和体内过程有重要影响。分散度高的毒物，易经呼吸道进入，化学活性也大，例如锰的烟尘毒性大于锰的粉尘。挥发性高的毒物，在空气中蒸气浓度高，吸入中毒的危险性大；一些毒物绝对毒性虽大，但其挥发性很小，其在现场吸入中毒的危险性并不高。毒物的溶解度也和其毒作用特点有关，氧化铅较硫化铅易溶解于血清，故其毒性大于后者；苯的脂溶性强，进入体内主要分布于含类脂质较多的骨髓及脑组织，因此，对造血系统、神经系统毒性较大。刺激性气体因其水溶性差异，对呼吸道的作用部位和速度也不尽相同。

（二）进入途径

化工企业职业病危害因素进入人体可以有三种不同途径，在工作场所吸入气体、蒸气或烟尘，再通过肺部吸收，是最重要的进入途径，也有许多化学毒物可以通过皮肤接触而被吸收。

1. 呼吸道吸收

在化工企业中，呼吸道吸收是最重要的染毒途径，呼吸系统是化学毒物最有效的进入点。在呼吸过程中，化学品进入鼻腔，通过气管到达肺泡区，这些化学毒物或沉积此处或穿过呼吸膜进入血液循环。某些化学毒物刺激上呼吸道和肺部气管的黏膜，这种刺激可以作为化学毒物进入体内的先兆，然而有些气体或蒸气没有这种效应。在没有引起注意的情况下，它们就已渗入肺部，引起肺部损伤或进入血液循环。由于其易于通过呼吸进入体内，因此需要高度警惕蒸气、烟雾、粉尘或气体中的化学毒物。

2. 消化道吸收

消化吸收是化学毒物进入体内的另一个途径，当劳动者用被污染的手吃东西或抽烟时，或在工作场所就餐，由于食品或饮料被空气中的化学蒸气所污染，就有可

能消化吸收摄入化学毒物。消化吸收的另一种情况是化学毒物由呼吸道吸入后经气管转送到咽部然后咽下。

3. 皮肤吸收

在生产与劳动条件下，主要经完整皮肤吸收而导致中毒的毒物有：有机磷农药、苯胺、三硝基甲苯与有机金属等；几乎所有有机溶剂、某些气态毒物（氰化氢、氯乙烯等）和个别金属（如汞）也能经完整皮肤吸收，但仅起次要作用。经皮肤吸收途径有两种：一是通过表皮到达真皮，从而进入血循环；另一是通过汗腺、毛囊或皮脂腺而达到真皮。

（三）接触的浓度和类型

化学品通过呼吸、消化、皮肤吸收进入体内，被运送到血液中，除极少数排泄出体外以外，一部分储存在器官和组织中，一部分分解成其他更易溶解的物质然后通过尿液排出体外，其他没有发生变化的部分通过呼吸和尿液排出体外。某些毒物的分解和解毒（通常在肝脏上发生）可能产生比初始物质更有害的物质。对某一个特定的器官，化学毒物造成的损伤原则上取决于其吸收剂量。在呼吸吸收的情况中，其剂量主要取决于化学毒物在空气中的浓度和暴露时间。高浓度化学毒物的短期暴露可能导致急性中毒，而长期暴露于低浓度的化学毒物中将会导致与急性中毒同量的毒物吸入，甚至导致更高的化学品累积量，从而引起慢性中毒。

不论毒物的毒性大小如何，都必须在体内达到一定量才会引起中毒。空气中毒物浓度高，接触时间长，若防护措施不力，则吸收进入体内的量大，容易发生中毒。因此，降低空气中毒物的浓度，缩短接触时间，减少毒物进入体内的量是预防职业中毒的重要环节。

（四）联合作用

毒物与存在生产环境中的各种因素，可同时或先后共同作用于人体，其毒效应可表现为独立、相加、协同和拮抗作用。进行卫生学评价时应注意毒物和其他有害因素的相加和协同作用，以及生产性毒物与生活性毒物的联合作用。

（五）个体差异

人体对毒物毒作用的敏感性有较大个体差异，即使在同一接触条件下，不同个体所出现的反应可相差很大。造成这种差异的个体因素很多，如年龄、性别、健康状况、生理状况、营养、内分泌功能、免疫状态及个体遗传特征等。

（六）环境因素

环境温度、湿度也可影响毒物的毒作用，在高温环境下毒物的毒作用一般较常温大。有人研究了 58 种化学物在低温、室温和高温时对大鼠的毒性，发现在 36℃

高温，毒性最强。高温环境下毒物的挥发性增加，机体呼吸、循环加快，出汗增多等，均可促进毒物的吸收；体力劳动强度大时，毒物吸收多，机体耗氧量也增多，对毒物更为敏感。

三、化工行业职业病危害的毒性效应

化工企业职业病危害的毒性效应可分成急性和慢性，取决于暴露的浓度和暴露时间的长短。毒性效应因暴露的形式和类型不同而不同，可分为如下类型。

（一）刺激

刺激意味着身体同化学品接触已相当严重。一般受刺激的部位为皮肤、眼睛和呼吸系统。

1. 皮肤

当某些化学毒物和皮肤接触时，毒物可使皮肤保护层脱落，而引起皮炎，表现为皮肤干燥、粗糙、疼痛。

2. 眼睛

化学毒物和眼部的接触导致的伤害轻至轻微的、暂时的不适，重至永久性的伤残，伤害严重程度取决于中毒的剂量、急救措施的快慢。酸、碱和溶剂都是引起眼部刺激的典型例子。

3. 呼吸系统

雾状、气态、蒸气状化学毒物和上呼吸系统（鼻和咽喉）接触时，会导致火辣辣的感觉，这一般是由可溶物引起的，如氨水、甲醛、二氧化硫、酸碱，它们易被鼻咽部湿润的表面所吸收。

一些刺激物对气管的刺激会引起支气管炎，甚至严重损害气管和肺组织，如二氧化硫、氯气、煤尘。水不溶化学物质将会渗透到肺泡区，引起强烈的刺激。在工作场所一般不易检测到这些化学毒物，能严重危害工人健康。如：二氧化氮、臭氧以及光气。

（二）过敏

化学品暴露可引起过敏症，开始时，工人可能不会出现过敏症状，然而长时期的暴露会引起身体的反应。即便是低浓度化学毒物的暴露过后也会产生过敏反应，皮肤和呼吸系统可能会受到过敏反应的影响。

1. 皮肤

皮肤过敏是一种看似皮炎（小皮疹或水泡）的症状，这种症状不一定在接触的部位出现，而可能在身体的其他部位出现，引起这种症状的化学毒物如环氧树脂、胺类硬化剂、偶氮染料、煤焦油衍生物和铬酸。

2. 呼吸系统

呼吸系统对化学物质的过敏引起职业性哮喘，症状常包括咳嗽，以及呼吸困

难，如气喘和呼吸短促。引起这种反应的化学品有甲苯、聚氨酯、福尔马林。

（三）缺氧（窒息）

窒息涉及对身体组织氧化作用的干扰。症状分为两种：简单窒息和化学窒息。

1. 简单窒息

这种情况是由于周围氧气被惰性气体所替代，如氮气、二氧化碳、乙烷、氢气或氦气，而使氧气量不足以维持生命的继续。如果空气中氧浓度降到17％以下，机体组织的供氧短缺，就会引起头晕、恶心、调节功能紊乱等症状。这种情况一般发生在空间有限的工作场所，缺氧严重时可导致昏迷，甚至死亡。

2. 化学窒息

这种情况是由于化学物质直接影响机体传送氧以及和氧结合的能力。典型的化学窒息性物质就是一氧化碳。空气中一氧化碳含量达到0.05％时就会导致血液携氧能力严重下降，另外，如氰化氢、硫化氢这些物质，即使血液中含氧充足仍会影响细胞和氧的结合能力。

（四）昏迷和麻醉

暴露于高浓度的某些化学物质中，如乙醇、丙醇、丙酮、丁酮、乙炔、烃类、乙醚、异丙醚会导致压抑中枢神经。这些化学物质产生一种类似醉酒的效应。单一的高浓度的化学暴露也可能导致昏迷甚至死亡。

（五）全身中毒

人体是由许多系统组成的。全身中毒是指由化学物质引起的对一个或多个系统产生有害影响并扩展到全身的现象，这种作用不局限于身体的某一点或某一区域。

肝脏的作用就是净化血液中的有毒物质并在排泄前将它们转化成无害的和水溶性的物质。然而，有一些化学毒物对肝脏是有损害的，根据暴露的剂量和频率，反复损害肝脏组织可能造成伤害引起病变（肝硬化）和降低肝脏的功能，例如酒精、四氯化碳、三氯乙烯、氯仿等。

肾是泌尿系统的一部分，它们的作用是排除由身体产生的废物，维持盐和水的平衡，并控制和维持血液中的酸度。阻止肾排出有毒物质的化学毒物有：四氯化碳、乙二醇和二硫化碳。慢慢削弱肾功能的化学物质有镉、铅、松节油、甲醇、甲苯、二甲苯。

神经系统控制机体的活动功能，它也能被一些化学毒物损害。长期暴露于某些溶剂，会产生疲劳、失眠、头疼、恶心等症状，更严重的将导致运动神经障碍、瘫痪，感觉神经障碍。神经末梢不起作用与暴露于己烷、锰和铅有关，导致腕垂病。暴露于有机磷酸盐化合物，如对硫磷可导致神经系统失去功能，另一个是二硫化碳，它与精神紊乱（精神病）有关系。

暴露于一定的化学毒物也会对生殖系统产生副作用，使男性不育，怀孕的女性流产。二溴化乙烯、苯、氯丁二烯、铅、有机溶剂和二硫化碳等化学物质与男性工人不育有关；流产与暴露于麻醉性气体、水银氧乙烷、戊二醛、氯丁二烯、铅、有机溶剂、二硫化碳和氯乙烯等化学物质有关。

（六）癌症

长期暴露于一定的化学物质可能引起细胞的无节制生长，形成癌性肿瘤。造成职业癌症的部位是变化多样的，未必局限于接触区域，比如：砷、石棉、铬镍和二(2-氯甲基）醚（BCME）等物质可能导致肺癌。鼻腔癌和鼻窦癌是由铬、异丙基油、镍、木材、皮革粉尘等引起的。膀胱癌与暴露于联苯胺、2-萘胺、皮革粉尘等有关。皮癌与暴露于砷、煤焦油和石油产品等有关，肝癌可能是暴露于氯乙烯单体造成的，而骨髓癌是由苯引起的。

（七）尘肺（尘肺病）

尘肺或尘肺病是由于在肺的换气区域发生了小尘粒的沉积以及肺组织对这些沉积物的反应，很难在早期发现肺的变化，当用 X 射线发现这些变化的时候病情已经恶化了。对于尘肺病来说，肺的吸氧能力将减弱，在紧张活动时将发生呼吸短促症状，这种作用是不可逆的，能引起尘肺病的物质有石英晶体、石棉、滑石粉、煤粉和铍。

（八）基因突变

毒物可导致生物遗传基因的突变，导致长远的遗传影响。突变作用的潜在危害并不一定马上表现出来，有可能在隐性状态经历几代后才出现。突变作用可以发生在生殖细胞，也可以发生在体细胞。生殖细胞发生突变可导致不育，胚胎死亡、流产、出现畸形或引起其他遗传性疾病；体细胞的突变，一般认为就是癌症。最新研究表明，很多致突变物质能引起癌症，同时很多致癌物质又可致突变。

（九）致畸作用

受精卵在发育过程中，主要是在胚胎的器官分化发育的敏感时期，由于接触了某种化学毒物或受物理因素的刺激，影响器官的分化发育，导致形成程度轻重不同的畸形胎儿。

四、职业中毒的类型及特点

（一）职业中毒的类型

1. 按病程来分

（1）急性中毒　急性中毒是指毒物一次短时间（几分钟至数小时）内大量吸收

进入人体而引起的中毒。如急性苯中毒、氯气中毒。由于大量毒物短时间侵入人体所造成急性中毒，大多由于毒物泄漏事故、无防护进入有毒环境或误服误用毒物引起。发病突然，主要有呕吐、呼吸困难、头晕头痛、昏迷等症状，如抢救不及时极易造成死亡。

（2）慢性中毒　慢性中毒是由于少量的毒物持续或经常地侵入人体内逐渐发生病变的现象。职业中毒以慢性中毒最多见，慢性中毒的发生是由于毒物在人体内积蓄的结果。因此凡是在人体内有积蓄性的毒物，都可能引起慢性中毒，例如铅、汞、锰等。

慢性中毒症状往往要在从事有关生产几个月、几年，甚至多年后才出现，而且早期症状往往都很轻微，故常被忽视而不能及时发现。因此，在职业活动中，预防慢性职业中毒的问题，实际上较急性中毒更为重要。

（3）亚急性中毒　亚急性中毒介于急性与慢性中毒之间，病变时间较急性中毒长，发病症状较急性中毒缓和，例如二硫化碳、汞中毒等。

2. 按照引起中毒的不同物质分类

按照引起中毒的不同毒物可以将职业中毒分为很多种。比如氨气中毒、硫化氢中毒、有机磷农药中毒、强酸和强碱中毒、一氧化碳中毒、水银中毒、急性甲醇中毒、苯中毒、急性硫化氢中毒、氰化物中毒、铅中毒、甲醛中毒、环氧乙烷中毒等，我国职业病分类目录中规定了 60 种毒物引起的职业中毒，其中最后一条为开放性条款。

（二）职业中毒事故特点

1. 突发性

有毒物质作用迅速，危及范围广，常常带来社会不稳定因素。它的发生往往是突发的和难以预料的。中毒途径主要是染毒空气、土壤、食物和水，经呼吸道、消化道、皮肤和黏膜摄入吸收毒物而中毒。

2. 群体性

由于中毒事故多发生于公共场所，来源于统一污染，因此容易出现同一区域的群体性中毒等。瞬间可能出现大批化学中毒，需要同时救护，按常规医疗办法无法完成任务。这时应根据病员情况进行鉴别分类，紧急疏散。

3. 紧迫性

导致中毒事故的很多化学物质毒性较大，可导致突然死亡，但大部分毒物中毒过程往往呈进行性加重，有的可能造成亚急性中毒或具有潜伏期。因此，若在短时间内实施救治和清除毒物，救助成功的希望较大。

4. 快速性和高度致命性

硫化氢、氮气、二氧化碳在较高浓度下均可于数秒钟内使人发生"电击样"死亡。其机制一般认为与急性反应性喉痉挛、反应性延髓中枢麻痹或呼吸中枢麻痹等有关。

5. 复杂性

中毒事故有时初期很难确定为何种物质中毒，毒物检验鉴定需要一定的设备和时间，大部分中毒是根据现场情况和临床表现而进行判断，容易出现误诊误治。中毒现场救治又需要具有防护能力的医学救治队伍，否则容易造成医务人员的中毒，而且，绝大多数化学毒物没有特效解毒剂，往往需要较强的综合救治能力，如生命体征监护、呼吸支持、高压氧和血液净化等特殊手段。即使有特效解毒剂，由于平时使用较少，一般医院不储备，国家和地方也储备不足，因而经常出现千里送药或动用国家仅有的少量药品，甚至是临时生产。

6. 作用时间长

中毒事故后化学毒物的作用时间比较长，有持久性的特点。其表现为毒物毒性内在的持久效应、合并的精神作用和造成的社会影响。由于造成中毒的染毒空气、土壤和水中存在的毒物，以及进入人体内的毒物的稀释、排泄或解毒需要一定的手段和时间，因此在未有效处置和防护的情况下，可能会出现二次中毒。

本章配套视频资源请扫描下面二维码，专业老师为您讲授，让您更快掌握化工行业职业病危害因素及其对健康影响（封面扫码领取优惠大礼包，注册登录平台后即可以超低价格购买观看）。

第四章

◀◀ 化工行业职业危害控制措施

第一节　职业危害的预防与控制

《职业病防治法》第一章总则第三条中指出，职业病防治工作坚持预防为主、防治结合的方针，建立用人单位负责、行政机关监督、行业自律、职工参与和社会监督的机制，实行分类管理、综合治理。应按照三级预防措施加以控制，以保护和促进职业人群的健康。

第一级预防又称病因预防，是从根本上消除或控制职业性有害因素对人的作用和损害，即改进生产工艺和生产设备，合理利用防护设施及个人防护用品，以减少或消除工人接触的机会。

第二级预防是早期检测和诊断人体受到的职业性有害因素所致的健康损害。

第三级预防是指在患病以后，给予积极治疗和促进康复的措施。

职业病危害因素的控制是"三级预防"中的第一级预防，旨在从根本上消除和控制职业病危害的发生，达到"本质安全"的目的，因此必须采取各种有效措施，保证目标的实现。

职业病危害因素的控制应采取综合措施：

① 首先要依靠立法管理，严格执行《职业病防治法》和国家、地方、行业颁布的有关法规条例，根据单位情况制定制度和管理规程，实行监督管理，以保证控制措施的建立和实施。

② 控制危害源头。在新、改、扩建和技术引进、技术改造的建设项目中，必须将控制职业病危害因素的措施列入规划，与主体工程同时设计、施工、投产使用，实行"三同时"管理。

③ 采取有效的工艺技术措施，将有害因素尽可能消除和控制在工艺流程和生产设备中，做到清洁生产。

④ 对目前技术和经济条件尚不能完全控制的职业病危害，要采取有针对性的卫生保健和个人防护措施，制定各项安全操作规程和职业安全卫生管理制度，加强安全卫生教育。

⑤ 生产中使用的有毒原辅材料，应按照规定申报、登记、注册，详细记录该物质的标识、理化性质、毒性、危害、防护措施、急救预案等。

⑥ 生产过程中的职业病危害和防护要求应告知接触者，提高自身的保护能力。

⑦ 为劳动者创造安全舒适的作业环境，减少心理紧张和生理损害。

职业病危害因素控制，应优先考虑从源头上防止劳动者接触各类职业病危害因素，改善可能引起健康损害的作业环境，其中工程控制是从源头上防治职业病的重要手段之一，针对粉尘、化学毒物、噪声与振动、高温等职业病危害因素，从工程控制上采取相应的防护措施，主要包括工业通风、工业除尘、工业噪声与振动控制等卫生工程防护措施。

一、工业通风

在人类的生产劳动和各种产品的生产过程中，都会不同程度地产生如粉尘、有害气体以及高温等生产性有害因素。作业者若长期暴露在这样的作业环境中，可对其健康造成危害甚至罹患职业病。

通风是控制工业有害物、防尘、防毒、防暑降温的主要技术措施，主要作用在于把生产活动中污染的空气排出，把清洁空气送入，以保证劳动者生产环境所需的劳动条件合乎要求，保护劳动者身体健康。

1. 按通风系统的工作动力分类

按通风系统的工作动力可分为自然通风和机械通风 2 种类型。

（1）自然通风　自然通风是依靠外界风力造成的风压与室内外空气的温差及进、排气口高差造成的热压而使空气流动所形成的一种通风方式。这种通风完全依靠自然形成的动力来实现工作场所内外空气的交换，特别是当工作场所有害气体、粉尘浓度相对较低或者气温、湿度较高时，可以得到既经济又有效的通风效果。通常用于有余热的房间，要求进风空气中有害物质浓度不超过工作地点空气中有害物质最高容许浓度的 30％。自然通风已经广泛应用于冶炼、轧钢、铸造、锻压、机械制造、金属热处理等生产工作环境，具有很好的通风效果。当工艺要求进风需经过滤和处理时或进风能引起雾或凝结水时，不得采用自然通风。

（2）机械通风　机械通风是利用通风机产生的压力，使气流克服沿程的流体阻力，沿风道的主、支网管流动，从而使新鲜空气进入工作场所，污浊空气从工作场所排出的通风方式。机械通风可根据不同要求提供动力，能对不同成分的空气进行加热、冷却、加湿、净化处理，并将相应设备通过风道网管连接起来组成完整的机械通风系统。

利用机械通风可将室外新鲜空气按工作场所工艺布置特点分送到各个特定地

点，并可按需分配空气量，对排出工作场所的废气可进行粉尘或有害气体的净化、回收，减少对大气环境的污染。

2. 按工作场所实施的换气原则分类

可分为全面通风、局部通风。

（1）全面通风（也称为稀释通风） 全面通风是指在一个工作场所内全面地进行通风换气，用新鲜空气稀释或全部替换工作场所内污浊空气，使整个工作场所内的空气环境符合卫生标准。全面通风用于工作场所内有害物质的扩散无法控制在一定范围或有害物质散发的位置不能固定时。实际工作中，往往在工作环境的一个作业场所需要设置全面送风、排风系统。采用全面通风时，应不断向车间提供新鲜空气或符合一定要求的空气，同时从车间内排除污浊空气，以维持车间内良好的工作环境。要使全面通风发挥其应有的作用，首先要根据车间用途、生产工艺布置、有害物散发源位置及特点、人员操作岗位和其他有关因素合理地组织气流，然后根据计算和实际资料取得热、湿、有害气体散发数据，以便确定合适的全面通风换气量，这些因素都在很大程度上影响全面通风效果。

（2）局部通风 局部通风是指在作业环境某些局部地区建立良好的空气环境或在有害因素扩散前将其从发生源排出，以防其沿整个工作场所扩散的通风系统。这是一种经典的控制方法。图 4-1 所示的全面机械排风系统在工作场所中，局部通风所需的设备资金比全面通风少，取得的效果亦比全面通风好。

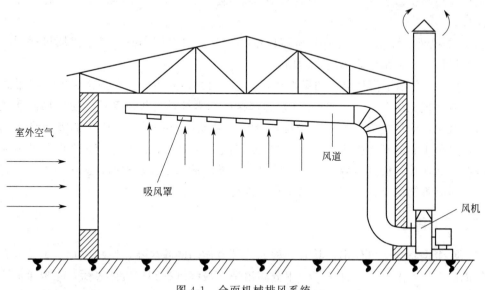

图 4-1 全面机械排风系统

局部排风系统由吸风（吸尘或吸气）罩、风道、除尘或净化设备和风机组成，每一部分设计、选型正确合理与否，均会影响系统的效果。

① 吸风罩。

a. 在不影响操作与检修的情况下，尽量密闭。

b. 尽量设置在尘毒发生源处，减少开口面积，控制尘毒扩散。

c. 形状和大小应有利于尘捕集，罩口面积不小于扩散区水平面积。

d. 吸入风流一般与扩散方向一致，避免污染物通过个人呼吸区。

e. 吸风罩排气应均匀。

f. 吸尘罩的结构、材料、控制风速与吸风罩不同：材料稍厚、容积加大，增设灰斗、清灰口、分离器，必要时加防腐层，控制风速较大。

② 风道。

a. 不得将混合后能引起爆炸的物质连成一个系统。

b. 不同目的的排气不能连成一个系统。

c. 与工艺和建筑配合，缩短管线，少占空间，便于安装检修。

d. 考虑防爆要求，使管道中可燃物限制在爆炸浓度以下，采用防爆风机等防火、防爆措施。

e. 防风道应防止堵塞：采用圆形截面风道，垂直或倾斜安装（＞50°），水平风道不宜过长、保持足够流速、设清灰孔，最小直径＞100mm。

f. 必要时采取防腐措施。

g. 保持支风道间阻力平衡，吸尘（毒）点不宜过多。

h. 减少风道阻力：弯头曲率半径应稍大（$R=1.5D \sim 2.0D$），避免直角连接；变径管用渐扩或渐缩部件；三通管连接不能用 T 形管；风机出口弯头避用反向连接。

③ 风机。轴流风机适用于所需风量大、系统阻力较小时。离心式风机适用于所需风量较小、系统阻力较大的场合。

图 4-2 显示了两种类型的局部通风，图 4-2(a) 为污染物在到达工人呼吸带之前已被抽进工作台下方，图 4-2(b) 为焊接的烟雾被抽进排风系统。使用局部通风时，吸尘罩应尽可能地接近污染源，否则，通风系统中风扇所产生的吸力将被减弱，以至于不能有效捕集扬尘点所散发的烟尘。对装好的通风系统，要经常性地加以维护和保养，使其有效发挥作用。目前，局部通风已在多种场合应用，起到了有效控制有害物质（如铅烟、石棉尘和有机溶剂）的作用。

二、工业除尘

除尘是将含尘气体引入具有一种或几种力作用的除尘器，使颗粒相对于其运载气流产生一定的位移，并从气流中分离出来，最终沉积到捕集体表面。除尘通常与环境保护相关，经常用于燃煤锅炉烟气、水泥窑炉尾气、钢铁冶炼烟尘、装卸与粉碎工艺颗粒物捕集与去除。

1. 除尘技术分类

根据除尘机制不同，目前常用的除尘器可分为以下几类。

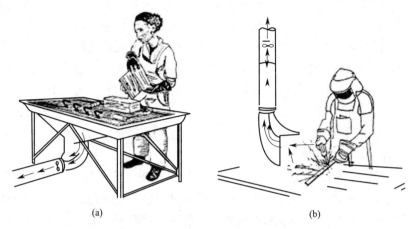

(a)   (b)

图 4-2　两种类型的局部通风方法

（1）重力除尘（如重力沉降室）　是通过重力作用使尘粒从气流中分离。其结构简单、投资少、压力损失小、维修管理容易。但它体积大，效率低，通常作为高效除尘器的预除尘装置，适用于除去 $50\mu m$ 以上的粉尘，压力损失一般为 $50\sim130Pa$。

（2）惯性除尘（如惯性除尘器）　它是在气流中设置各种形式的挡板，利用尘粒的惯性作用使其和挡板发生碰撞而被分离。惯性除尘器主要用于净化密度和粒径较大的金属或矿物性粉尘，具有较高的除尘率，一般用于多级除尘中的第一级除尘，用以捕集 $20\mu m$ 以上的粗尘粒，压力损失一般为 $100\sim1000Pa$。

（3）离心力除尘（如旋风除尘器）　利用气流旋转过程中作用在尘粒上的惯性离心力，使尘粒从气流中分离。旋风除尘器结构简单，体积小，维护方便，对于 $10\sim20\mu m$ 的粉尘，净化效率为 90% 左右。

（4）湿式除尘（如喷淋塔、旋风水膜除尘器）　是通过含尘气体与液滴或液膜的接触使尘粒从气流中分离的装置。它结构简单，投资低，占地面积小，能同时进行有害气体的净化，含尘气体的冷却和加湿等优点，它适合处理有爆炸危险或同时含有多种有害物的气体。缺点是有用物料不能干法回收，泥浆处理比较困难，为了避免水系污染，有时需设置专门的废水处理设备，高温烟气洗涤后，温度下降，会影响烟气在大气中的扩散。

（5）静电除尘（如电除尘器）　它是利用高压放电，使气体电离，粉尘荷电后向收尘极板移动而从气流中分离出来，从而达到净化烟气的目的。静电除尘的优点是效率高、阻力小、设备运行可靠，但对粉尘的电阻率有一定的要求。

（6）过滤除尘（如袋式除尘器）　它是使含尘气体通过过滤材料将粉尘分离捕集的装置，袋式除尘器属于过滤除尘，它以织物为过滤材料，利用滤料表面所黏附的粉尘层作为过滤层捕集粉尘。袋式除尘器是一种高效的干式除尘器，对 $1\mu m$ 的粉尘，除尘效率可达 99% 以上。净化效率高；结构简单、操作方便灵活；适应性强，可以捕集不同性质的粉尘，对高电阻率粉尘，采用袋式除尘器更为优越；工作性能稳定可靠，捕集的干尘便于回收，没有污泥处理、腐蚀等问题，维护简单。实践证明，袋式除尘器是目前控制粉尘，尤其是微细粒子最有效的设备。

重力除尘、惯性除尘和离心力除尘常常作为预除尘措施，湿式除尘用于高温烟气、工艺不稳、条件特殊的场所，静电除尘和过滤除尘则是目前工业上应用广泛的主流除尘器，随着环保标准的提高，原有的一些静电除尘器正在被改造成袋式除尘器，袋式除尘器的应用范围将更加扩大，是颗粒物捕集技术的发展方向。

2. 袋式除尘

(1) 袋式除尘原理　袋式除尘器是由箱体、滤袋、清灰装置、灰斗等组成的。滤袋是袋式除尘器的核心部件，通常由针刺毡材料制成。使用初期，粉尘会随着气流进入滤料内部，使纤维间空隙逐渐变小，最终形成附着于滤料表面的粉尘层，过滤的机制由深层过滤变为表面过滤，表面过滤的效率通常略高于深层过滤效率。在工业应用的常规阶段，由粉尘层所支持的表面过滤起主要作用，此时滤袋作为粉尘层的支撑骨架。随着粉尘在滤袋上的附着，滤袋两侧的压差增大，增加了系统的能耗，系统风量有所下降，因此除尘器运行一段时间后要及时清灰。

(2) 袋式除尘器清灰方法分类　常用的清灰方法有简易清灰、机械振动清灰、气流清灰和脉冲清灰4类。

① 简易清灰是通过关闭风机时滤袋的变形及粉尘层的自重进行的，必要时辅以人工的轻度拍打。为了充分利用粉尘层的过滤作用，它的过滤风速较低，清灰时间间隔较长。

② 机械振动清灰是滤袋在机械结构的作用下，产生上下、左右运动或振动，从而使粉尘脱落，这种清灰方法的效果较好，工作性能稳定。但滤袋受机械作用损伤大，滤袋检修及更换工作量大，近年来应用较少。

③ 气流清灰是利用气流从与滤尘相反的方向吹过滤袋和粉尘层，使粉尘从滤袋上脱落，这种方法多用于内滤式。采用气流清灰时，滤袋内必须有防瘪环，避免滤袋被压瘪。反吹气流清灰的效果好，滤袋磨损少，特别适用于粉尘黏性小的情况和玻璃纤维袋式除尘器。

④ 脉冲清灰是利用喷嘴喷出压缩空气进行清灰。其优点是在清灰过程不中断滤料的正常工作，清灰强度大，允许过滤风速高，缺点是必须有压缩空气。

三、噪声控制

(一) 噪声控制原理与方法

1. 噪声控制原理

在任何噪声环境中，噪声源、传播途径和接收者3个环节是噪声控制中必须考虑的，因此，控制噪声要全面考虑声源、声场和接收者三个基本环节组成的声学系统，也就是说，工业系统控制噪声的基本途径即是从声源、声场、接收者三个方面着手降低其危害的。

2. 噪声控制的一般方法

（1）声源降噪　声源是指振动着的物体或者是工作时能够发生振动的物体。声源降噪即设法减少声源的辐射声功率，这是控制噪声最基本的方法。声源控制一般可通过以下方式实现：采用低噪声材料，如使用减振合金、复合材料代替普通金属材料。采用低噪声设备，如改变设备运转原理，改进加工精度和装配精度等。采用低噪声工艺，如冲压工艺采用电阻压焊或液压代替高噪声的机械撞击等。声源降噪既是一项长远的、有发展前途的降噪措施，也是最根本、最有效的降噪措施。

（2）传播途径控制　传播途径降噪是指在从声音通过的空气或固体传播介质着手降低噪声强度的控制方式。①规划管理措施。主要包括厂区合理布局、利用屏障阻止噪声传播和绿色降噪三种方法。厂区合理布局主要是指按"闹静分开"的原则进行厂区规划，将高噪声的工作场所与噪声较低的工作场所、生活区分开或者远离设置，实现噪声距离衰减（扩散衰减）。绿色降噪是指采用一定密度和具有一定宽度和种植面积的树木、草坪，利用其衰减噪声作用来降低噪声。绿色降噪宜选叶茂枝密、树冠低垂、生长迅速的树种。利用声源的指向性降低噪声，如将辐射噪声的管道出口朝天空或野外，即可降低其影响；将高速排气管道引出至室外可显著降低室内噪声。②声学技术措施。若依靠上述方法仍然无法有效控制噪声，则需要在噪声的传播途径上直接采取吸声、隔声、减振和消声等基本技术措施降噪。

（3）对接收者的保护　接收者可以是人，也可以是灵敏的设备，工人可以佩戴护耳器（如耳罩或耳塞）或在隔声间操作等加以保护；仪器设备可以采用隔声、隔振设计等手段加以保护。

3. 作业场所噪声控制工作程序

企业作业场所噪声控制实践中遇到的问题常包括两类，即现有作业场所噪声强度超标问题和新建企业作业场所噪声危害的预防控制问题。两类问题中后者处理起来余地较大，前者处理起来困难较多。任何作业现场噪声的控制，都需要进行现场调研，确定降噪量，进行降噪方案设计，进行施工、验收和噪声控制效果评价等步骤。

（二）吸声降噪

噪声控制中的吸声，就是使用吸声材料装饰内表面，使噪声因被吸收而降低。当声波进入多孔材料后，会使声能转化为热能而消声。但是用吸声办法只能降低混响声，对直发声没有作用。吸声材料是能够把入射在其上的声能吸收掉的材料，具有多孔性，所以吸声材料大多是松软或多孔性的材料，如玻璃棉、泡沫塑料、矿渣棉、毛毡、石棉绒、加气混凝土、木丝板、甘蔗板等。用吸声材料处理房间内表面的目的是为了吸收反射声，而对从声源直接发出的直达声作用甚微。吸声材料对高频噪声比对低频噪声有效。

（三）隔声技术

在许多情况下，可以利用墙板、门窗、罩体等构件，将噪声源与接收者分隔开，使接收者一侧的噪声得到降低。这种使噪声在传播过程中，受到人为设置构件阻碍而得到降低的过程称为隔声。按噪声传播方式可将其分为空气传声和固体传声。空气传声是指声源直接激发空气介质振动，并借助空气介质而直接传入人耳。固体传声则是固体构件受到机械振动的驱动，在构件中进行弹性振动，使振动沿构件传播，也能向周围的空气辐射声能。隔声技术主要是针对减弱空气传声的；少数情况下，要设法通过弹性连接减少固体传声。

1. 隔声罩

将声源部分或全部予以封闭，减少噪声外溢的声学装置称为隔声罩；通常用来降低风机、发电机、电动机、空压机等机电设备的噪声；其优点是技术措施简单、投资较少而效果显著。隔声罩罩壁通常由罩板、阻尼涂料和吸声层构成。隔声罩可分为全封闭型隔声罩、局部封闭型隔声罩和隔声消声箱三类。

2. 隔声间

为避免噪声对作业人员的伤害，在生产场所用隔声构件组成一个可供安静休息等的小环境，习惯上称为隔声间。

为提高隔声间的隔声量，避免出现隔声薄弱环节，设计时常要求窗或门等隔声薄弱环节和墙体共同承担隔声任务，即"等透声原则"。孔洞和缝隙对隔声有显著不利影响；构件原有隔声量越大，其影响越显著。孔洞对隔声性能的影响主要表现在高频段范围，缝隙对隔声性能的影响比孔洞更为严重，在中低频段就有较大的下降。

（1）隔声墙　设计隔声墙板时，应注意以下问题。应注意减弱共振现象对隔声的影响。薄钢板、纤维板等材料制成的轻质结构的共振现象影响比较严重，实际应用时可通过增加双层板之间的距离、增加板的面密度和涂阻尼层等方法减弱共振现象的影响。还应注意减弱吻合现象对隔声的影响；墙板的吻合效应如出现在声频范围内，将严重影响墙板的隔声性能，应设法使临界频率移出声频范围。双层墙板之间宜填充柔性吸声材料，以显著改善共振频率和临界频率处的隔声性能；吸声材料宜固定在一层墙板的内侧，而不宜悬挂或放置在双层墙板的中间。安装双层隔声结构时应尽量避免双层板材之间出现刚性接触（"声桥"），如需在两板之间加入支撑物，宜选用弹性支撑。

（2）隔声门　门的隔声量取决于门板自身的隔声能力以及门与框间缝隙的密封程度。门自身隔声能力的提高可通过采用多层结构以及门板中填充多孔性吸声材料的方法实现。多层结构选材主要包括钢板、胶合板、玻璃棉、毛毡等。门缝密封是提高其隔声量的关键，通常将门框做成阶梯状（企口），在接缝处嵌软橡皮、毛毡等弹性材料，门缝实际宽度不应超过 1mm，门与地板间实际缝隙亦不应超过 2～3mm，在门框与墙间的接缝处应采用沥青麻刀等软材料进行填充并做封堵。

（3）隔声窗　隔声窗隔声效果的影响因素主要有玻璃的厚度、层数、层间空气层的厚度以及窗扇与窗框的密封程度等。玻璃越厚，隔声效果越好，可将其做成两层或多层；两层结构中空气层厚度对隔声效果影响显著。玻璃间距在 8～12cm 时隔声效果最佳。采用多层玻璃窗时，各层玻璃宜选用不同的厚度，可避免吻合效应的影响。安装时，最好使中间空气层的厚度不一致，即各层玻璃并不相互平行，则可减少共振现象的发生。玻璃边缘采用压紧的弹性垫，可改善中、高频隔声性能；常用压紧材料有细毛毡条、多孔橡皮垫等。此外，窗扇之间、窗扇与窗框之间的接触面必须进行密封。

3. 隔声屏

隔声屏与开敞式隔声罩类似，实践中常将其用于阻挡声波在声源与接受点间的传播，又称为隔声障板，常用于车间、开敞式办公室及交通繁忙的道路两旁。隔声屏具有隔声和吸声的双重性质，常应用在无法将声源密闭的场合，安装在声源与安静区域之间，对直达声可起到较好的隔绝作用；因其面向噪声源的一侧做高效率吸声处理，故对降低室内混响声亦能够起到一定的作用。隔声屏具有灵活方便、便于拆装等特点，常用作不宜安装隔声罩时的补救措施，但其降噪量通常不大。

（四）消声措施

消声器是一种既允许气流通过，又能有效阻止或减弱声能沿管道或向外传播的装置，常用于针对通风管道、排气管道等噪声源进行降噪处理。性能良好的消声器能使气流噪声降低 20～40dB。消声器分为阻性消声器、抗性消声器、阻抗复合式消声器三类。

阻性消声器借助镶嵌在管道内壁上的吸声材料或吸声结构的吸声作用，使沿管道传播的噪声随距离衰减，从而达到消声降噪的目的，主要用于控制中、高频噪声。抗性消声器借助共振原理将声能消耗掉。常见的抗性消声器分扩张室和共振腔式两类。扩张室消声器是借助管道截面的突然扩张，截面发生突变使声波在该界面反射回去；共振腔消声器则借助管道壁面上的共振腔来控制噪声。抗性消声器控制低、中频噪声的效果较好。为拓宽有效消声频率范围，常使用阻抗复合式消声器。此外，还有微穿孔板消声器、喷注耗散型消声器、干涉式消声器、电子消声器等。无论何种类型的消声器，均要求其具有较高的消声量和较宽的消声频率范围，同时必须具有良好的空气动力性能，体积小、重量轻、结构简单、加工方便、便于维修、造价低廉等特点也是选择消声器的要点。腐蚀环境中宜选用不锈钢或塑料材料做消声器的器壁；注意消声器的安装位置，一般应将其置于管道气流平稳处，且应尽量靠近声源，其出口应尽量背向怕噪声干扰的场所。

设计和选用消声器时，须注意其与噪声源的特性相匹配；声源以高频噪声为主，则宜采用阻性消声器；若为低、中频噪声则宜采用抗性消声器；若为宽带噪声则宜采用阻抗复合式消声器。声源噪声存在突出峰值时要针对该峰值噪声频率设计共振腔等类型的抗性消声器以衰减窄带空气动力性噪声。消声器内的气流速度不可过大，它对消声器的空气动力性能和消声性能都具有较大的影响。通过消声器的气流速度一般不宜超过 30m/s；气流速度过高时有可能导致消声量大幅度下降、消声器失效等情况，即所谓"气流再生噪声"。

1. 阻性消声器

阻性消声器主要有管式、片式、折板式、小室式、声流式等形式，其消声性能与其结构、吸声材料种类、吸声层厚度及密度、气流通道断面尺寸、消声器有效长度、气流速度等因素有关。阻性消声器适宜消除中、高频气流噪声，如需改善低频消声性能，可采用加厚吸声层和加大吸声材料密度的方法。一般选用超细玻璃棉为吸声材料，吸声层厚度一般取 5～15cm，直管消声器直径不宜大于 30cm。吸声材料护面结构有玻璃布、穿孔板、钢丝棉等。设计时要选择合理的管内气流速度，工业用风机消声器常取 10～20m/s，最大不超过 30m/s。

2. 抗性消声器

(1) 扩张室消声器　扩张室消声器是管和室的组合，即用管子将小室连接起来，结构简单、消声量大，适用于消除中、低频噪声，但其消声频率范围很窄，阻力较大，适用于风速较低或阻力要求不严的场合。

(2) 共振腔消声器　典型共振腔消声器是由一段开有若干小孔的管道和管道外一个密闭的空腔所组成，小孔和空腔组成一个弹性振动系统，小孔孔径中具有一定质量的空气柱在声波驱动下像活塞一样做往复运动。当气流产生声波的频率与其固有频率相同时，该系统即发生共振，孔径中的空气柱运动速度加快，摩擦阻力增大，大量声能转化为热能而消散掉，从而达到消声的目的，其在共振频率附近可取得最大的消声量。这种消声器气流阻力小，可用于消除低、中频噪声，但其体积大、消声频带窄，经常与阻性消声器配合使用。

3. 阻抗复合式消声器

阻抗复合式消声器是将阻性与抗性两种消声机理通过适当结构复合起来而构成的。采用这种复合式消声器，可以达到较好的控制效果。常用的阻抗复合式消声器有扩张室-阻性消声器、共振腔-阻性消声器以及扩张室-共振腔-阻性消声器。

4. 微穿孔板消声器

微穿孔板消声器的消声原理主要是利用减小共振腔消声器的孔径，使其成为微孔（$d \leqslant 1mm$），由于孔径的大幅度减小，声阻得到显著提高，因此，可在较宽的频率范围内获得较好的消声效果。微穿孔板消声器能够耐受较高的气流速度，并能耐高温、高湿和高压，消声效果稳定，尤其适用于排气放空等系统的消声。

四、振动控制

（一）振动控制的原理与方法

控制振动的方法很多，作为工程措施主要可归纳为减少扰动、防止共振、采取隔振措施三类。减少扰动的措施主要指减少或消除振动源的激励，如改善机器的平衡、减少构件加工误差、提高安装质量、对薄壁结构作阻尼等。防止共振是指防止或减少设备、结构对振动源的响应。如改变振动系统固有频率，改变振动系统扰动源频率，增大阻尼，减少振动振幅等。隔振措施主要指采取措施减小或隔离振动的传递，常为在振源与需要防振的设备间安装弹性隔振装置，使振源的大部分振动被隔振装置吸收，减小振源对设备或场所的干扰。根据振动系统的模型或者振动传递方式的不同，分隔离振源和隔离响应两类。前者为积极隔振（主动隔振），后者为消极隔振（被动隔振），其原理都是将需隔离的设备安装在适当的弹性装置上，使大部分振动被隔振弹性装置所吸收。

（二）隔振设计

1. 主动隔振

为减小振动源对周围设备的影响，将其进行隔离，防止振动向外传递的隔振方式称为主动隔振或者积极隔振。主动隔振的隔振效果用传递比 T 表示，T 为设备隔振后传递给地基的动载荷与未隔振时设备传递给地基的动载荷之比值。

2. 被动隔振

为减小周围振源对设备的影响，可将其与整个地基（或支撑）隔离开，这种将设备进行隔离、防止周围振源传给设备的隔振，称为被动隔振。被动隔振的传递比 T 用被隔振设备的振幅与振源的振幅之比值表示。

（三）隔振装置

隔振装置是使系统与稳态激励源隔离开的一类弹性装置，主要包括钢弹簧减振器、橡胶隔振器、橡胶隔振垫、隔振沟等。

1. 钢弹簧减振器

钢弹簧减振器是一种用途广泛的隔振装置，从结构上可分为螺旋弹簧减振器和板条式减振器；从安装方式上可分为压缩式和悬挂式两类。钢弹簧减振器的力学性能稳定，对低频振动具有较好的隔振效果，能适应较广的频率范围，使用年限长，体积小，易更换，耐高温，能在潮湿和油污环境下使用。但其阻尼比较小，易传递高频振动，实际应用时，需另加黏滞阻尼器或采用钢丝外包覆橡胶的方法增加阻尼，也可在弹簧下铺设橡胶垫或软木等阻尼较大的材料。

2. 橡胶隔振器

橡胶隔振器根据受力形式分为压缩式、剪切式、压剪复合式等几种。橡胶隔振器具有良好的隔振缓冲性能和阻尼特性，在通过共振区时，不会出现过大的振动。此外，橡胶能够吸收机械能量，尤其对高频振动能量的吸收更为突出，因此，橡胶隔振器亦可降低噪声。但其使用寿命比钢弹簧短，耐受恶劣环境（如气温过高或过低）的性能较钢弹簧差，易受油污、臭氧和一些化学品的侵蚀而较易老化、龟裂，工作不够稳定，须做定期检查，以保证其工作正常。

3. 其他隔振装置

（1）橡胶隔振垫　橡胶隔振垫主要有平板橡胶板、肋形橡胶垫、三角槽橡胶垫、圆筒橡胶垫、凸台橡胶垫等。其承载量、承载范围以及阻尼均较大，抑制水平振动效果好，但抑制垂直振动的性能较差。

（2）软管连接　软管连接又称软连接，主要用于管道隔振。管道隔振即将机械设备与管道的刚性连接改为软连接。使用软管连接，不仅能够起到减振的效果，同时，还具有减少噪声、便于安装等优点。常用的软管连接有：帆布软接管（常用于风机与风管的连接处）、橡胶软接管（常用于流速大、压力高的输送管道，尤其是输送具有酸性或带有毒性的气体）等。

（3）隔振沟　在振动波传播的路径上挖沟，以隔绝振动的传播，这种以防振为目的而设计的沟称为防振沟。防振沟越深，隔振效果越好，其宽度对隔振效果影响不大。

（四）阻尼减振

阻尼减振是指在金属结构上涂覆一层阻尼材料，抑制结构振动、减少噪声的一种措施。阻尼减振能够抑制共振频率下的振动峰值，减少振动沿结构的传递，降低结构噪声，有利于机械系统受到瞬态振动后尽快恢复到稳定状态。阻尼对共振区的振动抑制最为有效，而对于非共振区，其作用则不大明显。可提供阻尼的方式有两种：其一是非阻尼材料，如固体摩擦阻尼器、液体摩擦阻尼器、电磁阻尼器、动力吸振器等；其二是阻尼材料，如黏弹性阻尼材料、阻尼金属、附加阻尼结构等。

（五）手传振动的防护

控制手传振动危害的管理措施包括减少振动危害的基本策略、工艺控制及维修保养、进行必要培训和减少振动暴露的时间四个方面的内容。其中减少振动危害的基本策略主要包括识别作业场所主要手传振动源，振源性质及严重程度；建立与手传振动暴露有关的风险管理的基本方针、总目标及采取行动的顺序，以及分析生产中各个阶段及因素与振动危害的关系，以选择减少振动的最佳措施。

手传振动防护的主要技术依据是国家标准《手持式机械作业防振要求》（GB/T 17958—2000），可通过以下方式减少振动危害。

通过工作任务、产品及工艺的再设计减少振动危害的基本方法主要包括：采用无振动危害的工艺、机械或设备，例如以自动化或机械化代替原有工艺、机械或设备以彻底消除振动危害；通过对机械或工艺进行改进，如用低振动设备或使振源的频率避开手臂系统敏感频率实现在振源处减少振动；减少振动的传递，如在振源和操作者握持手柄或手握表面间的传递处使用减振手柄，或在手柄等振动表面与人手间用防振手套或减振手柄套减振；采用轮换工作方式，减少操作者与工具手柄、机械的控制部分或其他振动表面的接触时间等方式减少总振动暴露时间。在一特定作业或工作任务的任一阶段或全过程都可按上述方法实施减振，以降低振动的危害程度。

第二节　个体防护用品

一、个体防护用品的概念与分类

（一）个体防护的概念

个体防护是在生产条件无法消除各种危险和职业病危害因素的情况下，为保障从业人员的安全与健康所设置的最后一道防线。个体防护用品是指从业人员在劳动中为防御物理、化学、生物等外界因素伤害所穿戴、配备以及涂抹、使用的各种物品的总称。人类在生产过程中存在各种危险和有害因素，概括起来主要分为三类：①化学性因素，如有毒气体、有毒液体、有毒性粉尘与气溶胶、腐蚀性液体等；②物理性因素，如噪声、振动、静电、触电、电离辐射、非电离辐射、物体打击、坠落、高温液体、高温气体、明火、恶劣气候作业环境（高温、低温、高湿）等；③生物性因素主要包括生产原料和作业环境中存在的对职业人群产生有害作用的致病微生物、寄生虫及动植物等及其所产生的生物活性物质。生产和生活中存在的各种危险和有害因素，会伤害人的身体、损害健康，甚至危及生命。因此，应采取技术措施和个体防护措施保障人的安全和健康。必须配备合格的产品，保证选型正确、维护得当，并充分考虑个体防护用品的舒适性，使得员工愿意佩戴、正确使用，也应当定期更新与检修，才能更好地保护从业人员的健康。

需要指出的是，个体防护用品只是劳动防护的最后一道防线。个体防护用品的配备和使用，不能替代作业环境和劳动条件的根本性改善措施（如材料、工艺的改进，工程技术措施，管理措施等），不能成为逃避采取根本性措施或降低根本性实施力度的借口或依靠。

（二）个体防护用品的分类

个体防护用品的种类很多，由于各部门和使用单位对个体防护用品要求不同，分类方法也不一样。生产个体防护用品的企业和商业采购部门，通常按原材料分类，以利安排生产，组织进货。个体防护用品商店和使用单位为便于经营和选购，通常按防护功能分类。而管理部门和科研单位，从劳动卫生学角度，通常按防护部位分类。我国对个体防护用品采用以人体防护部位为法定分类标准（《个体防护用品分类与代码》），共分为九大类。既保持了个体防护用品分类的科学性，同国际分类统一，又照顾了个体防护用品防护功能和材料分类的原则。

1. 按照用途分类

（1）以防止伤亡事故为目的的安全护品。主要包括：

① 防坠落用品，如安全带、安全网等；

② 防冲击用品，如安全帽、防冲击护目镜等；

③ 防触电用品，如绝缘服、绝缘鞋、等电位工作服等；

④ 防机械外伤用品，如防刺、割、绞碾、磨损用的防护服、鞋、手套等；

⑤ 防酸碱用品，如耐酸碱手套、防护服和靴等；

⑥ 耐油用品，如耐油防护服、鞋和靴等；

⑦ 防水用品，如胶制工作服、雨衣、雨鞋和雨靴、防水保险手套等；

⑧ 防寒用品，如防寒服、鞋、帽、手套等。

（2）以预防职业病为目的的劳动卫生护品。主要包括：

① 防尘用品，如防尘口罩、防尘服等；

② 防毒用品，如防毒面具、防毒服等；

③ 防放射性用品，如防放射性服、铅玻璃眼镜等；

④ 防热辐射用品，如隔热防火服、防辐射隔热面罩、电焊手套、有机防护眼镜等；

⑤ 防噪声用品，如耳塞、耳罩、耳帽等。

2. 以人体防护部位分类

（1）头部防护用品 头部防护用品是为防御头部不受外来物体打击和其他因素危害而配备的个人防护装备。根据防护功能要求，主要有一般防护帽、防尘帽、防水帽、防寒帽、安全帽、防静电帽、防高温帽、防电磁辐射帽、防昆虫帽九类产品。

（2）呼吸器官防护用品 呼吸器官防护用品是为防御有害气体、蒸气、粉尘、烟、雾经呼吸道吸入，或直接向使用者供氧或清净空气，保证尘、毒污染或缺氧环境中作业人员正常呼吸的防护用具。呼吸器官防护用品主要分为防尘口罩和防毒口罩（面具）两类，按功能又可分为过滤式和隔离式两类。

（3）眼面部防护用品 眼面部防护用品是预防烟雾、尘粒、金属火花和飞屑、热、电磁辐射、激光、化学飞溅物等因素伤害眼睛或面部的个人防护用品。眼面部防护用品种类很多，根据防护功能，大致可分为防尘、防水、防冲击、防高温、防电磁辐射、防射线、防化学飞溅、防风沙、防强光九类。目前我国普遍生产和使用的主要有焊接护目镜和面罩、炉窑护目镜和面罩以及防冲击眼护具三类。

（4）听觉器官防护用品　听觉器官防护用品是能防止过量的声能侵入外耳道，使人耳避免噪声的过度刺激，减少听力损失，预防由噪声对人身引起的不良影响的个体防护用品。听觉器官防护用品主要有耳塞、耳罩和防噪声头盔三类。

（5）手部防护用品　手部防护用品是具有保护手和手臂功能的个体防护用品。通常称为劳动防护手套。手部防护用品按照防护功能分为十二类，即一般防护手套、防水手套、防寒手套、防毒手套、防静电手套、防高温手套、防 X 射线手套、防酸碱手套、防油手套、防振手套、防切割手套、绝缘手套。每类手套按照材料又能分为许多种。

（6）足部防护用品　足部防护用品是防止生产过程中有害物质和能量损伤劳动者足部的护具，通常称为劳动防护鞋。足部防护用品按照防护功能分为防尘鞋、防水鞋、防寒鞋、防足趾鞋、防静电鞋、防高温鞋、防酸碱鞋、防油鞋、防烫脚鞋、防滑鞋、防刺穿鞋、电绝缘鞋、防震鞋十三类，每类鞋根据材质不同又能分为许多种。

（7）躯干防护用品　躯干防护用品就是通常讲的防护服。根据防护功能，防护服分为一般防护服、防水服、防寒服、防砸背心、防毒服、阻燃服、防静电服、防高温服、防电磁辐射服、耐酸碱服、防油服、水上救生衣、防昆虫服、防风沙服十四类，每一类又可根据具体防护要求或材料分为不同品种。

（8）护肤用品　护肤用品用于防止皮肤（主要是面、手等外露部分）免受化学、物理等因素危害的个体防护用品。按照防护功能，护肤用品分为防毒、防腐、防射线、防油漆及其他类。

（9）防坠落用品　防坠落用品是防止人体从高处坠落的整体及个体防护用品。个体防护用品是通过绳带，将高处作业者的身体系接于固定物体上，整体防护用品是在作业场所的边沿下方张网，以防不慎坠落，主要有安全网和安全带两种。安全网是应用于高处作业场所边侧立装或下方平张的防坠落用品，用于防止和挡住人和物体坠落，使操作人员避免或减轻伤害的集体防护用品。根据安装形式和目的，分为立网和平网。安全带按使用方式，分为围杆安全带和悬挂、攀登安全带两类。

二、个体防护用品的选用原则

1. 基本原则

个体防护用品选择的正确与否，关系到其防护性能的发挥和劳动者生产作业的效率两个方面。一方面，选择的个体防护用品必须具备充分的防护功能；另一方面，其防护性能必须适当，因为劳动防护用具操作的灵活性、使用的舒适度与其防护功能之间，具有相互影响的关系。企业应组织生产、安全等管理部门人员以及其他相关人员，对企业进行全面的危险、有害因素辨别，识别作业过程中的潜在危险、有害因素，确定进行各种作业时危险、有害因素的存在形态、分布情况等，并为作业人员选择配备相应的个体防护用品；且所选用的个体防护用品的防护性能应与作业环境存在的风险相适应，能满足作业安全的要求。用人单位首先应识别作业场所存在的职业危害因素，明确对人体造成的健康危害；其次针对具体产生职业危害的工作工艺，采取相应工程措施改革，若仍无法消除职业危害，则需根据职业危害引起的伤害部位购置符合国家标准的劳动防护用品；在使用劳动防护用品前，对劳动者进行防护用品正确佩戴和使用的培训。相应流程如图4-3所示。

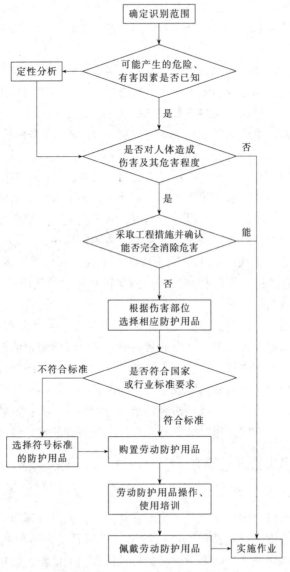

图 4-3　劳动防护用品选择程序

2. 个体防护用品的品类及防护性能

常用的个体防护用品及其防护性能见表 4-1。

表 4-1 常用个体防护用品品类及防护性能说明

种类	编号	名称	防护性能说明
头部防护	A01	工作帽	防头部擦伤、头发被绞碾
	A02	安全帽	防御物体对头部造成冲击、刺穿、挤压等伤害
	A03	披肩帽	防止头部、脸和脖子被散发在空气的微粒污染
呼吸器官防护	B01	防尘口罩	用于空气中含氧19.5%以上的粉尘作业环境,防止吸入一般性粉尘,防御颗粒物等危害呼吸系统或眼面部
	B02	过滤式防毒面具	利用净化部件吸附、吸收、催化或过滤等作用除去环境空气中有害物质后作为气源的防护用品
	B03	长管式防毒面具	使佩戴者呼吸器官与周围空气隔绝,并通过长管得到清洁空气供呼吸的防护用品
	B04	空气呼吸器	防止吸入对人体有害的毒气、烟雾、悬浮于空气中的有害污染物或在缺氧环境中使用
眼面部防护	C01	一般防护眼镜	戴在脸上并紧紧围住眼眶,对眼起一般的防护作用
	C02	防冲击护目镜	防御铁屑、灰砂、碎石对眼部产生的伤害
	C03	防放射性护目镜	防御X射线、电子流等电离辐射对眼部的伤害
	C04	防强光、紫(红)外线护目镜或面罩	防止可见光、红外线、紫外线中的一种或几种对眼的伤害
	C05	防腐蚀液眼镜/面罩	防御酸、碱等有腐蚀性化学液体飞溅对人眼/面部产生的伤害
	C06	焊接面罩	防御有害弧光、熔融金属飞溅或粉尘等有害因素对眼睛、面部的伤害
听觉器官防护	D01	耳塞	防护暴露在强噪声环境中的工作人员的听力受到损伤
	D02	耳罩	适用于暴露在强噪声环境中的工作人员,以保护听觉、避免噪声过度刺激,在不适戴耳塞时使用。一般在噪声大于 100 dB(A)时使用
手部防护	E01	普通防护手套	防御摩擦和脏污等普通伤害
	E02	防化学品手套	具有防毒性能,防御有毒物质伤害手部
	E03	防静电手套	防止静电积聚引起的伤害
	E04	耐酸碱手套	用于接触酸(碱)时戴用,免受酸(碱)伤害
	E05	防放射性手套	具有防放射性能,防御手部免受放射性伤害
	E06	防机械伤害手套	保护手部免受磨损、切割、刺穿等机械伤害
	E07	隔热手套	防御手部免受过热或过冷伤害
	E08	绝缘手套	使作业人员的手部与带电物体绝缘,免受电流伤害
	E09	焊接手套	防御焊接作业的火花、熔融金属、高温金属辐射对手部的伤害
足部防护	F01	防砸鞋	保护脚趾免受冲击或挤压伤害
	F02	防刺穿鞋	保护脚底,防足底刺伤
	F03	防水胶靴	防水、防滑和耐磨的胶鞋
	F04	防寒鞋	鞋体结构与材料都具有防寒保暖作用,防止脚部冻伤
	F05	隔热阻燃鞋	防御高温、熔融金属火化和明火等伤害
	F06	防静电鞋	鞋底采用静电材料,能及时消除人体静电积累
	F07	耐酸碱鞋	在有酸碱及相关化学品作业中穿用,用各种材料或复合型材料做成,保护足部防止化学品飞溅所带来的伤害
	F08	防滑鞋	防止滑倒,用于登高或在油渍、钢板、冰上等湿滑地面上行走
	F09	绝缘鞋	在电气设备上工作时作为辅助安全用具,防触电伤害
	F10	焊接防护鞋	防御焊接作业的火花、熔融金属、高温辐射对足部的伤害
	F11	防护鞋	具有保护特征的鞋,用于保护穿着者免受意外事故引起的伤害,装有保护包头

种类	编号	名称	防护性能说明
躯干防护	G01	一般防护服	以织物为面料,采用缝制工艺制成的,起一般性防护作用
	G02	防静电服	能及时消除本身静电积聚危害,用于可能引发电击、火灾及爆炸危险场所穿用
	G03	阻燃防护服	用于作业人员从事有明火、散发火花、在熔融金属附近操作有辐射热和对流热的场合和在有易燃物质并有着火危险的场所穿用,在接触火焰及炙热物体后,一定时间内能阻止本身被点燃、有焰燃烧和阴燃
	G04	化学品防护服	防止危险化学品的飞溅和与人体接触对人体造成的伤害
	G05	防尘服	透气性织物或材料制成的防止一般性粉尘对皮肤的伤害,能防止静电积聚
	G06	防寒服	具有保暖性能,用于冬季室外作业人员或常年低温作业环境人员的防寒
	G07	防酸碱服	用于从事酸碱作业人员穿用,具有防酸碱性能
	G08	焊接防护服	用于焊接作业,防止作业人员遭受熔融金属飞溅及其热伤害
	G09	防水服(雨衣)	以防水橡胶涂覆织物为面料防御水透过和漏入
	G10	防放射性服	具有防放射性性能,防止放射性物质对人体的伤害
	G11	绝缘服	可防 7000V 以下高电压,用于带电作业时的身体防护
	G12	隔热服	防止高温物质接触或热辐射伤害
坠落防护	H01	安全带	用于高处作业、攀登及悬吊作业,保护对象为体重及负重之和最大 100kg 的使用者,可以减小高处坠落时产生的冲击力、防止坠落者与地面或其他障碍物碰撞、有效控制整个坠落距离
	H02	安全网	用来防止人、物坠落,或用来避免、减轻坠落物及物击伤害

三、化工行业主要的个体防护用品

(一) 呼吸防护用品

呼吸防护用品也称呼吸防护器,是防御缺氧空气和空气污染物进入呼吸道的防护用品。主要用于防护工作场所中存在的颗粒物、有害气体和蒸气等职业病危害因素通过呼吸道进入人体。根据我国职业病目录,80%以上的职业病都是由呼吸危害导致的,长期暴露于有害的空气污染物环境,如粉尘、烟、雾,或有毒有害的气体或蒸气,会导致各种慢性职业病,如硅肺、焊工尘肺、苯中毒、铅中毒等,短时间暴露于高浓度的有毒、有害的气体,如 CO 或硫化氢,会导致急性中毒;暴露于缺氧环境中,会致死。呼吸防护用品是一类广泛使用的预防职业危害的个人防护用品。

1. 呼吸防护用品的基本分类

呼吸防护用品从设计上分过滤式和供气式两类 (参见图 4-4)。

(1) 过滤式呼吸器 过滤式呼吸器是指将作业环境空气通过过滤元件去除其中有害物质后作为气源的呼吸防护用品,最常见的是自吸过滤式防颗粒物或防毒面罩。自吸过滤式呼吸器靠使用者自主呼吸克服过滤元件阻力,吸气时面罩内压力低于环境压力，属于负压呼吸器，具有明显的呼吸阻力；动力送风过滤式呼吸器靠机械动力或电力克服阻力，将过滤后的空气送到头面罩内呼吸，送风量可以大于一定劳动强度下的人的呼吸量，吸气过程中面罩内压力可维持高于环境气压，属于正压式呼吸器。

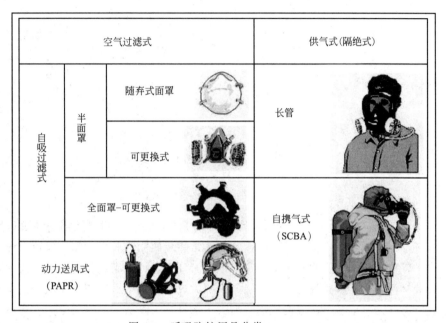

图 4-4　呼吸防护用品分类

（2）供气式呼吸器　供气式呼吸器也称隔绝式，呼吸器将使用者的呼吸道完全与污染空气隔绝，呼吸空气来自污染环境之外，其中长管呼吸器依靠一根长长的空气导管，将污染环境以外的洁净空气输送给使用者呼吸，对于靠使用者自主吸气导入外界空气的设计，或送风量低于使用者呼吸量的设计，吸气时面罩内呈负压，属于自吸式或负压式长管呼吸器；对于靠气泵或高压空气源输送空气，在一定劳动强度下能保持头面罩内压力高于环境压力，就属于正压长管呼吸器。自携气式呼吸器简称 SCBA，呼吸空气来自使用者携带的空气瓶，高压空气经降压后输送到全面罩内呼吸，而且能维持呼吸面罩内的正压，消防员灭火或抢险救援作业通常使用 SCBA。

2. 自吸过滤式呼吸防护用品的构造和特点

自吸过滤式呼吸器是最常用的产品，包括随弃式防颗粒物口罩，可更换式防颗粒物或防毒半面罩和全面罩，下面分别介绍这三种呼吸器的基本构造和特点。

（1）随弃式防颗粒物口罩　防颗粒物口罩俗称防尘口罩。颗粒物是空气中悬浮的粉尘、烟、雾和微生物的总称。颗粒物的概念比粉尘大，所以防颗粒物口罩的名称更确切。

随弃式的含义是产品没有可以更换的部件，当任何部件失效或坏损时应整体废弃。随弃式防颗粒物口罩用过滤材料做成面罩本体，覆盖使用者的口鼻及下巴，属于半面罩，杯罩形和折叠设计的都很常见，图 4-5 显示了这类呼吸器的基本构造。

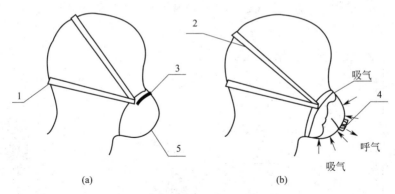

图 4-5　随弃式防颗粒物口罩构造
1—下方头带；2—上方头带；3—鼻夹；4—呼气阀；
5—过滤元件做成的面罩本体

如图 4-5(a) 所示，如果没有呼气阀，使用者的吸气和呼气都要经过口罩的过滤材料，为保证面罩和鼻梁部分的密合，通常靠金属制的鼻夹来塑造口罩在鼻梁处的形状；口罩通常靠上下两根头带固定，但也有耳带设计，满足一些使用者的偏好；有些头带材料含有天然橡胶成分，会引起少数人过敏，这一点应在产品说明书中提示；有些口罩分大、小号型，方便根据脸型大小选择。为降低呼气时的阻力，有些口罩会设有呼气阀 [图 4-5(b)]，用于高温、高湿或高强度作业环境，提高舒适性；还有产品在滤材上加有一层活性炭，用于减除某些难闻的异味。异味，即某些浓度不超过职业卫生标准的，但味道难闻的气体环境，异味对身体无害。减除异味的口罩能提高使用舒适感，但不能用于气态污染物浓度超标的环境。

（2）可更换式半面罩　可更换式半面罩是半面罩的一种，除面罩本体外，过滤元件、吸气阀、呼气阀、头带等部件都可以更换（图 4-6）。

如图 4-6 所示，面罩本体一般为橡胶或硅胶材料的弹性罩体，头带固定系统可调节，吸气时空气经过滤元件过滤，若设有吸气阀，过滤的气体经吸气阀进入面罩内的口鼻区，呼出的气体经呼气阀直接排出面罩外。可更换式半面罩通常有几个号型，如大、中、小号或大中和中小两个型号，方便使用者按脸型大小选择。

可更换式半面罩有单独防颗粒物和单独防毒（有毒有害气体或蒸气）设计，也有综合防护颗粒物和毒的设计，后者单一面罩的适用范围广。可更换式半面罩有单过滤元件和双过滤元件两种常见类型，各有优势，双过滤元件面罩的吸气阻力相对较低，过滤元件防护容量相对较大，因此较重；单过滤元件的面罩总体重量相对较低，结构紧凑，但吸气阻力可能会比较高，浓度较高时需要频繁更换过滤元件。从材质上看，橡胶面罩耐用性会比硅胶差一些，面部密封圈手感柔软的面罩（尤其是鼻梁部分），在长时间佩戴时对面部的压迫较小，舒适感较好。

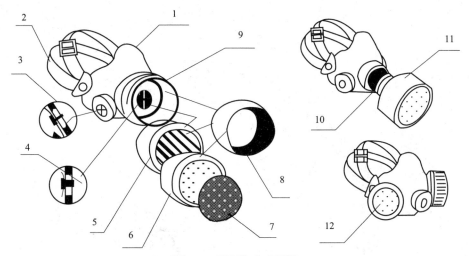

图 4-6 可更换式半面罩

1—面罩本体；2—头带；3—呼气阀；4—吸气阀；5—防颗粒物过滤元件；

6—防毒过滤元件；7—防颗粒物预过滤层；8—过滤元件固定盖；

9—过滤元件承接座；10—过滤元件接口；11—单过滤元件设计；12—双过滤元件设计

（3）可更换式全面罩　全面罩覆盖使用者口、鼻和眼睛，分大眼窗设计（图 4-7）和双眼窗设计两类（图 4-8）。

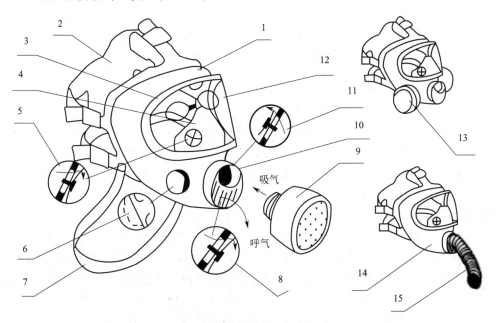

图 4-7　可更换式全面罩（大眼窗）

1—面罩本体；2—头带；3—面镜；4—口鼻罩；5—吸气阀；6—通话器；

7—颈带；8—呼气阀；9—过滤元件（防颗粒物、防毒或综合防护）；10—过滤元件接口；

11—吸气阀；12—眼镜架；13—双过滤元件设计；14—单过滤元件设计；15—呼吸导管

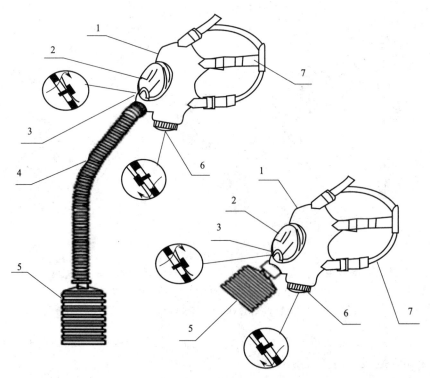

图 4-8　可更换式全面罩（双眼窗）

1—面罩本体；2—目镜；3—吸气阀；

4—呼吸导管；5—滤罐；6—呼气阀；7—头带

　　大眼窗全面罩本体一般为橡胶或硅胶材料，头带固定系统可调节，一般都会设置吸气阀和呼气阀，有些面罩内设有口鼻罩，上面另设吸气阀，口鼻罩可减少呼气中二氧化碳在面罩内的滞留，也减少呼气导致的面镜起雾；过滤元件数量有单、双之分，有些单罐还通过一根呼吸管与面罩连接，这样可以把滤罐挂在腰间或带在身上，提高携带能力；有些全面罩内设眼镜架和通话器，眼镜架供带校正镜片的人员使用，通话器能改善通话清晰度，适用于对通话质量有较高要求的场所。吸气时空气经过滤元件过滤，若设有呼吸导管，经过滤的气体经呼吸导管以及吸气阀进入面罩内，或再经过口鼻罩上的吸气阀进入口鼻区，呼出的气体经呼气阀直接排出。

　　图 4-8 显示的头套式双眼窗全面罩，面罩和脸部密合区域较大，容易取得较好的密合，但佩戴舒适性相对较差，视野也比大眼窗设计的全面罩视野小。全面罩通常提供大、中、小号型供选择，面镜或目镜都具有抗冲击功能，可提供眼睛的冲击防护。由于全面罩的头带固定系统比半面罩能承受更大的重量，全面罩允许使用较重的过滤元件，在高浓度条件下的使用时间会较长。

　　3. 呼吸器标准对过滤元件的分类和分级

　　过滤式呼吸器的过滤元件有不同的类别和级别，这些都在产品标准中进行规定。

（1）防颗粒物呼吸器过滤元件的分类和分级　GB 2626—2006《呼吸防护用品——自吸过滤式防颗粒物呼吸器》是 QS 和 LA 认证所使用的标准。防颗粒物过滤元件的分类和分级见表 4-2。

表 4-2　自吸过滤式防颗粒物呼吸器过滤元件的分类和分级

滤料分类	过滤效率 90%	过滤效率 95%	过滤效率 99.97%
KN 类	KN90	KN95	KN100
KP 类	KP90	KP95	KP100

① 分类：防颗粒物滤料分 KN 和 KP 两类。KN 是防非油性的颗粒物，KP 是防非油性和油性的颗粒物。非油性的颗粒物很常见，包括各种粉尘，如煤尘、岩尘、水泥尘、木粉尘等，还包括酸雾、油漆雾、焊接烟等。典型的油性颗粒如油烟、油雾、沥青烟、焦炉烟和柴油机尾气中的颗粒物。KN 不适合对油性颗粒物的防护。

② 分级：滤料过滤效率分 3 级。KN90 和 KP90 级别的过滤元件过滤效率是90%，KN95 和 KP95 效率是 95%，KN100 和 KP100 效率是 99.97%。

③ 标识：按照 GB 2626—2006 的要求，符合该标准的产品应在过滤元件上标示类别和过滤效率级别，并加注标准号，如：GB 2626—2006 KN95，或 GB2626—2006 KP100。

（2）防毒呼吸器过滤元件的分类和分级　GB 2890—2009《呼吸防护 自吸过滤式防毒面具》是 QS 和 LA 认证所使用的标准。GB 2890—2009 从 2009 年 12 月 1号开始实施，替代 GB 2890—1995 标准，在过渡期间，市场上会同时存在符合旧标准的产品。防毒过滤元件按照防护的气体或蒸气的类别分类。

① 防毒过滤元件的类别和区分方法。防毒过滤元件使用吸附材料过滤气体或蒸气，过滤材料通常具有选择性，即只对某类或某几类气体或蒸气有效，基本的分类如下所述。

a. 有机蒸气类：指常温常压下为液态的有机物所发出的蒸气，如苯、甲苯、二甲苯、正己烷等；不适合常温常压下为气态的有机物，如甲烷、丙烷、环氧乙烷或甲醛等。

b. 无机气体：如氯气、氰化氢、氯化氢等。

c. 无机酸性气体：如二氧化硫、氯化氢、氟化氢、硫化氢。

d. 碱性气体或蒸气：如氨气、甲胺等。

e. 汞蒸气。

f. 一氧化碳气体。

g. 氮氧化物：如二氧化氮和一氧化氮气体。

h. 特殊气体或蒸气：如甲醛、磷化氢、砷化氢等。

防毒过滤元件对某些气体或蒸气的有效性有赖于测试，测试中按照类别选择有代表性的气体检测过滤元件的防护有效性，例如我国标准用苯检测防有机蒸气类过滤元件，用氰化氢检测防无机气体的过滤元件，用氨气检测防碱性气体的过滤元件，用汞蒸气和一氧化碳气体分别检测防汞蒸气和一氧化碳气体的过滤元件等等。

此外，所有的防毒过滤元件同时可与防颗粒物过滤材料或元件组合，构成对颗粒物、气体和蒸气的综合防护，俗称"尘毒组合"。

② 防毒过滤元件分类标识。GB 2890—2009 用英文大写字母标识防护气体类别，GB 2890—1995 用阿拉伯数字编号标识防护气体类别，新旧标准标识、标色方法有区别（参见表 4-3）。

表 4-3　GB 2890 对防毒过滤元件的分类、标识或标号及标色的要求

标准		防护对象								
		有机蒸气	酸性气体	硫化氢	无机气体	碱性气体	汞蒸气	一氧化碳	特殊气体	颗粒物
GB 2890	标号	3 号	7 号	8 号	不适用	4 号	6 号	5 号	不适用	L
—1995	标色	棕	黄	蓝		灰	黑	白		白
GB 2890	标号	A	E	H$_2$S	B	K	HG	CO	气体名称	P
—2009	标色	棕	黄	蓝	灰	绿	红	白	紫	粉

GB 2890—2009 规定，单独防一类气体的过滤元件是普通类过滤元件，标记 P（普通）；防一种以上气体的多功能过滤元件标记 D（多功能）。防毒过滤元件有 1~4 个容量规格，1 表示容量最低。在相同浓度下，大容量的过滤元件防毒时间通常更长。

GB 2890—2009 对同时防毒和颗粒物的综合过滤元件（带滤烟层）做了过滤效率的要求，P1 的效率是 95%，P2 为 99%，P3 为 99.99%，并同时适合防油性和非油性的颗粒物。综合过滤元件，标记 Z（综合）。如果和 GB 2626—2006 比较防颗粒物的过滤效率，上述 P1 基本等同于 GB 2626—2006 的 KN95 或 KP95，P3 基本等同 GB 2626—2006 的 KN100 或 KP100。

③ 防毒过滤元件标记举例。参照 GB 2890—2009，对过滤元件标记和标色举例如下。

a.P-A-1：P 普通（防单一类型）、防 A 类气体（某些有机蒸气）、容量 1 级（低容量）过滤元件，棕色色带。

b.D-A/B-2：D 多功能的（防一类以上气体），同时防护 A、B 两类气体或蒸气的（防某些有机蒸气和某些无机气体），容量 2 级（中等容量）的过滤元件，棕色和灰色两条色带。

c.Z-E-P2-1：Z 综合防护的（同时防颗粒物），P2 级防颗粒物过滤效率的（效率 95%），防 E 类气体的（防某些酸性气体），容量 1 级的（低容量）的过滤元件，粉色和黄色色带。

（3）进口产品的标识　目前国际标准化组织（ISO）还没有通用的呼吸器标准，进口呼吸器产品的防护性能虽然必须符合中国标准要求，但由于国外标准对标

识和标色的要求和我国存在差异，因此选择进口产品时，应关注标识，了解产品类别和级别，表4-4是国内外标准对防颗粒物呼吸器过滤元件标识的对比汇总，表4-5是国内外标准防毒呼吸器过滤元件标识的对比汇总。

表 4-4　国产和进口防颗粒物呼吸器过滤元件标识信息对比

认证	适用面罩类型	说明	防颗粒物过滤元件类别和级别		
中国	随弃式和可更换式	标识	GB 2626—2006 KN90① GB 2626—2006 KP90②	GB 2626—2006 KN95 GB 2626—2006 KP95	GB 2626—2006 KN100 GB 2626—2006 KP100
		过滤效率	90.0%	95.0%	99.97%
美国	随弃式和可更换式	标识	NIOSH N95① NIOSH R95③ NIOSH P95②	NIOSH N99 NIOSH R99 NIOSH P99	NIOSH N100 NIOSH R100 NIOSH P100
		过滤效率	95.0%	99.0%	99.97%
欧洲	随弃式	标识	EN149:2001 FFP1②	EN149:2001 FFP2	EN149:2001 FFP3
		过滤效率	80.0%	94.0%	99.0%
	可更换式	标识	EN 143:2000 P1②	EN 143:2000 P2	EN 143:2000 P3
		过滤效率	80.0%	94.0%	99.5%

① 仅适合非油性颗粒物。

② 适合油性和非油性颗粒物。

③ 适合油性和非油性颗粒物，用于油性颗粒物限制使用时间 8h。

表 4-5　国产和进口防毒过滤元件标识信息对比

认证	说明	防护对象									
		有机蒸气	低沸点(<65℃)有机蒸气	无机气体	酸性气体	硫化氢	碱性气体	汞蒸气	氮氧化物	一氧化碳	特殊气体	颗粒物
中国	标色	棕	未分类	灰	黄	蓝	绿	红	作为特殊气体	白	气体名称	粉
	标识	A		B	E	H₂S	K	HG		CO		P1/P2/P3
欧洲	标色	褐	褐	灰	黄		绿	红白①	蓝白①		紫	白
	标识	A	AX	B	E		K	HgP₃①	NOP₃①		紫	P1/P2/P3
美国	标色	黑	未分类	白			绿	橙	作为特殊气体	蓝	橄榄绿	紫②(P100专用)
	标识	用文字(字母大写)说明防护气体或蒸气类别										N95/99/100 R95/99/100 P95/99/100

① 欧洲认证防汞蒸气和氮氧化物气体过滤元件规定必须为综合防护，防颗粒物过滤效率级别必须是P3，因此标色必须加白色。

② 美国认证只对 P100 级别颗粒物过滤元件有标色要求，对其他级别无要求。

（二）呼吸防护用品的选择

针对尘、毒危害，在采取主动的工程控制措施后，如果作业现场仍存在呼吸危害，可采取个人防护措施，即使用呼吸器进行预防。选择呼吸器要考虑防护用品的防护能力，还要依据危害环境的危害水平，应按照 GB/T 18664—2002《呼吸防护用品的选择、使用与维护》标准规定的方法选择。使用呼吸防护用品后，使用者预期接触的有害物浓度不应超过职业接触限值，并且选择的呼吸器应适合使用者使用。

1. 呼吸危害环境的危害水平

存在呼吸危害的环境分两类，即极端危险的、立即威胁生命和健康（IDLH）的环境，和一般危害环境（非 IDLH 环境）。IDLH 环境通常不是正常的生产作业环境，它包括如下四种情况。

① 呼吸危害未知，包括污染物种类、毒性未知；

② 空气污染物浓度未知；

③ 空气污染物浓度达到 IDLH 浓度（GB/T 18664 附录 B 提供）；

④ 缺氧或可能缺氧环境。

一般危害环境是空气中污染物浓度超标的环境，用危害因数表示危害水平，危害因数计算方法见式(4-1)。危害因数越大，说明危害水平越高，应选择防护水平（APF）越高的呼吸器。

$$危害因数 = \frac{空气污染物浓度}{国家职业卫生标准规定浓度} \tag{4-1}$$

2. 呼吸防护用品的防护能力

呼吸器种类繁多，设计多样，防护能力不同，GB/T 18664 对各类呼吸器的防护能力用指定防护因数（APF）做了划分，参见表 4-6。

表 4-6 各类呼吸防护用品的指定防护因数（APF）

呼吸防护用品类型	面罩类型	正压式①	负压式②
自吸过滤式	半面罩	不适用	10
	全面罩		100
送风过滤式	半面罩	50	不适用
	全面罩	＞200 且＜1000	
	开放型面罩	25	
	送气头罩	＞200 且＜1000	
长管呼吸器	半面罩	50	10
	全面罩	1000	100
	开放型面罩	25	不适用
	送气头罩	1000	
携气式 SCBA	半面罩	＞1000	10
	全面罩		100

① 相对于一定的劳动强度，使用者任一呼吸循环过程中，呼吸器面罩内压力均大于环境压力。

② 相对于一定的劳动强度，使用者任一呼吸循环过程呼吸器面罩内压力在吸气阶段低于环境压力。

指定防护因数是一种或一类（如自吸过滤式半面罩）适宜功能的（指符合产品

标准）呼吸防护用品，在适合使用者佩戴（指面罩与使用者脸型适配）且正确使用的前提下，预期能将空气污染物浓度降低的倍数。

无论是过滤式还是供气式半面罩，负压式呼吸器的 APF 相同，如防尘口罩、可更换半面罩和自吸式半面罩长管呼吸器的 APF 都是 10；自吸过滤式防毒全面罩或全面罩自吸长管呼吸器的 APF 都为 100；全面罩正压式 SCBA 的 APF 最高，其防护能力最强。

3. 根据危害环境种类和危害水平选择呼吸器

（1）IDLH 环境下使用的呼吸器　GB/T 18664 规定，配全面罩的正压式 SC-BA，和在配备适合的辅助逃生型呼吸器前提下，配全面罩或送气头罩的正压长管呼吸器，可以用于 IDLH 环境。这两种呼吸器都具有已知的防护时间，不随现场有害物浓度高低变化，都是正压模式，具有最高水平的防护能力，使用中可不受外界因素变化的影响，比其他类型的呼吸器都更安全。可用于抢险救援作业和进入缺氧环境的作业。具体要求参见该标准。

（2）一般危害环境选择的呼吸器类型　依据一个作业场所的危害因数，选择指定防护因数大于危害因数的呼吸器作为适合的呼吸器类型，参见式(4-2)。

$$工作场所的危害因数（HF）<呼吸器的指定防护因数（APF） \qquad (4-2)$$

若作业现场同时存在一种以上的空气污染物，应分别计算每种空气污染物的危害因数，取数值最大的作为代表。防尘半面罩（包括防尘口罩）可以用于粉尘浓度不超过 10 倍的职业卫生标准的环境，防毒全面罩可用于有毒有害气体浓度不超过 100 倍的职业卫生标准的环境，但有一种情况例外：当污染物的 IDLH 浓度低于 100 倍的职业卫生标准时，例如硫化氢最高允许浓度 MAC 是 $10mg/m^3$，其立即威胁生命和健康的浓度（IDLH 浓度）是 $426mg/m^3$，IDLH 浓度是职业卫生标准的 42 倍，虽然全面罩 APF 是 100，仍然不能使用，必须使用 SCBA。

（3）举例　某作业现场存在异丙醇，异丙醇的职业卫生标准是 8h 时间加权平均浓度 $350mg/m^3$，现场异丙醇 8h 的暴露浓度是 $1560mg/m^3$。

首先计算危害因数：异丙醇的现场暴露浓度除以职业卫生标准，危害因数等于 4.5，选择自吸过滤式半面罩、全面罩、长管呼吸器等都是适用的。在正确选用的前提下，使用半面罩可将异丙醇浓度降低 10 倍，使用者预期暴露浓度是 $156mg/m^3$；若使用全面罩，使用者暴露浓度预期是 $15.6mg/m^3$；若用全面罩正压长管呼吸器，预期暴露浓度仅 $1.56mg/m^3$。对呼吸器类型的确定，除了要根据职业卫生标准判断外，还取决于用人单位内部对毒物暴露的控制水平，以及对其他因素的考虑，如现场浓度波动水平、浓度测量准确性、对具体使用者保护水平的特殊考虑等等。

4. 根据空气污染物选择适合的过滤元件

过滤式呼吸器依靠过滤元件过滤空气中的污染物，如果选择不当，呼吸器就不能起作用。过滤式呼吸器适合对各类颗粒物的防护，也适合对某些气体或蒸气的防护，但也受到限制。对有些气态的毒物，如环氧乙烷，目前还缺少有效的并能安全使用的过滤技术，遇到这种情况，就必须选择长管呼吸器。

过滤式呼吸器的选择依赖危害辨识，首先必须区分是颗粒物防护，还是气体或蒸气的防护，或两者并存。

（1）颗粒物过滤　粉尘、烟和雾都需要使用防颗粒物呼吸器。在区分颗粒物是否为油性的基础上，应根据毒性高低选择过滤效率水平。一般地，毒性越高的污染物的职业卫生标准越严格，另外，还应参考其致癌性、致敏性等特点。以下是选择建议。

① 80%～90%效率：用于一般性粉尘的防护，如煤尘、矿尘、水泥尘、棉尘等；

② 94%～95%效率：烟、雾和高毒性的粉尘首选，如焊接烟、铸造烟、重金属烟尘（铅尘或铅烟）、农药喷雾、喷漆雾、药粉尘等；

③ 99%～99.99%效率：放射性、剧毒、致癌颗粒物首选，如放射性尘埃、沥青烟、焦炉烟、铍烟等。

表4-8列举了各类粉尘的过滤式呼吸防护过滤元件的选择建议。对以颗粒物存在的化学毒物，过滤元件的选择参见表4-7中对应的化学毒物的建议。

（2）有毒、有害气体或蒸气的过滤　可以选择过滤式呼吸器防护某些有毒、有害的气体或蒸气，但并非所有气体或蒸气都有适合和有效的过滤方法，GB 2890对防毒过滤元件按照气体的类别加以分类，具有指导作用（参见对GB 2890的介绍），但选择时仍需要注意一些特例，如普通防酸性气体的过滤元件，并不保证能适用于氮氧化物，即二氧化氮和一氧化氮气体的防护；对磷化氢、砷化氢、甲醛等气体或蒸气的有效防护，必须根据对这些气体的防毒时间测量数据来判断（GB 2890标准并未包括），不能贸然使用；对常温、常压下以气态存在的有机物，如甲烷、环氧乙烷、溴甲烷等，也都缺少可靠的过滤方法，应选择长管呼吸器。

表4-7中对常见的化学毒物的呼吸防护过滤元件选择提供了建议，对一些不适合使用过滤式呼吸防护的化学毒物，表4-7建议使用长管呼吸器（用SA表示，参见表4-7的表注）。

（3）"尘毒组合"防护　当作业场所存在多种污染物，分别以颗粒物和气态存在情况下，过滤式呼吸器应选择尘毒组合的过滤元件，如某些树脂砂铸造同时存在铸造烟（颗粒物）和有机蒸气；喷漆作业产生的漆雾是挥发性颗粒物，同时存在有机蒸气危害；一些高沸点的有机物，在加热情况下会同时以蒸气和颗粒物状态存在；一些焊接作业同时产生有害气体等，这些都需要选择尘毒组合的综合性过滤防护。

表 4-7　工作场所空气中常见化学物质呼吸防护过滤元件选择建议

化学物中文名	过滤元件选用建议①	化学物中文名	过滤元件选用建议①
氨	(F)K	二硝基苯(全部异构体)	A+KN95
钡及其可溶化合物	KN95	二硝基甲苯	A+KN95
倍硫磷	A+KP95	二氧化氮	SA
苯	A	二氧化硫	E
苯胺	A	二氧化氯	E
苯乙烯	A	二氧化碳	SA
吡啶	A	二氧化锡(按 Sn 计)	KN95
丙酮	A	二异氰酸甲苯酯(TDI)	A+KN100
丙烯醇	A	酚,苯酚	A+KN95
丙烯腈	A	氟化氢(按 F 计),氢氟酸	(F)E
丙烯醛	(F)A	锆及其化合物(按 Zr 计)	KN95
丙烯酸	(F)A	镉及其化合物(按 Cd 计)	KN100
丙烯酸甲酯	(F)A	汞-金属汞(蒸气)	Hg
丙烯酰胺	A+KN95	钴及其氧化物(按 Co 计)	KN95
抽余油(60~220℃)	A+KP95	碳酰氯(光气)	SA
三碘甲烷(碘仿)	(F)A	过氧化氢(双氧水)	(F)SA
碘甲烷	(F)SA	环己烷	(F)A
丁醇(正丁醇)CAS 号码为 71-36-3	(F)A	1,2-环氧丙烷	A
丁醛	(F)A	环氧乙烷	(F)SA
丁酮	(F)A	甲拌磷	A+KP95
对二氯苯	(F)A	甲苯	A
对硫磷	A+KP95	N-甲苯胺	A
对硝基苯胺,4-硝基苯胺	A+KN95	甲醇	SA
二氟氯甲烷,一氯二氟甲烷,氟利昂 22	SA	甲酚	A+KN95
二甲胺	K	甲基丙烯腈	SA
二甲苯(全部异构体)	A	甲基丙烯酸	(F)A
二甲基乙酰胺	A	甲基丙烯酸甲酯	A
二硫化碳	A	甲基肼	(F)SA
1,2-二氯丙烷	A	甲硫醇	A
二氯二氟甲烷(氟利昂 12)	SA	甲醛	(F)FM
二氯甲烷	(F)SA	甲酸	(F)A
1,2-二氯乙烷	A	焦炉逸散物(按苯溶物计)	(F)A+KP100
肼	(F)SA	偏二甲基肼	(F)SA
呋喃甲醛(糠醛)	(F)A	铅及无机化合物(按 Pb 计),铅尘	KN95
乐果	A+KP95	铅及无机化合物(按 Pb 计),铅烟	KN95
联苯	A+KN95	氢氧化钾	KN95
磷化氢(磷烷)	SA	氢氧化钠	KN95
磷酸	(F)KN95	氰氨化钙	KN95
硫化氢	HS	氰化氢(按 CN 计),氢氰酸	(F)SA/(F)B
氯	(F)B	氰化物(按 CN 计)	SA/KN100
氯苯	A	溶剂汽油	(F)A
氯丁二烯	(F)A	1,2,3-三氯丙烷	(F)A
氯化铵烟	(F)KN95	三氯甲烷(氯仿)	A
氯化氢及盐酸	E	1,1,1-三氯乙烷	A

化学物中文名	过滤元件选用建议①	化学物中文名	过滤元件选用建议①
氯化氰	(F)SA	三氯乙烯	A
氯化锌烟	KN95	三硝基甲苯	A+KN95
氯甲烷	SA	三氧化铬,铬酸盐,重铬酸盐(按Cr计)	KN100
氯乙烯	SA	砷化氢(胂),砷化三氢,砷烷	(F)SA
马拉硫磷	A+KP95	砷及其无机化合物(除砷化氢)(按As计)	KN100
煤焦油沥青挥发物(按苯溶物及)	KP100	氯化汞(升汞)	KN95
锰及其无机化合物(按MnO$_2$计)	KN95	石蜡烟	KN95
内吸磷	A+KP95	石油沥青烟(按苯溶物计)	A+KP100
尿素	K+KN95	四氯化碳	(F)A
镍及其无机化合物,可溶(按镍计)	KN95	四氯乙烯	(F)A
镍及其无机化合物,难溶(按镍计)	KN100	四氢呋喃	A
铍及其化合物(按Be计)	KN100	四溴化碳	(F)A
四乙基铅(按Pb计)	A	氧化锌	KN95
松节油	(F)A	液化石油气	SA
铊及其可溶化合物(按Tl计)	KN95	一甲胺(甲胺)	(F)K
钽及其氧化物(按Ta计)	KN95	一氧化氮	SA
碳酸钠(纯碱)	KN95	一氧化碳(非高原)	SA/CO
锑及其化合物(按Sb计)	KN95	乙胺	(F)K
铜尘	KN95	乙苯	A
铜烟	KN95	乙二胺	(F)A
钨及其不溶性化合物(按W计)	KN95	乙二醇	A+KP95
五氧化二钒烟尘	KN95	乙酐,乙酸酐,醋酸酐	(F)A
五氧化二磷	KN95	乙醚	A
硒及其化合物(按Se计)(除六氟化硒,硒化氢)	KN95	乙醛	(F)A
三硝酸甘油酯(硝酸甘油)	A	乙酸,醋酸,冰醋酸	(F)A
硝基甲苯(全部异构体)	A+KN95	乙酸丁酯	(F)A
溴	(F)A+B+E	乙酸乙酯(醋酸乙酯)	(F)A
溴化氢(氢溴酸)	E	异丙醇	(F)A
溴甲烷	(F)SA	铟及其化合物(按In计)	KN95
溴氰菊酯,敌杀死	(F)A+KP100	正己烷,己烷	A
氧化钙	KN95	重氮甲烷	SA
氧化镁烟	KN95		

① 呼吸器过滤元件选择中的符号说明:防毒过滤元件的标识,说明如下。

A:防某些有机蒸气;B:防某些无机气体;E:防某些酸性气体;K:防某些碱性气体;CO:防一氧化碳;HS:防硫化氢;Hg:防金属汞蒸气;FM:防甲醛;(F):应选全面罩;SA:应首选长管呼吸器;KN95/KN100/KP95/KP100:GB 2626—2006;+:综合防护,同时使用;/:或者。

表4-8 对各类粉尘的呼吸防护过滤元件选择建议

粉尘中文名	过滤元件选用①	粉尘中文名	过滤元件选用①	粉尘中文名	过滤元件选用①
白云石粉尘	KN90	铝尘,铝合金粉尘	KN95	石墨粉尘	KN95
玻璃钢粉尘	KN90	氧化铝粉尘	KN90	水泥尘(含游离SiO$_2$<10%)	KN90

粉尘中文名	过滤元件选用①	粉尘中文名	过滤元件选用①	粉尘中文名	过滤元件选用①
茶叶尘	KN90	麻粉尘,黄麻(游离 SiO₂<10%)	KN90	炭黑粉尘	KN95
沉淀 SiO₂(白炭黑)	KN95	麻粉尘,亚麻(游离 SiO₂<10%)	KN90	碳化硅粉尘	KN90
大理石粉尘	KN90	麻粉尘,苎麻(游离 SiO₂<10%)	KN90	碳纤维粉尘	KN90
电焊烟尘	KN95	煤尘(含游离 SiO₂<10%)	KN90	硅尘(含游离 SiO₂ 10%~50%)	KN95
二氧化钛粉尘	KN95	棉尘	KN90	硅尘(含游离 SiO₂ 50%~80%)	KN95
沸石粉尘	KN90	木粉尘	KN90	硅尘(含游离 SiO₂ 80%以上)	KN95
酚醛树脂粉尘	KN95	凝聚 SiO₂ 粉尘	KN95	稀土粉尘(游离 SiO₂<10%)	KN90
谷物粉尘(游离 SiO₂ 含量<10%)	KN90	膨润土粉尘	KN90	洗衣粉混合尘	KN95
硅灰石粉尘	KN90	皮毛粉尘	KN90	烟草尘	KN90
硅藻土粉尘(游离 SiO₂<10%)	KN90	人造玻璃质纤维;矿渣棉、岩棉粉尘	KN90	萤石混合性粉尘	KN90
滑石粉尘(游离 SiO₂<10%)	KN90	桑蚕丝粉尘	KN90	云母尘	KN90
活性炭粉尘	KN90	砂轮磨尘	KN90	珍珠岩粉尘	KN90
聚丙烯粉尘	KN90	石膏粉尘	KN90	蛭石粉尘	KN90
聚丙烯腈纤维粉尘	KN90	石灰石粉尘	KN90	重晶石粉尘	KN90
聚氯乙烯粉尘	KN95	石棉粉尘(含 10%以上石棉)	KN95	其他粉尘(不含石棉,游离 SiO₂ 含量<10%,无毒性,未制定标准的粉尘)	KN90
聚乙烯粉尘	KN95	石棉纤维(含 10%以上)	KN95		

① 我国尚未建立根据粉尘毒性选择过滤式呼吸器过滤元件级别的标准,可将此选择建议作为最低要求 KN90/KN95/KN100/KP95/KP100:GB 2626—2006。

5. 其他选择因素

选择呼吸器类型还要考虑一些其他因素,如污染物对皮肤的刺激或对眼睛的伤害等;工作中,劳动者会同时使用不同的防护用品,这些防护用品不应彼此妨碍,对作业尽量不产生限制;在可能的条件下,应考虑可提高劳动效率,改善作业舒适性的产品设计;劳动者因性别、年龄和体征的不同,单一类型或型号的呼吸器可能无法适合所有人。

(1)一些首选全面罩的情况 若空气污染物同时刺激眼睛或皮肤(如氨气、矿物棉粉尘),或可经皮肤吸收(如苯、溴甲烷和许多农药),或对皮肤有腐蚀性(如氟化氢),或存在打磨飞溅物危及眼睛等,可首选全面罩。

（2）焊接作业　电焊或气割作业产生有害弧光、火花和高温辐射，同时产生焊接烟和一些有害的气体，虽然焊接作业中可以使用局部通风设备降低焊烟的浓度，但由于工人的呼吸带非常靠近焊接点，大量焊烟仍会存在于呼吸带，因此仍然需要呼吸防护。选择的呼吸防护面罩必须能够和焊接防护面屏相互匹配，不应妨碍面屏佩戴位置（参见图 4-9）；焊接火花溅到防尘口罩表面，容易烧穿口罩材料，造成口罩提早报废，选用具备抗火花功能的焊接专用产品更适合；对高强度焊接作业，选择配焊接面屏的动力送风呼吸器，不仅改善作业舒适性，还能提高劳动效率（参见图 4-10）。

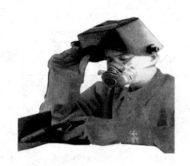 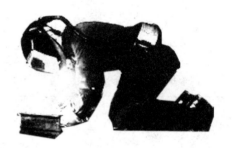

图 4-9　和焊接面屏匹配的半面罩　　　　图 4-10　配焊接面屏的动力送风呼吸器

（3）易燃易爆环境　这种环境中使用的呼吸器要考虑本质安全性，如在选择电动送风呼吸器时必须使用本质安全设计的电机。

（4）高温、高湿、高强度作业　高温、高湿作业环境可考虑选择带有降温功能的供气式呼吸防护（参见图 4-11），降低作业人员承受的热应激，选择硅胶材质的面罩还可以耐老化。高强度、长时间作业，应选择呼吸阻力较低的呼吸防护用品，如双过滤元件设计的面罩，或带呼气阀的防尘口罩（参见图 4-12），或同类产品中阻力较低的产品。

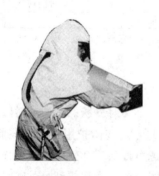 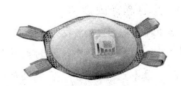

图 4-11　配送风头罩的长管呼吸器　　　　图 4-12　带呼气阀的防颗粒物口罩

（5）现场布局的限制　选择长管呼吸器时需考虑作业地点的设备布局，以及人员或机动车等流动情况，注意气源与作业点之间的距离，空气管的布置方法不能妨碍其他作业人员的作业和活动，避免供气管被意外切断或损伤。

（6）脸型特点　密合型面罩（如口罩、可更换半面罩和全面罩）必须和使用者脸部紧密贴合，不存在明显的泄漏，否则防护会失效。除按照脸型大小，尽可能选择号型适合的面罩外，借助"适合性检验"，可帮助选择适合使用者脸型的面罩型号和号型（参见图 4-13）。GB/T 18664—2002 附录 E 对适合性检验进行了详细的介绍，适合性检验工具参见图 4-14。

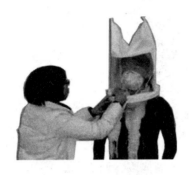

图 4-13　适合性检验工具

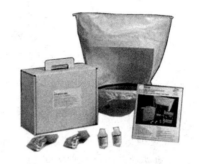

图 4-14　便携式适合性检验工具

（7）视野、视觉要求　若作业对视觉、视野有要求，应选择宽视野的面罩；若使用者必须佩戴矫正镜片（无法使用隐形眼镜的情况），选择的全面罩必须提供眼镜架，或选择用松配合头罩的电动送风呼吸器或长管呼吸器。

（8）不适合使用呼吸器的身体状况　心肺系统有某种疾患的人，额外的呼吸负荷会加重他们的病情；有些人对狭小空间有本能的恐惧感，易产生焦虑，或有被隔离感，这种心理反应会影响作业的准确性和工作效率，甚至带来危险。GB/T 18664—2002 附录 F "对呼吸防护用品使用能力的医学评价"部分，介绍了从生理、心理方面应考虑的因素，有助于甄别不适合使用的人群。

6. 呼吸防护用品的使用和过滤元件的更换

在使用呼吸器之前，使用者要仔细阅读、理解产品使用说明书，并接受培训，了解呼吸危害对健康的影响，掌握呼吸器的使用与维护方法，熟悉产品结构、功能和限制，练习面罩佩戴、调节和做佩戴气密性检查的方法，并懂得部件更换、清洗和储存等要求。下面就一些应该注意的要点作重点说明。

（1）佩戴方法

① 随弃式防护口罩佩戴方法。不同产品的佩戴方法略有不同，基本步骤参见图 4-15。

a. 佩戴口罩，并调整头带位置；

b. 按照自己鼻梁的形状塑造鼻夹，务必用双手操作；

c. 做佩戴气密性检查，正压方法是用双手盖住口罩快速吹气，如果感觉面罩能微微隆起，说明没有漏气；负压方法是用双手盖住口罩快速吸气，看口罩是否能有塌陷感。若感觉口罩漏气，应重新调整口罩的佩戴位置、调节鼻夹。

d. 口罩佩戴好才能进入工作区。不得佩戴泄漏的口罩进入污染工作区。

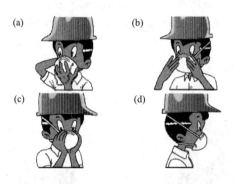

图 4-15　随弃式防护口罩佩戴方法图解

② 可更换式半面罩佩戴方法。戴可更换式呼吸器面罩之前，要先安装好过滤元件，并将头带调节到最松的状态。不同设计的产品佩戴、调节方法不同，基本步骤参见图 4-16。

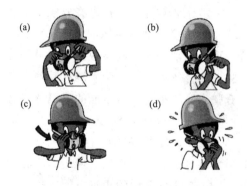

图 4-16　可更换式半面罩佩戴方法

a. 戴上面罩后应调节头带松紧度；

b. 调节颈部头带的松紧，注意不要过紧，造成不适；

c. 调整好面罩位置后，做佩戴气密检查，负压式佩戴气密性检查是用手掌盖住滤盒或滤棉的进气部分，然后缓缓吸气，如果感觉面罩稍稍向里塌陷，说明密合良好；

d. 或者做正压佩戴气密性检查，用手盖住呼气阀出口，缓缓呼气，如果感觉面罩稍微鼓起，但没有气体外泄，说明密合良好。应注意，有些面罩的设计只允许做一种佩戴气密性检查。

在作业场所张贴一些产品佩戴方法的挂图，可以起到提醒的作用和复习的效果。

（2）过滤元件的更换　过滤式呼吸器的过滤元件需要更换。判断防尘和防毒过滤元件失效的方法不同。

① 更换防颗粒物呼吸器的过滤元件。使用防颗粒物呼吸器，随颗粒物在过滤材料上的累积，过滤效率通常会逐渐升高，吸气阻力随之逐渐增加，直至使用者感到不舒适，需要更换。在相同条件下，不同产品吸气阻力升高有快、有慢；同一产品由不同人使用，接触的粉尘浓度和劳动强度（呼吸量）会不同，每个人对阻力增加的敏感度也不同，需要更换的时间可能并不相同，因此，并不容易做出统一的更换规定。

随弃式口罩不可清洗，阻力明显增加时需整体废弃，更换新口罩。

② 更换防毒呼吸器过滤元件。防毒过滤元件对气体或蒸气的防毒时间是有限的，不及时更换，使用者会超标暴露，非常危险。受现有技术的限制，市场上还非常缺少能通过声、光、显示等方法，提示使用者过滤元件失效的产品。

防毒过滤元件的呼吸阻力通常不会随使用时间发生变化，使用寿命会随空气污染物种类、浓度、环境温、湿度及作业强度的变化而不同，例如，同一个过滤元件对不同种类的有机蒸气的防护容量是不同的，对沸点较低的，也就是挥发性较强的有机蒸气，滤毒盒的防护容量会比较小，当存在有机蒸气的混合物时，如果不知道成分，就无法预测防护时间。湿度大于 65％ RH 的环境会使有机蒸气过滤元件防护容量大大降低，在雨季和高湿季节，喷漆作业就经常会遇到滤毒盒使用寿命缩短的现象。

现实中，很多使用者是靠感觉味道或刺激性来判断滤毒元件失效的，这是不安全的，遇到那些没有警示性（如一氧化碳、汞蒸气）或警示性差的有害物，就更加危险，例如，硫化氢可导致人的嗅觉疲劳，滤毒元件失效时，使用者接触的硫化氢浓度会从零开始慢慢升高，这种情况下人无法察觉硫化氢的臭鸡蛋味道；氰化氢有一种苦杏仁的味道，但有些人是闻不到的，一般人能闻到的浓度水平通常会超过氰化氢的职业卫生限值；类似的，闻到苯的芳香味道的浓度也会高于苯的职业卫生限值。

理想情况下，可根据使用条件、污染物种类及浓度水平，建立防毒过滤元件定时更换的时间表，在失效之前更换。要做到安全使用，必须以污染物种类辨识和浓度测量为基础，否则，预测的使用寿命和实际会有较大的偏差。

7. 呼吸防护用品的维护、更换和使用管理

呼吸防护用品的使用寿命是有限的，使用中应注意检查、清洗和储存几个环节。

（1）日常检查

① 检查过滤元件有效期。国家标准规定，防毒过滤元件必须提供失效期信息，购买防毒面具要查验过滤元件是否在有效期内。防毒过滤元件一旦从原包装中取出存放，其使用寿命将受到影响。

② 检查和更换面罩。对呼吸器面罩通常没有标注失效期的要求，其使用寿命

取决于使用、维护和储存条件。每次使用后在清洗保养时，应注意检查面罩本体及部件是否变形，如果呼气阀、吸气阀、过滤元件接口垫片等变形，或丢失，应用备件更换；若头带失去弹性，或无法调节，也应更换；如果面罩的密封圈部分变形、破损，需整体更换。

（2）清洗　禁止清洗呼吸器过滤元件，包括随弃式防尘口罩、可更换防颗粒物和防毒的过滤元件。可更换式面罩应在每次使用后清洗，按照使用说明书的要求，使用适合的清洗方法。不要用有机溶剂（如丙酮、油漆稀料等）清洗沾有油漆的面罩和镜片，这些都会使面罩老化。

（3）储存　使用后，应在无污染、干燥、常温、无阳光直射的环境存放呼吸器，不经常使用时，应在密封袋内储存。防毒过滤元件不应敞口储存。储存时应避免橡胶面罩受压变形，最好在原包装内保存。

（4）呼吸保护计划　呼吸保护计划是在使用呼吸器的用人单位内部建立的管理制度，它规范呼吸防护的各个环节，从危害辨识到呼吸器选择，从使用者培训到呼吸器使用、维护以及监督管理等，GB/T 18664—2002 在第 7 章对建立呼吸保护计划进行了详细的说明，并对呼吸保护培训内容提出要求，在附录 H 中，提供了呼吸保护计划管理情况检查表和呼吸保护计划执行情况检查表等，对用人单位开展呼吸防护，严格、有效管理提供了很好的借鉴和方法，用人单位应参照执行。

8. 现场监督

用人单位和安监局管理部门对呼吸防护用品的管理和监督应以作业现场为重点，并结合呼吸保护计划的执行，发现问题，及时纠正。作业现场呼吸防护常见错误有以下几种。

（1）使用纱布口罩　接尘作业呼吸防护最常见的错误就是用纱布口罩防尘，如图 4-17 和图 4-18 所示的现象仍然很常见。纱布口罩不具有有效的防尘功效，不能作为防尘口罩使用。

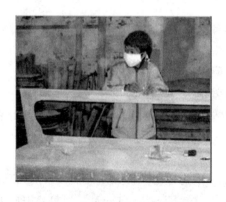

图 4-17　木器打磨工用纱布口罩

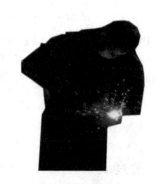

图 4-18　焊接工用纱布口罩

（2）使用自行装填的活性炭滤毒盒　使用可以自行装填活性炭的滤毒盒也是常

见的错误（参见图 4-19）。购买活性炭，用于更换失效的滤毒盒中的活性炭，这种做法是不安全的。滤毒盒由于装填密度不够，有毒有害气体很可能直接穿透，防护容量不够，防护效果没有保证，这样做和自行加工生产滤毒盒是没有区别的。GB/T 18664—2002 中规定，不得使用自行装填活性炭的滤毒盒。

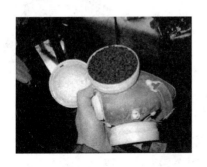

图 4-19 自行装填活性炭的滤毒盒

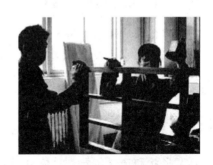

图 4-20 用"活性炭"纸口罩防有机蒸气

（3）使用活性炭口罩防毒 图 4-20 是在接触有机蒸气作业中使用活性炭纸口罩的情景。在这种环境下，首先须判断有机蒸气或其他有味道的气体是否超标，应根据使用的溶剂或化学物的成分识别污染物，通过采样确定浓度。如果浓度超过职业卫生标准，就必须使用防毒面具。在判断未超标的基础上，可选择具有"减除异味"功能的口罩。减除异味的口罩必须有密合的结构，否则气味会直接进入口罩。

（4）喷漆作业只使用滤毒盒 喷漆作业中产生的漆雾属于颗粒物，漆雾有挥发性，产生有机蒸气，这种情况必须采取综合过滤的方法。单独使用防毒过滤元件用于喷漆是错误的，因为颗粒物很容易穿透滤毒盒，使用者会提早闻到溶剂的味道，误以为滤毒盒失效，使用时间会大打折扣，造成浪费。图 4-21 显示的是喷漆工试图用纱布包裹滤毒盒，阻隔漆雾的做法，原因可能是使用的产品没有尘毒组合的设计，或者在选用时没有选择颗粒物预过滤棉。图 4-22 是喷漆应使用的过滤元件组合。

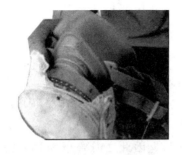

图 4-21 用纱布包裹的喷漆滤毒盒

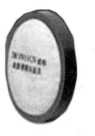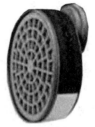

图 4-22 喷漆用预过滤棉和滤毒盒组合

（5）在面具下垫纱布 图 4-23 显示的是工人用纱布垫在半面罩下面使用的情景。有的工人喜欢垫纱布是为了吸汗，也有的工人是感觉面罩泄漏，希望垫纱布提高密合性。在密合型面罩下面垫任何物品，包括纱布、衣服、毛发等，都将增加面罩的泄漏，用适合性检验可帮助使用者选择适合自己脸型的面罩。

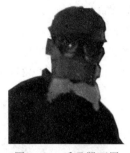

图 4-23　呼吸器面罩
下面垫纱布

（三）听觉器官防护用品

护耳器也称护听器，是预防噪声危害的个人防护用品。当作业现场噪声水平超过职业卫生标准规定的限值时，为预防噪声聋等由噪声引起的职业危害，应选择使用护耳器。护耳器主要分耳塞和耳罩两类产品。

1. 护耳器简介

（1）**耳塞**　耳塞是可以插入外耳道的有隔声作用的材料。耳塞形状和选材各异，总体分慢回弹类（图 4-24）和预成型（图 4-25）两类。慢回弹耳塞使用泡沫型材料，压扁后回弹速度比较慢，允许有足够的时间将揉搓细小的耳塞插入耳道，耳塞慢慢膨胀将外耳道封堵，起隔声目的。预成型耳塞由橡胶类材料制成，预先模压成某些形状，可直接插入耳道。

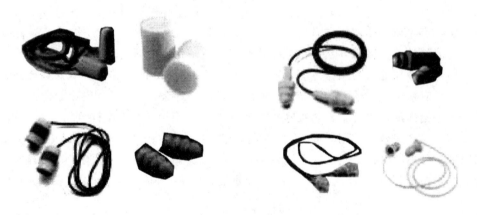

图 4-24　慢回弹耳塞　　　　　　　　图 4-25　预成型耳塞

耳塞体积小，便于携带，不妨碍其他防护用品和眼镜的佩戴，由于比较容易丢失，因此带线耳塞的设计用于解决此类问题，不用时耳塞可挂在脖子上；慢回弹耳塞需要用手揉搓细后插入耳道，手必须干净，因此不适合手脏的人使用，更不适合患有耳疾的人使用；慢回弹耳塞脏了以后通常不适合水洗，需要废弃；预成型耳塞可水洗，比较耐用。从佩戴方法看，由于人的外耳道是弯曲的，插入耳塞需要使用正确的方法，否则耳塞难以起到足够的降噪效果，因此，需要培训耳塞的佩戴方法。

（2）**耳罩**　耳罩的形状像耳机，用隔声的罩子将外耳罩住，耳罩之间用有适当夹紧力的头带或颈带将耳罩固定在头上（图 4-26），并可以调节耳罩佩戴的高度、角度等，取得一定的佩戴舒适度。为和安全帽同时使用，有些耳罩设计可直接插在安全帽两侧的耳罩孔内固定（图4-27）。

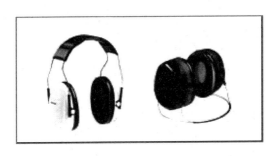

图4-26　头戴式耳罩和颈带式耳罩

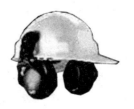

图4-27　插在安全帽上的耳罩

耳罩的佩戴位置稳定，容易取得稳定的降噪效果，由于体积较大，有可能会和已经使用的安全帽、呼吸器、眼镜等防护用品有冲突，无法佩戴，或降低降噪能力；耳罩使用寿命较长，平时需要维护保养。

（3）护耳器降噪值　护耳器的降噪能力是按照标准的测试方法，经人佩戴测试降噪能力后得出的，用单值降噪值（SNR）表示，单位是分贝，国际标准 ISO 4869-1 是一个常用的测定方法。护耳器 SNR 值在产品包装或说明书中提供，用于根据现场噪声水平选择适用的护耳器。

2. 护耳器的选择

选择护耳器之前首先要评价作业场所的噪声水平，然后确定需要护耳器的 SNR 值，并要根据作业和使用者的需求特点，选择具体式样的护耳器。目前有两种根据现场噪声水平选择护耳器 SNR 值的方法，分别是卫生部于1999年颁布《工业企业职工听力保护规范》（卫法监发〔1999〕第620号）和2009年颁布生效的 GB/T 23466—2009《护听器的选择指南》。

（1）依据 C 声级噪声选择　GB/T 23466—2009 要求用现场噪声 C 声级 L_C 监测结果选择护耳器。方法是：用 L_C 减去护耳器 SNR 值后应大于职业卫生标准 85dB（A），该标准同时要求，使用护耳器后，使用者接触噪声的最佳范围是75～80dB，举例如下。

某作业场所 8h 的噪声水平为98dB（A），C 声级噪声为100dB（C），用式（4-3）推算护耳器最佳 SNR 值：

护耳器最佳 SNR 值 $= L_C - 85\text{dB(A)} + (5\sim10)\text{dB}$

$$= 100\text{dB(C)} - 85\text{dB(A)} + (5\sim10)\text{dB} = (20\sim25)\text{dB} \qquad (4\text{-}3)$$

（2）依据 A 声级噪声选择　《工业企业职工听力保护规范》要求用作业场所噪声 A 声级噪声 L_A 监测结果选择护耳器。方法是：用护耳器的 SNR 值乘以 0.6，结果应大于噪声超标值，举例如下。

某作业场所 8h 的噪声水平为95dB（A），职业卫生标准85dB（A），超标

10dB，用式（4-4）计算护耳器的最小 SNR 值：

$$护耳器最小 SNR 值 = [L_A - 85dB(A)]/0.6$$
$$= [95dB(A) - 85dB(A)]/0.6 = 17\ dB(A) \qquad (4-4)$$

同样，考虑到使用者佩戴护耳器后实际接触噪声值应在 75～80dB 之间，因此最终可选择 SNR 值在 22～27dB 范围的护耳器。

（3）选择护耳器式样需考虑的因素 选择护耳器的式样（耳塞或耳罩），要考虑作业条件和使用者的特殊需求。

① 佩戴时间：佩戴时间越长，越需要选择舒适性高的护耳器，舒适性可由使用者通过试戴和比较得出；

② 手脏：首选耳罩，或预成型耳塞，或提供方便的洗手设施，否则避免选择慢回弹耳塞；

③ 高温、高湿环境：首选耳塞；

④ 必须佩戴防护眼镜或其他校正镜片：首选耳塞；

⑤ 必须佩戴安全帽：首选耳塞，或者选颈带式耳罩；若安全帽的设计允许挂耳罩，选可挂安全帽的耳罩；

⑥ 耐用：首选预成型耳塞，或耳罩；

⑦ 简单的佩戴方法：首选耳罩，或预成型耳塞；

⑧ 轻巧且防丢失：带线的耳塞；

⑨ 同时戴眼镜和耳罩，眼镜腿插入耳罩杯垫：应对耳罩实际降噪能力扣减 5dB；

⑩ 单独用耳塞或耳罩降噪能力都不够：同时使用"耳塞和耳罩"，实际降噪水平以其中 SNR 值较大者做折算，再增加 5dB 降噪值。

3. 护耳器的使用、更换和维护

（1）耳塞的佩戴和摘取方法 戴慢回弹耳塞之前，务必清洗双手！左耳佩戴耳塞时，一边用左手将耳塞压扁、揉细，一边用右手从头的后方向上、向外拉左耳耳廓，尽量把耳道拉直，同时用左手将耳塞塞入耳道，并在耳道外堵大约 30s，防止耳塞因膨胀退出耳道；反过来用同样方法佩戴右边的耳塞（图 4-28）。戴预成型耳塞也必须用手拉开耳道，插入耳塞后不需要堵住耳道。

佩戴好后，做耳塞佩戴气密性检查：进入噪声环境，用双手手掌盖住双耳，听外面的噪声，然后将双手移开，如果感觉前后听到的噪声水平没有区别，说明密合良好，反之，应重新佩戴。

摘耳塞时必须慢慢旋转，把耳塞取出，切忌拉耳塞。佩戴良好的耳塞可以和耳道形成比较气密的空间，强行拉耳塞，所形成的负压有可能损伤鼓膜。一定要慢慢取耳塞！

（2）佩戴耳罩的方法 不同的耳罩，佩戴方法会有所不同，应阅读说明书，了解耳罩在头带、颈带上的调节方法。应尽量调节耳罩杯在头带、颈带上的位置，使两耳

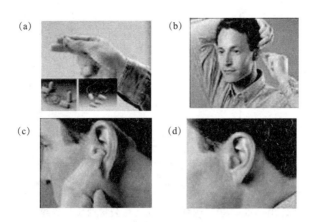

图 4-28　慢回弹耳塞佩戴方法

位于罩杯中心，并完全覆盖耳廓；头带应垂直安放在头顶位置（图 4-29）；尽量将头发移到合适的位置，避免妨碍耳罩杯垫的密封，如果耳饰影响密封，应摘下耳饰。

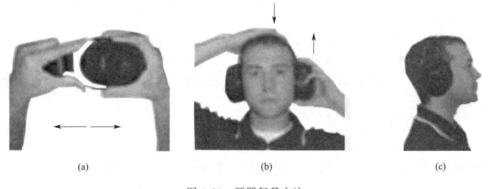

图 4-29　耳罩佩戴方法

（3）使用护耳器的注意事项　佩戴护耳器后，使用者往往会感觉"异样"，会更多听到身体骨骼传导的声音，或感觉有些闷或者晕，需要一段时间适应。有些人感觉说话沟通有困难，主要是因为听到周围声音变小了，自己的说话声自然会放低，所以噪声环境中仍要大声说话，以便和对方沟通。

佩戴时间不足是导致防护失效的一个重要原因。由于噪声对听力的损害很大程度上取决于暴露剂量，暴露时间起着至关重要的作用，图 4-30 说明了护耳器佩戴时间和有效降噪效果的关系，从中可以看到，假如接触噪声时间为 8h，护耳器降噪能力为 30dB，当护耳器佩戴时间为 4h，即暴露时间减半，实际的降噪值将只有 3dB；若增加佩戴时间到 7.5h，降噪效果会提高到 12dB；但只有坚持佩戴 8h，才能获得 30dB 的防护水平。要延长使用者的佩戴时间，选择舒适性高的护耳器是很重要的。

（4）护耳器的更换和维护　护耳器的使用寿命有限，需要更换和维护，应注意

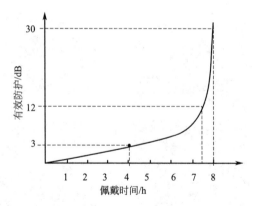

图 4-30　护耳佩戴时间和有效防护的关系曲线

以下几点：

①慢回弹耳塞脏污、破损时应废弃，更换新耳塞；

②预成型耳塞可水洗，破损或变形时废弃；

③耳罩杯垫可用布蘸肥皂水擦拭干净，但不能将整个耳罩浸入水中，尽可能不要接触化学物质，以免损坏；

④耳罩泡沫耳垫的正常使用寿命是6个月，建议每年更换两次；

⑤耳罩头带变松后，应更换新耳罩；

⑥在清洁、干燥的环境中储存，避免阳光直晒，不要将耳罩存放在温度高于55℃的地方。

4. 听力保护计划

听力保护计划是用人单位内部建立的管理制度。根据《工业企业职工听力保护规范》的要求，凡是作业场存在噪声超标的工业企业，都应建立职工听力保护计划，包括作业场所噪声危害辨识和评估，降噪工程控制、管理控制的采用，个体防护措施包括为劳动者选择护耳器，给工人提供噪声危害和防护知识的培训，保证护耳器正确使用和维护的各项措施，现场监督，劳动者岗前、岗中和岗后的听力测定等，并由接受过专门培训的人员负责组织和实施。为帮助用人单位履行义务，《工业企业职工听力保护规范》对企业如何实施听力保护计划进行了详细的规定，企业应积极采纳，按照执行。

第三节　职业危害应急处置

一、职业危害事故分类

国务院1956年颁布的《工人职员伤亡事故报告规程》第三条规定：企业对于

工人职员在生产区域中所发生的、和生产有关的伤亡事故（包括急性中毒事故，下同），必须按照本规程进行调查、登记、统计和报告。国务院 1991 年颁布的《企业职工伤亡事故报告和处理规定》第三条规定：本规定所称伤亡事故，是指职工在劳动过程中发生的人身伤害、急性中毒事故。国务院 2007 年颁布的《生产安全事故报告和调查处理条例》明确规定重伤事故包括工业中毒事故。《企业职工伤亡事故分类标准》将企业职工伤亡事故分为 20 类，其中第 19 类为中毒和窒息。

我国职业危害呈上升趋势，尤其是化学品职业危害，随着我国化学品工业的快速发展，由于危险化学品引发的职业危害事故和职业病呈上升趋势。据统计，目前我国生产约 45000 种化学品，其中有 3800 多种属于政府严格监管的危险化学品。危险化学品因其固有的燃烧爆炸、有毒有害等特性，在生产过程中很容易发生事故，造成职业危害。

二、职业危害事故分级

依据国务院 2007 年 3 月颁布的《生产安全事故报告和调查处理条例》，生产安全事故（以下简称事故）按照事故造成的人员伤亡或者直接经济损失，一般分为以下四级。

（1）特别重大事故，是指造成 30 人以上死亡，或者 100 人以上重伤（包括急性工业中毒，下同），或者 1 亿元以上直接经济损失的事故。

（2）重大事故，是指造成 10 人以上 30 人以下死亡，或者 50 人以上 100 人以下重伤，或者 5000 万元以上 1 亿元以下直接经济损失的事故。

（3）较大事故，是指造成 3 人以上 10 人以下死亡，或者 10 人以上 50 人以下重伤，或者 1000 万元以上 5000 万元以下直接经济损失的事故。

（4）一般事故，是指造成 3 人以下死亡，或者 10 人以下重伤，或者 1000 万元以下直接经济损失的事故。

发生急性工业中毒按照《生产安全事故报告和调查处理条例》相关规定处理。

三、应急管理基本知识

（一）应急管理概况

应急管理是突发公共事件应急管理的简称，是当今世界关注的一个重要课题。从世界范围看，无论是发达国家，还是发展中国家，都面临着各种突发事件不断增长的严峻挑战，近几年尤为突出。地震、海啸、台风等自然灾害，危险化学品、矿山、火灾、道路交通、大面积断电等事故灾难，"非典"、人感染高致病性禽流感、食物中毒等公共卫生事件，恐怖袭击、暴力冲突、社会骚乱等社会治安事件，不仅给各国人民生命财产和经济发展造成重大损失，而且还会危害到国家安全和社会稳定。突如其来的突发事件考验着各国政府的应急处理能力，各国政府围绕如何有效应对突发事件开展了专题研究。2003 年"非典"事件充分暴露了我国应急管理工作存在的问题。为此，党中央、国务院将应急管理作为社会主义和谐社会体系和各级政府履职能力建设任务进行推进。经过十多年的应急管理体系建设，我国应急管理能力得到明显提升。

依据《突发事件应对法》，突发事件是指"突然发生，造成或者可能造成严重社会危害，需要采取应急处置措施予以应对的自然灾害、事故灾难、公共卫生事件和社会安全事件"。2003 年"非典"事件、2003 年重庆开县井喷事故、2008 年汶川地震、2014 年昆明火车站暴力恐怖事件等都是重大突发事件。具体讲，突发事件有以下特征。

（1）突发性和紧迫性。突发事件是在人们没有意料或没有先兆的情况下突然发生的，要求管理者必须在第一时间迅速做出决策，调动一切可调用资源进行应对，尽快控制事态发展，尽可能消除或减轻事态可能造成的不利后果。2010 年 3 月 28 日，华晋焦煤有限责任公司王家岭矿在基建施工中发生透水事故，当班井下共有作业人员 261 人，其中 108 人安全升井、153 人被困井下。事故发生后，党中央、国务院高度重视，各有关部门和当地政府第一时间做出反应，成立现场指挥部，调用各种有效资源开展救援。经过 8 天 8 夜共同努力，115 名被困矿工成功获救。

（2）社会危害性。突发事件造成的损害有直接损害和间接损害，重大突发事件不仅造成重大人员伤亡和财产损失，而且会造成重大社会影响和危害。我国近年来发生的一系列重大突发事件，如 2003 年重庆开县井喷中毒事故，2013 年青岛市东黄输油管道泄漏爆炸事故、2015 年天津港瑞海公司危险品仓库特大火灾爆炸事故等，对社会都产生了重大危害性。

（3）不确定性。即事件发生的时间、形态和后果往往无规可循，难以准确预测。许多突发事件可能相继引发多种类型的次生、衍生突发事件。各类突发事件的耦合，还会造成复合性灾难。如果处置不及时或不当，会产生严重后果。例如，2005 年吉林化学工业公司双苯厂苯胶车间发生爆炸事故，由于消防水处置不当，事故导致松花江大面积污染，造成松花江下游多个城市临时停水。2008 年的"南方雪灾"就是一场复合式的巨灾。低温雨雪冰冻引发停电和运输中断，造成大量旅客滞留，对正常的社会秩序造成影响。

（4）复杂性。一方面，突发事件的起因多种多样，包括自然、技术、人为和社会等，有时甚至是几类因素相互交织，导致了突发事件的复杂性；另一方面，由于事件影响因素与演变规律存在不确定性和不可预见的多变性，可能有多种灾害同时并存，或容易引发次生衍生事件，使得应急处置常常涉及不确定的多个专业技术领域复杂问题的处理，在多种因素的影响下，突发事件的应对处置十分复杂。如 2015 年"东方之星"号客轮沉船事件是由自然因素和技术（人为）因素共同作用造成的灾难性事件，是由于天气（风、雨）、船（稳定性、抗风能力）、人（船长、船员）三方面因素共同作用造成的。

（二）应急管理内涵

突发事件应急管理应强调全过程的管理。突发事件应急管理工作涵盖了突发事件发生前、中、后的各个阶段，包括为应对突发事件而采取的预先防范措施、事发时采取的应对行动、事发后采取的各种善后措施及减少损害的行为，包括预防、准备、响应和恢复等各个阶段，体现"预防为主、预防与应急相结合"的应急管理原则。

一般而言，突发事件应急管理的四个阶段并没有严格的界限，且往往是交叉的，但每一阶段都有自己明确的目标，而且每一阶段又是构筑在前一阶段的基础之上，因而预防、准备、响应和恢复相互关联，构成了突发事件应急管理工作一个动态的循环改进过程。

1. 预防

预防是指为了避免突发事件的发生或者为了减轻突发事件可能造成的损害事先所做的各种工作。在突发事件应急管理中，预防有两层含义：一是突发事件的预防工作，即通过管理和技术等手段，尽可能地防止突发事件的发生；二是在假定突发事件必然发生的前提下，通过预先采取一定的预防措施，达到降低或减缓其影响或后果的严重程度的目的。从长远看，低成本、高效率的预防措施是减少突发事件损失的关键，风险评估和脆弱性分析则是预防工作中的基础内容。

2. 准备

准备也称应急准备，是应急管理工作中的一个关键环节。应急准备是指为有效应对突发事件而事先采取的各种措施的总称，包括意识、组织、机制、预案、队伍、资源、培训演练等各种准备。在《突发事件应对法》中专设了"预防与应急准备"两章，其中包含了应急预案体系、风险评估与防范、救援队伍、应急物资储备、应急通信保障、培训、演练等内容。

应急准备工作涵盖了应急管理工作的全过程。应急准备并不仅仅针对应急响应，它为预防、监测预警、应急响应和恢复等各项应急管理工作提供支撑，贯穿应急管理工作的整个过程。从应急管理的阶段看，应急准备工作体现在预防工作所需的意识准备和组织准备，监测预警工作所需的物资准备，响应工作所需的人员准备，恢复工作中所需的资金准备等各阶段的准备工作；从应急准备的内容看，其组织、机制、资源等方面的准备贯穿整个应急管理过程。

3. 响应

响应也称应急响应，是应对突发事件的关键阶段、实战阶段，考验着政府和企业的应急处置能力。应急响应需要解决好以下几个问题：一是提高快速反应能力。响应速度越快，意味着越能减少损失。由于突发事件发生突然、扩散迅速，只有及时响应，控制住危险状况，防止突发事件的继续扩展，才能有效地减轻造成的各种损失。经验表明，建立统一的指挥中心或系统将有助于提高快速反应能力。二是加强协调组织能力。应对突发事件，特别是重大、特别重大突发事件，需要具有较强的组织动员能力和协调能力，使各方面的力量都参与进来，相互协作，共同应对。三是为一线应急救援人员配备必要的防护装备，以提高危险状态下的应急处置能力，并保护好一线应急救援人员。

4. 恢复

恢复是指突发事件的威胁和危害得到控制或者消除后所采取的处置工作。恢复工作包括短期恢复和长期恢复。从时间上看，短期恢复并非在应急响应完全结束之后才开始，恢复可能是伴随着响应活动随即展开的。很多情况下，应急响应活动开始后，短期恢复活动就立即开始了，比如，在一项复杂的人员营救活动中，受困人员陆续获救，从第一个受困人员获救之时起，其饮食、住宿、医疗救助等基本安全和卫生需求应当立即予以恢复，此时短期恢复工作就已经开始了，而不是等到所有受困人员全部获救之后才开始恢复工作。从以上角度看，短期恢复也可以理解为应急响应行动的延伸。

短期恢复工作包括向受灾人员提供食品、避难所、安全保障和医疗卫生等基本服务。在短期恢复工作中，应注意避免出现新的突发事件。《中华人民共和国突发事件应对法》第五十八条规定："突发事件的威胁和危害得到控制或者消除后，履行统一领导职责或者组织处置突发事件的人民政府应当停止执行依照本法规定采取的应急处置措施，同时采取或者继续实施必要措施，防止发生自然灾害、事故灾难、公共卫生事件的次生、衍生事件或者重新引发社会安全事件。"

长期恢复的重点是经济、社会、环境和生活的恢复，包括重建被毁的设施和房屋，重新规划和建设受影响区域等。在长期恢复工作中，应吸取突发事件应急工作的经验教训，开展进一步的突发事件预防工作和减灾行动。

四、应急预案编制与管理

（一）应急预案体系建设

抗击"非典"以来，党中央、国务院在深刻总结历史经验，科学分析公共安全形势的基础上，审时度势，做出了全面加强应急管理工作的重大决策，重点是进一步加强"一案三制"建设。应急预案作为推动我国应急管理工作的重要抓手，在各级政府及有关部门的大力推动下，取得了很大成效。尤其是安全生产应急预案，应急预案体系基本建立，各级政府及有关部门、所有生产经营单位都编制了不同类型的应急预案，解决了应急预案有无的问题，并在安全管理和处置各类事故中发挥了重要作用，促进了我国安全生产形势持续稳定好转。

如何更好地发挥应急预案的事故预防和应急处置功能，有效预防事故发生和控制事故扩大，国务院及有关部门、地方各级人民政府印发了一系列规范性文件，进一步完善应急预案体系，规范应急预案编制程序，强化应急预案管理，提升应急预案编制质量。

（二）企业应急预案编制

《生产经营单位生产安全事故应急预案编制导则》规定：生产经营单位的应急预案体系主要由综合应急预案、专项应急预案和现场处置方案构成。生产经营单位应根据本单位组织管理体系、生产规模、危险源的性质以及可能发生的事故类型确定应急预案体系，并可根据本单位的实际情况，确定是否编制专项应急预案。风险因素单一的小微型生产经营单位可只编写现场处置方案。

1. 应急预案编制程序

按照《生产经营单位生产安全事故应急预案编制导则》规定，生产经营单位编制应急预案包括成立应急预案编制工作组、资料收集、风险分析、应急能力评估、编制应急预案和应急预案评审 6 个步骤。

（1）成立应急预案编制工作组　应急预案编制工作是一项系统工程。生产经营单位应按照"统一领导、分类管理、分级负责、属地为主"的原则，结合本单位的应急管理工作实际，从公司、企业（单位）到车间、岗位分别制订相应的应急预案（现场处置方案），应急预案应形成预案体系，互相衔接，并同地方人民政府和相关部门应急预案相衔接。

应急预案涉及各部门工作职责，需要所有不同专业人员的密切配合与参与。按照有关法律、法规要求，企业应急预案的编制和制度建设是企业主要负责人的职责。因此，应急预案的编制工作应纳入企业领导的重要议事日程，成立以主要领导或主管领导为组长的应急预案编制工作组，组织开展应急预案编制工作。

（2）资料收集　应急预案编制工作应依据有关法律法规，按照国家和行业有关规定和标准进行编制；应急预案编制要认真吸取同行业事故教训，借鉴别人的经验，认识行业风险，完善本企业的管理；应急预案编制要掌握相关单位的应急预案，做到上下游企业对接，横向同地方政府衔接；应急预案编制要掌握同行业和属地政府相关资料和资源，合理完善和部署本单位应急资源；所有这些都需要查询相关法律法规、了解预案与应急管理涉及的相关部门情况，查阅相关应急管理资料。

（3）风险分析　风险分析是企业应急管理工作的重要环节，也是应急预案编制工作的基础和关键过程。企业应在危险源辨识、事故隐患排查治理的基础上，确定本单位的危险源，进一步分析企业发生事故的可能性以及事故可能造成的严重后果。

风险是某一特定危险情况发生的可能性和后果的组合。如果可能性用概率表示，风险值就是风险发生的概率与损失的乘积。风险是客观存在的，可采用防范措施防止发生或降低风险导致的损失，但不可能完全消除风险。

风险分析包括危险源辨识、脆弱性分析、风险评估与风险控制策略。

危险源辨识应结合同行业、同类型单位历史上发生的各类不同类型事故，以事故为导向，针对本单位可能存在的危险源和事故隐患进行分析，识别可能存在重大危险因素，判断可能发生的重大事故。

脆弱性分析是指一旦发生事故，哪些地方容易受到破坏，哪些人员容易受到伤害；受事故严重影响的区域，以及影响该区域的因素，预计该区域中的人口数量和类型（如职员、居民、敏感人群）；可能遭受的基础设施（如水、电、气等生活保障设施）和交通线路的破坏；可能对环境的影响等。

风险评估是根据脆弱性风险的结果，评估事故发生时，造成破坏或伤害的可能性，以及可能导致的最坏破坏或伤害的程度。风险评估应选择事故可能造成的最坏情况进行分析。风险评估通常采用安全检查表、事故树、危险指数、调查统计等分析方法进行，方法要适当，不必过于强调分析结果的精确性，分析的目的主要是认识风险，评估技术和管理上采取的防范措施存在的差距，以及一旦发生事故应该采取的应急行动，以及应急准备情况。

风险控制策略通常是指采取本质安全、控制危险源、隔离以及被动保护等措施。安全管理是一项系统工程，发生事故的因素涉及人的因素、物的因素、环境因素和管理因素。按照《生产过程危险和有害因素分类与代码》（GB/T 13861—2009）国家标准，人的因素包括心理、生理性危险等有害因素，安全知识、素质等行为性危险有害因素；物的因素包括设备设施存在的危险和有害因素，危险化学品等危险性物资存在的危险和有害因素；环境因素包括工作环境不符合人机工程学要求以及不良等危险和有害因素；管理因素包括组织管理机构不健全，责任制不落实，规章制度不完善，安全投入不到位，管理工作不到位等管理因素缺陷。

（4）应急能力评估　应急能力评估是依据风险分析的结果，按照底线思维，针对可能发生事故的最坏情况，对应急资源准备状况的充分性和从事应急救援活动所具备的能力评估。《生产经营单位生产安全事故应急预案编制导则》明确要求：应在全面调查和客观分析生产经营单位应急队伍、装备、物资等应急资源状况基础上开展应急能力评估，并依据评估结果，完善应急保障措施。

应急能力评估不仅要评估应急队伍和技术装备方面的内容，也应评估体制和机制方面的内容。企业应从组织体系、工作机制、应急救援队伍和应急物资与装备等方面，对本单位的应急能力进行客观评估，保证事故初期应急处置所需。对于一时难以达到的，应建立检测监控等防范措施，确保万无一失。同时应制订相应的工作规划，同地方政府建立协调联动机制，提高应急能力。

（5）编制应急预案　在危险源辨识、风险分析、应急能力评估、完善应急准备工作的基础上，针对可能发生的事故，按照有关规定和标准组织编写应急预案。应急预案编制应注重过程。企业应按照"预防为主、预防与应急并重"的原则，针对风险分析结果，采取相应的技术和管理措施降低事故风险；应针对事故危害程度建立相应的应急工作体制，明确工作职责，完善工作机制，提高应急响应和应急处置能力；应针对应急管理和应急处置工作组织开展应急管理培训和演练，改善监测预警和信息报告系统、补充必要的应急救援装备等措施和手段，全面提高企业事故防范能力和应急处置能力。

（6）应急预案评审　应急预案编制完成后，生产经营单位应在广泛征求意见的基础上，对应急预案进行评审。

评审准备。成立应急预案评审工作组，将应急预案及有关资料在评审前送达参加评审的单位或人员。

组织评审。评审工作应由生产经营单位主要负责人或主管安全生产工作的负责人主持，参加应急预案评审的人员应当包括应急预案涉及的政府部门管理人员和有关安全生产及应急管理方面的专家。生产经营规模小、人员少的单位，可以采取演练的方式对应急预案进行论证。应急预案评审工作组通过讨论并提出会议评审意见。

修订完善。生产经营单位应认真分析研究评审意见，按照评审意见对应急预案进行修订和完善。评审意见要求重新组织评审的，生产经营单位应组织有关部门对应急预案重新进行评审。

应急预案评审应坚持实事求是原则，从以下 7 个方面进行评审。

① 合法性。符合有关法律、法规、规章和标准，以及有关部门和上级单位规范文件要求。

② 完整性。具备《生产经营单位生产安全事故应急预案编制导则》所规定的各项要素。

③ 针对性。紧密结合本单位危险源辨识与风险分析，针对可能发生的事故、重大危险源、重点岗位和部位。

④ 实用性。切合本单位工作实际，与生产安全事故应急处置能力相适应。

⑤ 科学性。组织体系、信息报送和处置方案等内容科学合理。

⑥ 操作性。应急响应程序和保障措施等内容切实可行。

⑦ 衔接性。应急预案形成体系，并与相关部门或应急单位预案相互衔接。

2. 应急预案主要内容

（1）综合应急预案　综合应急预案主要从总体上阐述事故的应急工作原则，包括生产经营单位的应急组织机构及职责、应急预案体系、事故风险描述、预警及信息报告、应急响应、保障措施、应急预案管理等内容。应急预案体系和事故风险描述在应急预案编制程序中已经进行了描述，重点描述应急组织机构及职责、预警及信息报告和应急响应。

① 应急组织机构及职责。《生产经营单位生产安全事故应急预案编制导则》规定：明确生产经营单位的应急组织形式及组成单位或人员，可用结构图的形式表示，明确构成部门的职责。应急组织机构根据事故类型和应急工作需要，可设置相应的应急工作小组，并明确各小组的工作任务及职责。应急组织机构的建立应紧密结合现有企业组织体系，并尽可能利用现有的组织体系，明确各部门的应急管理职

责或牵头部门，做到应急工作常态化管理，才能关键时刻发挥应有的作用。

② 预警及信息报告。《生产经营单位生产安全事故应急预案编制导则》规定：根据生产经营单位检测监控系统数据变化状况、事故险情紧急程度和发展势态或有关部门提供的预警信息进行预警，明确预警的条件、方式、方法和信息发布的程序。信息报告程序主要包括：

a. 信息接收与通报：明确24h应急值守电话、事故信息接收、通报程序和责任人。

b. 信息上报：明确事故发生后向上级主管部门和地方人民政府报告事故信息的流程、内容、时限和责任人。

c. 信息传递：明确事故发生后向本单位以外的有关部门或单位通报事故信息的方法、程序和责任人。

事故报告和调查处理条例规定，事故单位接到事故报告后应当在1h内向事故发生地县级以上人民政府有关部门报告。

③ 应急响应（响应分级）。《生产经营单位生产安全事故应急预案编制导则》规定：企业应针对事故危害程度、影响范围和生产经营单位控制事态的能力，对事故应急响应进行分级。突发事件分级、预警分级和响应分级在《中华人民共和国突发事件应对法》、国务院以及各级人民政府应急预案中都有描述，这些都是对于政府来讲的。对于生产经营单位来讲，任何突发事件都要在第一时间进行响应。作为大型企业可以分为三级，即车间、企业、社会。作为一般企业最多划分为二级，即企业应急和社会应急。一般事件企业自我进行处理，控制事故扩大；一旦事件扩大一定要在第一时间上报，请求社会支援。

④ 应急响应（响应程序）。《生产经营单位生产安全事故应急预案编制导则》规定：要根据事故级别和态势，按照事件处置流程描述接警、信息处置与研判、应急指挥机构启动、现场控制与指挥、应急资源调配、扩大应急等响应程序。企业是生产安全事故的责任主体，对险情或者事故应按照"早发现、早报告、早研判、早处置、早解决"的原则，做好事故险情或事故的应急处置工作，并建立与所在地人民政府及负有安全生产监督管理职责的部门相衔接的应急响应机制。企业应针对相关事件，建立明确的应急处置流程，明确相应的应对任务和责任单位，做到什么任务、谁来做、怎样做、用什么资源来做都明确。为做到任务明确，责任到人，应建立健全接警、报告和记录管理程序，应急机构启动程序，应急专家联系协调程序，突发事件信息发布、告知管理程序，应急响应后勤保障程序，主要负责人的应急程序，应急状态解除程序等。

⑤ 应急响应（处置措施）。《生产经营单位生产安全事故应急预案编制导则》规定：针对可能发生的事故风险、事故危害程度和影响范围，制订相应的应急处置措施。生产经营单位作为事故责任主体和初期应急响应，应急处置措施主要包括：

a. 发出警报，采取切断或者隔离危险源等措施。

b. 发现危及人身安全的险情或者事故征兆时，迅速组织现场人员停止作业，采取必要的或者可能的应急措施后撤离危险区域。

c. 立即将险情或者事故发生的时间、地点、当前状态等简要信息，向所在地县级以上人民政府负有安全生产监督管理职责的部门报告，并依照有关规定及时补报、续报有关情况。

d. 研判事故危害及发展趋势，将可能危及周边生命、财产、环境安全的危险性和防护措施告知相关人员与单位；遇有紧急情况时，立即采取封闭事故现场、疏散周边人员、转移重要物资等措施。

e. 根据需要请求周边应急救援队伍参加事故救援。

f. 准备事故救援技术资料，维护事故现场秩序，保护事故证据。

（2）专项应急预案　专项应急预案是生产经营单位为应对某一类型或某几种类型事故，或者针对重要生产设施、重大危险源、重大活动等内容而制订的应急预案。专项应急预案主要包括事故风险分析、应急指挥机构及职责、处置程序和措施等内容。专项应急预案的主要内容包括：

① 事故风险分析：针对可能发生的事故风险，分析事故发生的可能性以及严重程度、影响范围等。

② 应急指挥机构及职责：根据事故类型，明确应急指挥机构总指挥、副总指挥以及各成员单位或人员的具体职责。应急指挥机构可以设置相应的应急救援工作小组，明确各小组的工作任务及主要负责人职责。

③ 处置程序：明确事故及事故险情信息报告程序和内容，报告方式和责任人等内容。根据事故响应级别，具体描述事故接警报告和记录、应急指挥机构启动、应急指挥、资源调配、应急救援、扩大应急等应急响应程序。

④ 处置措施：针对可能发生的事故风险、事故危害程度和影响范围，制订相应的应急处置措施，明确处置原则和具体要求。

专项应急预案是综合应急预案的附件，执行主体同属生产经营单位。按照规定，如果企业的组织体系简单或应急处置程序同综合应急预案一致，可以不编制专项应急预案。

（3）现场处置方案（现场处置卡）　现场处置方案是生产经营单位根据不同事故类别，针对具体的场所、装置或设施所制订的应急处置措施，主要包括事故风险分析、应急工作职责、应急处置和注意事项等内容。生产经营单位应根据风险评估、岗位操作规程以及危险性控制措施，组织本单位现场作业人员及相关专业人员共同编制现场处置方案。现场处置方案主要内容包括事故风险分析、应急工作职责、应急处置和注意事项。

① 事故风险分析。事故风险分析主要包括事故类型，事故发生的区域、地点或装置的名称，事故发生的可能时间、事故的危害严重程度及其影响范围，事故前可能出现的征兆，事故可能引发的次生、衍生事故等。

② 应急工作职责。应急工作职责主要包括：根据现场工作岗位、组织形式及人员构成，明确各岗位人员的应急工作分工和职责。

③ 应急处置。应急处置主要包括以下内容。

a. 事故应急处置程序。根据可能发生的事故及现场情况，明确事故报警、各项应急措施启动、应急救护人员的引导、事故扩大及同生产经营单位应急预案衔接的程序。

b. 现场应急处置措施。针对可能发生的火灾、爆炸、危险化学品泄漏、坍塌、水患、机动车辆伤害等，从人员救护、工艺操作、事故控制、消防、现场恢复等方面制订明确的应急处置措施。

c. 明确报警负责人、报警电话、上级管理部门和相关应急救援单位联络方式及联系人员、事故报告基本要求和内容。

④ 注意事项。注意事项主要包括：佩戴个人防护器具方面的注意事项，使用抢险救援器材方面的注意事项，采取救援对策或措施方面的注意事项，现场自救和互救注意事项，现场应急处置能力确认和人员安全防护等事项，应急救援结束后的注意事项，其他需要特别警示的事项。

(三) 应急预案培训演练

1. 应急预案培训

应急预案编制完成后，要使其在应急行动中得到有效的运用，充分发挥它的指导作用，还必须对相关应急管理人员进行一定的应急培训并对预案进行演练。应急预案是行动框架，应急培训是行动成功的前提和保证。通过培训，可以发现应急预案的不足和缺陷，并在实践中加以补充和改进；通过培训，可以使假想突发事件涉及的人员（包括应急队员、事故当事人等）都能了解一旦发生事故，应该做什么，能够做什么，如何去做以及如何协调各应急部门人员的工作等。为保证应急培训工作有效，应制订应急培训计划并按计划实施，同时对培训效果进行评价。

2. 应急预案演练

（1）演练的目的　依据《突发事件应急演练指南》，演练的目的包括以下 5 条。

① 检验预案。通过开展应急演练，查找应急预案中存在的问题，进而完善应急预案，提高应急预案的实用性和可操作性。

② 完善准备。通过开展应急演练，检查应对突发事件所需应急队伍、物资、装备、技术等方面的准备情况，发现不足及时予以调整补充，做好应急准备工作。

③ 锻炼队伍。通过开展应急演练，增强演练组织单位、参与单位和人员等对应急预案的熟悉程度，提高其应急处置能力。

④ 磨合机制。通过开展应急演练，进一步明确相关单位和人员的职责任务，理顺工作关系，完善应急机制。

⑤ 科普宣教。演练是最好的培训。通过开展应急演练，普及应急知识，提高

公众风险防范意识和自救互救等灾害应对能力。

（2）演练类型　根据应急演练的组织方式、演练内容和演练目的、作用等，可以对应急演练进行分类，目的是便于演练的组织管理和经验交流。

① 按组织方式分类。应急演练按照组织方式及目标重点的不同，可以分为桌面演练和实战演练等。

a. 桌面演练。桌面演练是一种圆桌讨论或演习活动；其目的是使各级应急部门、组织和个人在较轻松的环境下，明确和熟悉应急预案中所规定的职责和程序，提高协调配合及解决问题的能力。桌面演练的情景和问题通常以口头或书面叙述的方式呈现，也可以使用地图、沙盘、计算机模拟、视频会议等辅助手段，有时被分别称为图上演练、沙盘演练、计算机模拟演练、视频会议演练等。

b. 实战演练。实战演练是以现场实战操作的形式开展的演练活动。参演人员在贴近实际状况和高度紧张的环境下，根据演练情景的要求，通过实际操作完成应急响应任务，以检验和提高相关应急人员的组织指挥、应急处置以及后勤保障等综合应急能力。

② 按演练内容分类。应急演练按其内容可以分为单项演练和综合演练两类。

a. 单项演练。单项演练是指只涉及应急预案中特定应急响应功能或现场处置方案中一系列应急响应功能的演练活动。注重针对一个或少数几个参与单位（岗位）的特定环节和功能进行检验。

b. 综合演练。综合演练是指涉及应急预案中多项或全部应急响应功能的演练活动。注重对多个环节和功能进行检验，特别是对不同单位之间应急机制和联合应对能力的检验。

③ 按演练目的和作用分类。应急演练按其目的与作用，可以分为检验性演练、示范性演练和研究性演练。

a. 检验性演练主要是指为了检验应急预案的可行性及应急准备的充分性而组织的演练。

b. 示范性演练主要是指为推广或学习人员提供示范，为普及宣传应急知识而组织的观摩性演练。

c. 研究性演练主要是为了研究突发事件应急处置的有效方法，试验应急技术、设施和设备，探索存在问题的解决方案等而组织的演练。

不同演练组织形式、内容及目的交叉组合，可以形成多种多样的演练方式，如：单项桌面演练、综合桌面演练、单项实战演练、综合实战演练、单项示范演练、综合示范演练等。

（四）应急预案备案管理

1. 企业应急预案备案

《生产安全事故应急预案管理办法》对应急预案的备案管理提出明确要求：生

产经营单位应当在应急预案公布之日起 20 个工作日内，按照分级属地原则，向安全生产监督管理部门和有关部门进行告知性备案。中央企业总部（上市公司）的应急预案，报国务院主管的负有安全生产监督管理职责的部门备案，并抄送国家安全生产监督管理总局；其所属单位的应急预案报所在地的省、自治区、直辖市或者设区的市级人民政府主管的负有安全生产监督管理职责的部门备案，并抄送同级安全生产监督管理部门。

生产经营单位申报应急预案备案，应当提交下列材料：

① 应急预案备案申报表。

② 应急预案评审或者论证意见。

③ 应急预案文本及电子文档。

④ 风险评估结果和应急资源调查清单。

受理备案登记的负有安全生产监督管理职责的部门应当在 5 个工作日内对应急预案材料进行核对，材料齐全的，应当予以备案并出具应急预案备案登记表；材料不齐全的，不予备案并一次性告知需要补齐的材料。逾期不予备案又不说明理由的，视为已经备案。

2. 应急预案的修订

《生产安全事故应急预案管理办法》对应急预案的修订进行了规范，明确规定：应急预案编制单位应当建立应急预案定期评估制度，对预案内容的针对性和实用性进行分析，并对应急预案是否需要修订做出结论。矿山、金属冶炼、建筑施工企业和易燃易爆物品、危险化学品等危险物品的生产、经营、储存企业，使用危险化学品达到国家规定数量的化工企业，烟花爆竹生产、批发经营企业和中型规模以上的其他生产经营单位，应当每三年进行一次应急预案评估。

有下列情形之一的，应急预案应当及时修订并归档：

① 依据的法律、法规、规章、标准及上位预案中的有关规定发生重大变化的。

② 应急指挥机构及其职责发生调整的。

③ 面临的事故风险发生重大变化的。

④ 重要应急资源发生重大变化的。

⑤ 预案中的其他重要信息发生变化的。

⑥ 在应急演练和事故应急救援中发现问题需要修订的。

⑦ 编制单位认为应当修订的其他情况。

应急预案修订涉及组织指挥体系与职责、应急处置程序、主要处置措施、应急响应分级等内容变更的，修订工作应当参照《生产安全事故应急预案管理办法》规定的应急预案编制程序进行，并按照有关应急预案报备程序重新备案。

五、应急救援设施

《使用有毒物品作业场所劳动保护条例》规定，从事使用高毒物品作业的用人单位，应当配备应急救援人员和必要的应急救援器材、设备，制订事故应急救援预案，并根据实际情况变化对应急救援预案适时进行修订，定期组织演练。使用有毒物质的作业场所设置有效的通风装置；可能突然泄漏大量有毒物品或者易造成急性中毒的作业场所，应设置自动报警装置和事故通风设施；作业场所应当设置黄色区域警示线、警示标识和中文警示说明。警示说明应当载明产生职业中毒危害的种类、后果、预防以及应急救治措施等内容。高毒作业场所应当设置红色区域警示线、警示标识和中文警示说明，并设置通信报警设备，还应设置应急撤离通道和必要的泄险区。

1. 应急救援设施的概念

应急救援设施是指在工作场所设置的报警装置、现场应急用品、洗眼器、喷淋装置等冲洗设备和强制通风设备，以及应急救援中使用的通信、运输设备等。主要用于可能发生急性职业损伤的工作场所。

应急救援设施主要包括：检测报警装置、强制通风设施、现场紧急处置设施、急救或损伤紧急处置用品。

2. 应急救援设施的设置要求

（1）检测报警装置

① 在生产中可能突然溢出大量有害物质或易造成急性中毒或易燃易爆的化学物质的室内作业场所，应设置与事故排风系统相连的泄漏报警装置。

② 应结合生产工艺和毒物特性，在有可能发生急性职业中毒的工作场所，根据自动报警装置技术发展水平设计自动报警装置。

③ 检测报警点应依据《工作场所有毒气体检测报警装置设置规范》（GBZ/T 223—2009）的要求，设在存在、生产或使用有毒气体的工作地点，包括可能释放高毒、剧毒气体的作业场所，可能大量释放或容易聚集的其他有毒气体的工作地点应设置检测报警点。

④ 应设置有毒气体检测报警仪的工作地点，宜采用固定式，当不具备设置固定式的条件时，应配置便携式检测报警仪。

⑤ 毒物报警值应根据有毒气体毒性和现场实际情况至少设警报值和高报值。预报值为 MAC 或 PC-STEL 的 1/2，无 PC-STEL 的化学物质，预报值可设在相应超限数值的 1/2；警报值为 MAC 或 PC-STEL 值，无 PC-STEL 的化学物质，警报值可设在相应的超限倍数值；高报值应综合考虑有毒气体毒性、作业人员情况、事故后果、工艺设备等各种因素后设定。

（2）事故通风装置（又称强制通风设施）　事故通风装置是用于有毒气体、易挥发性溶剂等发生逸散、泄漏等的工作场所，为避免有害气体等的聚集而造成进一步人员伤害，所设置的与有害物质逸散或泄漏等相关联的事故通风设备设施。

① 事故通风宜由经常使用的通风系统和事故通风系统共同保证，一旦发生事故，必须保证能提供足够的通风量。事故通风的风量宜根据工艺设计要求通过计算

确定，但换气次数不宜<12 次/h。

② 事故通风风机的控制开关应分别设置在室内、室外便于操作的地点。

③ 事故排风的进风口，应设在有害气体或有爆炸危险物质放散量可能最大或聚集最多的地点。对事故排风的死角处，应采取导流措施。

④ 事故排风装置排风口的设置应尽可能避免对人员的影响：事故排风装置的排风口应设在安全处，远离门、窗及进风口和人员经常停留或经常同行的地点；排风口不得朝向室外空气动力阴影区和正压区；此外，对于放散有爆炸危险的可燃气体、粉尘或气溶胶等物质的工作场所，应设置防爆通风系统或事故排风系统。

（3）现场紧急处置设施　主要是指用于处置喷溅与劳动者皮肤黏膜上的有毒、有害物质，避免急性职业损伤进一步加剧的设备设施，常见有喷淋装置和洗眼器等冲洗设施。

① 冲淋、洗眼设施应靠近可能发生相应事故的工作地点；

② 喷淋、冲眼设施应保证连续供水；

③ 应有清晰的标识；

④ 其服务半径应小于 15m。

（4）急救或损伤紧急处置用品　是指劳动者发生急性职业损伤后，用于急救的药品或紧急处置劳动者伤口、损伤的皮肤黏膜等的用品以及急救用药品等。包括针对某一类型特定化学物中毒的急救药品，剪刀、镊子、胶带、纱布、棉签、创可贴、生理盐水、医用酒精等紧急处置用品，用于中和酸碱的常用碱性药液等，急救箱配置可参照表 4-9。

① 急救箱应当设置在便于劳动者取用的地点；

② 应用清晰的标识，由专人负责定期检查和更新。

表 4-9　急救箱配置一览表

序号	药品名称	储存数量	用途
1	医用酒精	1 瓶	消毒伤口
2	新洁而灭溶液	1 瓶	消毒伤口
3	过氧化氢溶液	1 瓶	清洗伤口
4	0.9%的生理盐水	1 瓶	清洗伤口
5	2%碳酸氢钠	1 瓶	处置酸灼伤
6	2%醋酸或 3%硼酸	1 瓶	处置碱灼伤
7	解毒药品	按实际需要	职业中毒处置
8	脱脂棉花、棉签	2 包、5 包	清洗伤口
9	脱脂棉签	5 包	清洗伤口
10	中号胶布	2 卷	粘贴绷带
11	绷带	2 卷	包扎伤口
12	剪刀	1 个	急救
13	锤子	1 个	急救
14	医用手套、口罩	按实际需要	防止施救者被感染
15	烫伤软膏	2 支	消肿/烫伤

序号	药品名称	储存数量	用途
16	保鲜纸	2包	包裹烧伤、烫伤部位
17	创可贴	8个	止血护创
18	伤湿止痛膏	2个	淤伤、扭伤
19	冰袋	1个	淤伤、肌肉拉伤或关节扭伤
20	止血带	2个	止血
21	三角巾	2包	受伤的上肢、固定敷料或骨折处等
22	高分子急救夹板	1个	骨折处理
23	眼药膏	2支	处理眼睛
24	洗眼液	2支	处理眼睛
25	防暑降温药品	5盒	夏季防暑降温
26	体温计	2支	测体温
27	急救、呼吸气囊	1个	人工呼吸
28	雾化吸入器	1个	应急处置
29	急救毯	1个	急救
30	手电筒	2个	急救
31	急救使用说明	1个	

六、职业中毒事故的应急救援

化工行业主要从事化学工业生产和开发，包含化工、炼油、冶金、能源、轻工、石化、环境、医药、环保和军工等部门从事工程设计、精细化工、日用化工、能源及动力、技术开发、生产技术管理和科学研究等方面的行业，门类繁多、工艺复杂、产品多样。因此，化工产品在加工、储存、使用和废弃物处理等各个环节都有可能产生大量有毒物质危及人类健康。

1. 应急救援的原则

职业中毒事故应急救援工作应在预防为主的前提下，贯彻统一指挥、分级负责、区域为主、单位自救与社会救援相结合的原则。

① 统一指挥的原则。危险化学品事故的抢险救灾工作必须在危险化学品生产安全应急救援指挥中心的统一领导、指挥下开展。应急预案应当贯彻统一指挥的原则。各类事故具有意外性、突发性、扩张迅速、危险严重的特点，因此，救援工作必须坚持集中领导。因为在紧急情况下，多头领导会导致一线救援人员无所适从，贻误战机。

② 充分准备、快速反应、高效救援的原则。针对可能发生的危险化学品事故，做好充分的准备；一旦事故发生，快速做出反应，尽可能减少应急救援组织的层次，以利于事故和救援信息的快速传播，减少信息的失真，提高救援效率。

③ 生命至上的原则。应急救援的首要任务是不惜一切代价，维护人员生命安全。事故发生后，应当首先保护学校学生、医院病人、体育场馆游客和所有无关人员安全撤离现场，转移到安全地点。

④ 单位自救和社会救援相结合的原则。在确保单位人员安全的前提下，应急救援应当体现单位自救和社会救援相结合的原则。单位熟悉自身各方面情况，又身处事故现场，有利于初起事故的救援，将事故消灭在初始状态。单位救援人员即使不能完全控制事故的蔓延，也可以为外部的救援赢得时间。事故发生初期，事故单位应按照灾害预防和处理规范积极组织救援，并迅速组织遇险人员沿避灾路线撤离，防止事故扩大。

⑤ 分级负责、协同作战的原则。各级政府、有关部门和危险化学品单位及相关的单位按照各自的职责分工实行分级负责、各尽其能、各司其职，做到协调有序、资源共享、快速反应，积极做好应急救援工作。

⑥ 科学分析、规范运行、措施果断的原则。科学分析是做好应急救援的前提。规范运行是应急预案能够有效实施的保证，针对事故现场果断决策采取不同的应对措施是保证救援成功的关键。

⑦ 安全抢险的原则。在事故抢险过程中，应采取切实有效的措施，确保抢险救护人员的安全，严防抢险过程中发生二次事故。

2. 职业中毒事故应急救援的基本任务

① 控制危险源。及时控制造成事故的危险源是应急救援工作的首要任务，只有及时控制住危险源，防止事故的继续扩展，才能及时、有效地进行救援。特别对发生在城市或人口稠密地区的化学事故，应尽快组织工程抢险队与事故单位技术人员一起及时堵源，控制事故继续扩展。

② 抢救受害人员。抢救受害人员是应急救援的重要任务。在应急救援行动中，及时、有序、有效地实施现场急救与安全转送伤员是降低伤亡率、减少事故损失的关键。

③ 指导群众防护，组织群众撤离。由于化学事故发生突然、扩散迅速、涉及范围广、危害大，应及时指导和组织群众采取各种措施进行自身防护，并向上风向迅速撤离出危险区或可能受到危害的区域。在撤离过程中应积极组织群众展开自救和互救工作。

④ 做好现场清消，消除危害后果。对事故外逸的有毒有害物质和可能对人和环境继续造成危害的物质，应及时组织人员予以清除，消除危害后果，防止对人的继续危害和环境的污染。

⑤ 查清事故原因，估算危害程度，向有关部门和社会媒介提供翔实情报。事故发生后应及时调查事故的发生原因和事故性质，估算出事故的危害波及范围和危害程度，查明人员伤亡情况，做好事故调查。

3. 职业中毒事故应急救援的基本形式

① 事故单位自救。事故单位自救是化学事故应急救援最基本、最重要的救援形式，这是因为事故单位最了解事故的现场情况，即使事故危害已经扩大到事故单位以外区域，事故单位仍须全力组织自救，特别是尽快控制危险源。

② 对事故单位的社会救援。对事故单位的社会救援主要是指重大或灾害性化学事故，事故危害虽然局限于事故单位内，但危害程度较大或危害范围已经影响周围邻近地区，依靠本单位以及消防部门的力量不能控制事故或不能及时消除事故后果而组织的社会救援。

③ 对事故单位以外危害区域的社会救援。指事故危害超出本事故单位区域，其危害程度较大或事故危害跨区、县或需要各救援力量协同作战而组织的社会救援。

4. 应急救援工作的特点与基本要求

危险化学品应急救援工作的特点主要体现在救援困难、组织指挥任务艰巨。化学事故发生后，救援行动将围绕切断（控制）事故源、控制污染区、抢救重度人员、采样检测、组织污染区居民防护或撤离、对污染区实施洗消等任务开展，难度大，要求高。同时，为了有效地实施救援，还必须对参加抢险救援的队伍实行统一的组织指挥，并认真搞好通信、交通、运输、急救、物资、气象、生活等各项保障。组织指挥难度很大，稍有不慎极易造成严重的后果。

七、职业中毒的应急处置

（1）安全进入毒物污染区。对于高浓度的硫化氢、一氧化碳等毒物污染区，必须先予以通风。参加救护的人员需佩戴供氧式防毒面具。其他毒物也应采取有效防护措施方可入内救护，同时应佩戴相应的防护用品、氧气分析报警仪和可燃气体报警仪。

（2）切断毒物来源。救护人员进入现场后，除对中毒者进行抢救外，同时应侦查毒物来源，并采取果断措施切断其来源，如关闭泄漏管道的阀门、停止加送物料、堵塞泄漏设备等，以防止毒物继续外溢。对于已经扩散出来的有毒气体或蒸气应立即启动通风排毒设施或开启门窗，以降低有毒物质在空气中的含量，为抢救工作创造有利条件。

（3）彻底清除毒物污染，防止继续吸收。救护人员进入现场后，应迅速将中毒者转移至有新鲜空气处，并解开中毒者的颈、脑部纽扣及腰带，以保证呼吸通畅。同时对中毒者要注意保暖，严密注意中毒者神志、呼吸状态和循环系统的功能。救护人员脱离污染区后，立即脱去受污染的衣物。对于皮肤、毛发甚至指甲缝中的污染，都要注意清除。对能由皮肤吸收的毒物及化学灼伤，应在现场用大量清水或其他备用的解毒、中和液清洗。毒物经口入侵体内，应及时彻底洗胃或催吐，除去胃内毒物，并及时采用中和、服用解毒药物的方法减少毒物的吸收。

（4）迅速抢救生命。中毒者脱离染毒区后，应在现场立即着手急救。心脏停止跳动的，立即拳击心脏部位的胸壁或做胸外心脏按压；直接对心脏注射肾上腺素或异丙肾上腺素，抬高下肢使头部低位后仰。呼吸停止者赶快做人工呼吸，最好用口对口吹气法。剧毒品不宜用口对口法时，可使用史式人工呼吸法。人工呼吸与胸外心脏按压可同时交替进行，直至恢复自主心搏和呼吸。急救操作不可动作粗暴，造成新的损伤。眼部溅入毒物，应立即用清水冲洗，或将脸部浸入满盆清水中，睁眼并不断摆动头部，稀释洗去毒物。

（5）及时解毒和促进毒物排出。发生急性中毒后应及时采取各种解毒及排毒措施，降低或消除毒物对机体的作用。如采用各种金属配位剂与毒物的金属离子配合成稳定的有机配合物，随尿液排出体外。毒物经口引起的急性中毒，若毒物无腐蚀性，应立即用催吐或洗胃等方法清除毒物。对于某些毒物亦可使其变为不溶的物质以防止其吸收，如氧化钡、碳酸钡中毒，可口服硫酸钠，使胃肠道尚未吸收的钡盐成为硫酸钡沉淀而防止吸收。氨、铬酸盐、铜盐、汞盐、羧酸类、醛类、酯类中毒时，可给中毒者喝牛奶、生鸡蛋等缓解剂。烷烃、苯、石油醚中毒时，可给中毒者喝一汤匙液体石蜡和一杯含硫酸镁或硫酸钠的水。一氧化碳中毒应立即吸入氧气，以缓解机体缺氧并促进毒物排出。

（6）送医院治疗。经过初步急救，速送医院继续治疗。

八、常见职业中毒的应急处置

（一）金属与类金属

1. 铅中毒

急救措施：口服中毒者，可立即给予大量浓茶或温水，刺激咽部以诱导催吐，然后给予牛奶、蛋清、豆浆以保护胃黏膜。对腹痛者可用热敷或口服阿托品 0.5～1.0mg；对昏迷者应及时清除口腔内异物，保持呼吸道的通畅，防止异物误入气管或呼吸道引起窒息。经现场急救后，立即送医院抢救，以免危及患者生命。

防护措施：降低生产环境中铅的浓度，使之达到卫生标准是铅中毒预防的关键，同时应加强个体防护。

泄漏处置：用干净的铲子搜集散落的铅于干燥、净洁、有盖的器皿中，切断火源。戴好防毒面具，穿好正常消防防护服，用石灰、柏油或者恰当的热塑性材料固化解决再废除。用干砂土混合后倒至空旷地掩埋，污染地面用肥皂或洗涤剂刷洗，经稀释的污水放入废水系统。

2. 汞中毒

急救措施：口服中毒者，应及时用碳酸氢钠溶液或温水洗胃催吐，然后口服牛奶、蛋清或豆浆，以吸附毒物。需注意的是，切忌用盐水，否则，有增加身体对汞吸收的可能。吸入汞中毒者，应立即撤离现场，换至空气新鲜、通风良好处，有条件的还应吸氧。有吞咽困难者，应禁食，口服绿豆汤、豆浆、麻油三种物质混合的液体。注重口腔护理，对抽搐、昏迷者，应及时清除口腔内异物，保持呼吸通畅。

防护措施：改革工艺生产设备，控制工作场所空气中的汞浓度。加强个体防护，建立卫生操作制度。

泄漏处置：关掉室内所有的加热装置，以减少汞蒸发。打开窗户，充分换气。收集散落的汞。禁止将收集起来的汞液倒入下水道，以免污染地下水源。可撒些硫黄粉，以降低汞液的毒性。硫黄粉与汞液结合可形成难以挥发的硫化汞化合物，从而防止了汞液对人体可能的伤害。

3. 锰中毒

急救措施：首先用简单方法催吐。对已发生呕吐的患者应多次饮清水或盐水。急性锰中毒患者应尽快送医院进行洗胃。在催吐或彻底洗胃后，可由胃管注入或口服泻剂，使已进入肠腔的毒物迅速排出。已有严重脱水现象的患者、强腐蚀性中毒者及孕妇禁止导泻。

防护措施：预防锰中毒的主要方法是加速通风和个体防护。接触锰的工人应采取防尘措施和佩戴防毒口罩，勤换衣服，勤洗澡，禁止在工作场所吸烟和进食。

泄漏处置：隔离泄漏污染区，周围设警示标志，切断电源。建议应急处理人员戴好防毒面具，穿一般消防防护服。避免扬尘，使用无火花工具收集于干燥、净洁、有盖的容器中，转移回收。

（二）刺激性气体

1. 氨中毒

急救措施：迅速脱离现场至空气新鲜处。保持呼吸道畅通。呼吸困难时输氧，呼吸停止者立即进行人工呼吸。立即送入医院。

防护措施：车间空气中 NH_3 的短时间接触容许浓度为 $30mg/m^3$，超标时必须佩戴防毒口罩。紧急事态抢救或逃生时建议佩戴自给式呼吸器。

泄漏处置：迅速撤离泄漏污染区人员至上风处，并隔离直至气体散尽。切断火源。建议应急处理人员戴正压自给式呼吸器，穿厂商特别推荐的化学防护服（完全隔离）。切断气源。高浓度泄漏区，喷含盐酸水雾中和、稀释、溶解，然后抽排（室内）或强力通风（室外）。也可以将残余气体或漏出气用排风机送至水洗塔或与塔相连的通风橱内。

2. 氯气中毒

急救措施：中毒后应立即使患者脱离中毒环境，急救者进现场应注意自身保护，有条件的应戴供氧式防毒面罩。患者体表或眼内有氯气污染者，应在脱除其衣物后立即持续清洗，给患者吸新鲜空气，凡有刺激症状者均应静卧、保暖，密切观察 24h，并予吸氧，必要时应定时拍摄 X 射线胸片观察。凡有喉、支气管痉挛者，应给氨茶碱缓慢静脉注射及雾化吸入氢化可的松等。

防护措施：尽量密闭化、管道化、自动化氯气的各项工艺程序。氯气作业人员应配备个人防护用品，严禁有职业禁忌的人员作业。

泄漏处置：发生氯气泄漏时，救援人员应尽可能切断泄漏源，合理通风，加速扩散；用喷雾状水稀释，溶解氯气，妥善处理漏气容器。

3. 氮氧化物中毒

急救措施：急性中毒患者应迅速脱离中毒现场，静卧保暖。立即吸氧，并给予对症处理。对密切接触者需观察 24～72h，注意病情变化并给予适当治疗。积极防治肺水肿，早期给予足量糖皮质激素；注意保持呼吸道通畅，必要时给予 1‰二甲基硅油消泡气雾剂、气管切开、正压给养。为预防阻塞性毛细支气管炎，可酌情延长糖皮质激素的使用时间。预防、控制感染，纠正电解质紊乱及酸中毒。

防护措施：对生产场所中可能产生氮氧化物的设备，应定期维修。加强氮氧化物危害场所通风排毒。生产企业应加强对员工的防毒教育，做好肺水肿抢救的各项准备。定期检查等。

泄漏处置：迅速、安全脱离现场，保暖、静卧休息。注意病情变化，积极防治肺水肿和迟发性、阻塞性毛细支气管炎。

4. 二氧化硫

急救措施：迅速脱离现场至新鲜空气处。保持呼吸道通畅。如呼吸困难，采取输氧措施。如呼吸停止，立即进行人工呼吸。就医。误食，饮足量温水，催吐，就医。皮肤接触，脱去被污染衣着，用清水彻底冲洗皮肤。眼睛接触，提起眼睑，用流动清水或生理盐水冲洗。就医。

防护措施：呼吸系统防护，空气中浓度超标时，佩戴自呼吸过滤式防毒面具（全面罩）。紧急事态抢救或撤离时，建议佩戴正压式自给式呼吸器。身体防护，穿聚乙烯防毒服。手防护，戴橡胶手套。其他防护，工作现场禁止吸烟，进食和饮水。工作完毕，淋浴更衣。保持良好的卫生习惯。

泄漏处置：一旦发生泄漏，迅速撤离泄漏污染区人员至上风处，并立即隔离 150m，严格限制出入。切断火源。建议应急处理人员戴自给正压式呼吸器，穿防静电工作服。尽可能切断泄漏源。合理通风，加速扩散。喷雾状水稀释、溶解。

（三）窒息性气体

1. 一氧化碳中毒

急救措施：迅速脱离现场至空气新鲜处。呼吸困难时输氧，呼吸及心跳停止者立即进行人工呼吸和心脏按压术。就医。

防护措施：车间空气中 CO 的短时间接触容许浓度为 $30mg/m^3$，超标时必须佩戴防毒面具。紧急事态抢救或逃生时建议佩戴正压自给式呼吸器。

泄漏处置：迅速撤离泄漏污染区人员至上风处，并隔离直至气体散尽。切断火源。建议应急处理人员戴正压自给式呼吸器，穿一般消防防护服。切断气源。喷雾状水稀释、溶解，抽排（室内）或强力通风（室外）。如有可能，将漏出气用排风机送至空旷地方或装设适当喷头烧掉，也可以用管路导至炉中、凹地焚之。

2. 硫化氢中毒

急救措施：迅速脱离现场至空气新鲜处。呼吸困难时输氧，呼吸停止者立即进行人工呼吸（勿用口对口）。就医。

防护措施：车间空气中 H_2S 的最高容许浓度为 $10mg/m^3$，超标时必须戴防毒面具。紧急事态抢救或逃生时建议佩戴正压自给式呼吸器。

泄漏处置：迅速撤离泄漏污染区人员至上风处，并隔离直至气体散尽。切断火源。建议应急处理人员戴自给式呼吸器，穿一般消防防护服。切断气源。喷雾状水稀释、溶解，注意收集并处理废水。抽排（室内）或强力通风（室外）。如有可能，将残余气体或漏出气用排风机送至水洗塔或与塔相连的通风橱内或使其通过三氯化铁水溶液。

3. 氰化氢中毒

急救措施：立即脱离现场，就地及时治疗。脱离现场后应脱去污染衣服，清洗被污染的皮肤，同时应用解毒剂。呼吸、心搏骤停者，按心脏复苏方案治疗。应用解毒剂，如 4-二甲基氨基苯酚等。对其他症状进行对症治疗。

防护措施：严格遵守操作规程，普及防毒和急救的知识。加强个体防护，处理事故及进入现场抢救时，应佩戴防毒面具。含氢废气、废水应处理后方能排放。

泄漏处置：用水稀释、降解泄漏物浓度，防止泄漏物向重要目标或危险源扩散。

（四）有机溶剂中毒

1. 苯中毒

急救措施：迅速脱离现场至空气新鲜处，保持呼吸道畅通。呼吸困难时输氧，呼吸及心跳停止者立即进行人工呼吸和心脏按压术。就医。

防护措施：车间空气中苯的短时间接触容许浓度为 $10mg/m^3$，超标时佩戴防毒面具。紧急事态抢救或逃生时应该佩戴自给式呼吸器。

泄漏处置：疏散泄漏污染区人员至安全区，禁止无关人员进入污染区。切断火源。建议应急处理人员戴自给式呼吸器，穿一般消防防护服。在确保安全的情况下堵漏。喷水雾会减少蒸发，但不能降低泄漏物在受限制空间内的易燃性。用活性炭或其他惰性材料吸收，然后使用无火花工具收集运至废物处理场所处置。

2. 甲苯及二甲苯中毒

急救措施：若吸入较高浓度的甲苯或二甲苯蒸气，患者应立即脱离现场至空气新鲜处。有症状者给予吸氧，密切观察病情变化。直接吸入液体者应吸氧，应用抗生素预防肺部感染，对症处理。如出现全身症状，需及时处理。食入者应饮足量温水，催吐后就医。如果是经皮肤接触，应脱去被污染的衣着，用肥皂水和清水彻底冲洗皮肤。如果是眼睛接触，应提起眼睑，用流动的清水或生理盐水冲洗，并迅速就医。

防护措施：降低空气中的甲苯和二甲苯浓度。通过改革和密闭通风，将空气中的甲苯、二甲苯浓度控制在国家卫生标准以下，加强对作业人员的健康检查。做好就业前和定期的健康检查工作。作业人员加强个体防护。

泄漏处置：迅速撤离泄漏污染区人员至安全区，并进行隔离，严格限制出入。切断火源。建议应急处理人员戴自给正压式呼吸器，穿消防防护服。尽可能切断泄漏源，防止进入下水道、排洪沟等限制性空间。小量泄漏：用活性炭或其他惰性材料吸收。也可以用不燃性分散剂制成的乳液刷洗，洗液稀释后放入废水系统。大量泄漏：构筑围堤或挖坑容纳；用泡沫覆盖，抑制蒸发。用防爆泵转移至槽车或专用收集器内，回收或运至废物处理场所处置。迅速将被甲苯污染的土壤收集起来，转移到安全地带。对污染地带沿地面加强通风，蒸发残液，排除蒸气。迅速筑坝，切断受污染水体的流动，并用围栏等限制其扩散。

（五）苯的氨基和硝基化合物

1. 苯胺中毒

急救措施：迅速将患者移出现场，脱去被苯胺污染的衣服，用75％酒精或温肥皂水反复擦洗污染皮肤，防止继续吸入人体。给予特殊解毒剂。高铁血红蛋白浓度在30％～40％时，应使用治疗高铁血红蛋白症的特殊解毒剂——美蓝。其他症状对症治疗。

防护措施：改革生产工艺和设备，尽量用低毒、无毒代替有毒的新工艺方法，如用硝基苯加氢法代替铁粉还原法生产苯胺，可杜绝作业人员因进入反应锅内去除铁泥而引起的急性中毒。生产设备应密闭化、自动化。加强通风，以便车间空气中苯胺浓度保持在最高容许浓度以下。加强设备检修，遵守操作规程，防止生产中跑、冒、滴、漏。加强个体防护，作业人员应穿着防护衣靴。定期体检和就业前体检，凡有肝、肾疾病，血液病，葡萄糖-6-磷酸脱氢酶缺陷者，以及慢性皮肤病损，如慢性湿疹者，不宜从事接触苯胺作业。

泄漏处置：迅速撤离泄漏污染区人员至安全区，并进行隔离，严格限制出入。切断火源。建议应急处理人员戴自给正压式呼吸器，穿防毒服。不要直接接触泄漏物。尽可能切断泄漏源。防止流入下水道、排洪沟等限制性空间。小量泄漏：用砂土或其他不燃材料吸附或吸收。大量泄漏：构筑围堤或挖坑收容。喷雾状水或泡沫冷却和稀释蒸气、保护现场人员。用泵转移至槽车或专用收集器内，回收或运至废物处理场所处置。

2. 三硝基甲苯中毒

急救措施：皮肤接触中毒时，立即脱去被污染衣物，用肥皂及清水彻底冲洗接触部位。眼睛接触时，应立即提起眼睑，用大量流动的清水或生理盐水冲洗。吸入三硝基甲苯蒸气时，应使患者迅速脱离现场至空气新鲜处。注意保暖，呼吸困难时给患者输氧。呼吸及心跳停止者立即进行人工呼吸和心脏按压术并及时就医。食入时，应让误服者漱口、饮水，口服活性炭，再给予导泻并及时就医。

防护措施：降低作业环境中的三硝基甲苯粉尘及蒸气的浓度。工作时要穿

"三紧"工作服，工作后彻底淋浴。可用10％亚硫酸钾肥皂洗浴、洗手，该品遇到三硝基甲苯变为红色，将红色全部洗净，表示皮肤污染已洗去。也可用浸过9∶1的酒精、氢氧化钠溶液的棉球擦手，如不出现黄色，则表示三硝基甲苯污染已清除。

泄漏处置：隔离泄漏污染区，周围设警告标志，切断火源。建议应急处理人员戴好防毒面具，穿化学防护服。冷却，防止振动、撞击和摩擦，避免扬尘，使用无火花工具小心扫起，转移到安全场所。也可以用大量水冲洗，以稀释的洗水放入废水系统。如大量泄漏，用水润湿，然后收集、转移、回收或无害处理后废弃。

（六）高分子化合物

1. 二异氰酸甲苯酯中毒

急救措施：二异氰酸甲苯酯急性中毒时，患者应立即脱离现场至新鲜空气处。液体污染眼或皮肤时，应用清水彻底冲洗。吸入二异氰酸甲苯酯有黏膜刺激症状者应密切观察，早期吸氧对症处理，给予糖皮质激素，限制饮水量，合理使用抗生素，注意肺水肿的预防和处理。

防护措施：用沸点较高、蒸汽压较小的异氰酸酯类代替二异氰酸甲苯酯。二异氰酸甲苯酯挥发性大，生产过程密闭，加强通风。车间空气中的二异氰酸甲苯酯浓度应控制在最高容许浓度以下。在进行聚氨酯油漆喷涂时，作业人员应戴送风面罩，供应新鲜空气，防止吸入二异氰酸甲苯酯。

泄漏处置：戴好防毒面具与手套。用四倍量消石灰中和后扫起，倒至空旷地方掩埋或焚烧掉。对污染的地面用肥皂或洗涤剂刷洗，经稀释的污水放入废水系统。

2. 氯乙烯中毒

急救措施：对于氯乙烯中毒的患者，轻度中毒患者应及时脱离现场，吸入新鲜空气，采取对症治疗恢复较快，中度中毒时应立即送医院。

防护措施：生产车间应做好设备及管道的密闭，加强通风，降低车间空气中聚乙烯浓度。聚合反应容器使用夹套水冷却装置，防止聚合釜内温度骤升及氯乙烷蒸气大量溢出。加强设备维修，做好防爆措施，防止氯乙烯气体外泄。注意检修时的防毒。作业人员应定期体检，每年一次，对接触浓度高者应每1～2年做手指X射线检查，并检查肝功能。

泄漏处置：迅速撤离泄漏污染区人员至上风处，并进行隔离，严格限制出入。切断火源。建议应急处理人员戴自给正压式呼吸器，穿防静电工作服。尽可能切断泄漏源。用工业覆盖层或吸附/吸收剂盖住泄漏点附近的下水道等地方，防止气体进入。合理通风，加速扩散。喷雾状水稀释、溶解。构筑围堤或挖坑收容产生的大量废水。如有可能，将残余气或漏出气用排风机送至水洗塔或与塔相连的通风橱内。漏气容器要妥善处理，修复、检验后再用。

（七）农药

1. 有机磷酸酯类农药中毒

急救措施：立即使患者脱离中毒现场，脱去被污染衣服，用肥皂水彻底清洗污染的皮肤、头发、指甲；如果眼部受到污染，应迅速用清水或 2% 碳酸氢钠溶液冲洗，洗后滴入 1% 阿托品数滴；口服中毒者，用温水或 2% 碳酸氢钠溶液反复洗胃，直至洗出液无农药味为止。轻度中毒者可单独给予阿托品；中度中毒者，阿托品及胆碱酯酶复能剂两者并用。其他症状对症治疗。

防护措施：企业应该严格执行《使用有毒物品作业场所劳动保护条例》。实现生产设备机械化、管道化、密闭化和自动化；设置有效的通风装置；及时检修设备，杜绝跑、冒、滴、漏现象。定期检测、评价车间空气中有机磷酸农药浓度，使其符合国家卫生标准。作业人员应正确使用个人防护用品。在运输、销售过程中必须遵守《农药储运、销售和使用的防毒规程》（2006 年）的规定。专车、专船装运，不能与粮食、食品混装，并转库储存。

泄漏处置：切断泄漏源，防止有毒物质发生再次伤害。利用合理方式稀释，分解或收集农药，避免造成水资源和环境污染。

2. 拟除虫菊酯类农药中毒

急救措施：立即使患者脱离现场，有皮肤污染者应立即用肥皂水或清水彻底冲洗。口服中毒者用清水或 1%～3% 碳酸氢钠液洗胃。急性中毒以对症治疗为主，重度中毒者应加强支持治疗。

防护措施：拟除虫菊酯类农药的防护措施与有机磷酯农药相似，参见有机磷农药。

泄漏处置：拟除虫菊酯类农药的泄漏处置与有机磷酯农药相似，参见有机磷农药。

本章配套视频资源请扫描下面二维码，专业老师为您讲授，让您快速掌握化工行业职业危害的控制措施（封面扫码领取优惠大礼包，注册登录平台后即可以超低价格购买观看）。

第五章

职业病危害事故案例分析

第一节　急性中毒事故案例分析

一、山西省某化工厂检修期间发生 3 人硫化氢中毒事故

硫化氢属剧毒物品，为神经毒剂，亦为窒息性气体。其毒性作用的主要靶器是中枢神经系统和呼吸系统，亦可有心脏等脏器损伤。

（一）事故经过

2004 年 8 月 10 日下午 2 点 40 分，山西省某民营化工厂的碳酸钡车间的三名工人对脱硫罐进行清洗，在没有采取任何防护措施的情况下，一名工人先下罐清洗，一下去就昏倒了，上面两名工人看见后，立即下去救人，下去后也昏倒了。此时，车间主任赶到，戴上防毒面具后下去，救出三名中毒工人，并立即拨打 120 电话，下午 3 点 30 分左右三名中毒工人送到医院接受治疗。在三名中毒工人中，其中两人死亡，一人住院接受治疗。在这次中毒事件中，死亡率极高。

（二）事故原因分析

该化工企业是用硫化钡作生产原料，生产碳酸钡，化学反应式为：$BaS + CO_2 + H_2O \longrightarrow BaCO_3 + H_2S$。

从这起中毒案件中可以看到，该企业在几个方面存在着严重的职业安全卫生问题。

① 该用人单位没有对工人进行上岗前的职业安全卫生培训，工人没有了解必要的职业卫生防护知识是导致这起职业中毒事件发生的主要原因。

② 没有严格的职业安全卫生操作规程，工人盲目作业。

（三）防范措施

（1）加强宣传教育。首先要加强对用人单位管理者的宣传教育，使他们充分认

识到法律的严肃性和职业危害的严重性,不能只注重眼前的经济效益而忽视了职业卫生工作,自觉履行《职业病防治法》中赋予用人单位的义务和责任。

(2)用人单位要加强管理。用人单位要有职业卫生管理组织机构和人员负责职业卫生工作。现在很多企业,尤其是民营企业,只看眼前的经济效益,不重视工人的身体健康及相关的权益,在管理机构中没有任何机构负责职业卫生工作,因此没有相应的职业安全卫生操作规程;更不可能对现场的职业危害进行定期的监测,也没有人对工人进行岗前、岗中的职业培训,导致工人没有对所接触的职业危害具备防护意识和知识,这是现在很多企业频繁发生职业中毒的重要原因。

(3)要有较完善的应急救援体系及预案。应急救援在中毒事故发生后,对减少经济损失及人员伤亡起着很重要的作用,在这起中毒事故中,如能在第一时间对中毒人员实施救治,两名死亡的中毒患者或有生还的可能,如:上风向安置患者,脱去患者所有衣物,阻止硫化氢的继续吸收;供氧,以改善急性中毒患者的缺氧状况等。

(4)加大执法力度。作为国家的监督执法机构要做到有法可依,违法必究,执法必严,对类似的严重违反《职业病防治法》的行为,及早发现,及时纠正,对违反国家有关法律法规的单位和个人依法给予警告,责令限期改正;逾期不改正的,依法给予行政处罚;情节严重的,责令停止产生职业危害的作业,并提请所在人民政府按照国务院规定的权限责令关闭,保护劳动者身体健康及相关权益,以防此类中毒事件的再次发生。

二、河南省某公司硫化氢中毒致人死亡事故

(一)事故经过

河南某股份有限公司,主要经营精细化工产品,其产品之一为羟基亚乙基二磷酸(HEDP),主要生产过程为:①醋酸(CH_3COOH)和三氯化磷(PCl_3)反应生成亚磷酸(H_3PO_3)和乙酰氯(C_2H_3ClO);②乙酰氯经蒸发、冷却储存于中间槽;③亚磷酸和乙酰氯化学反应生成酯类;④酯类经水解得最终产品羟基亚乙基二磷酸($C_2H_8O_7P_2$)。后因客户需要低砷产品,因此对原有生产工艺进行改进:在生产即将结束时加入了硫化物。

某日生产放料结束后,反应釜操作工发现放料孔有异物堵塞,随即要求维修工进行维修。两名维修工打开人孔,启动真空泵,对反应釜中的气体进行置换,随后一名维修工进入反应釜,另一维修工在反应釜外监护,进入反应釜的维修工头部刚刚没过人孔,便立刻跌落至反应釜底部,在反应釜外监护的维修工见状立即进入反应釜施救,随即也跌落至反应釜底部,反应釜操作工立即呼叫班长及生产部相关人员,班长在没有任何防护措施的情况下进入反应釜进行施救,同样跌落至反应釜底部,生产科科长、车间主任及其他人员到场后,生产科科长佩戴短管防毒面具进入

反应釜进行施救，维修班维修工用工业氧气向反应釜里输送氧气，在施救过程中，由于呼吸困难，生产科科长撤掉了防毒面具，生产科科长第四个跌落反应釜底部后，第五人佩戴长管式防毒面具进入反应釜将四人救出。

（二）事故原因分析

生产工艺改变后，由于硫化物参与反应生成了副产物硫化氢气体（H_2S），放料结束后，反应釜内仍然充满硫化氢气体。维修工启动真空泵对反应釜内气体进行置换时，由于反应釜底部放料孔被异物堵塞，空气不是经反应釜底部放料孔进入反应釜，而是通过人孔进入反应釜，形成了空气流短路，因此该过程没有完成反应釜内的气体置换，四人跌落反应釜的原因均是由于硫化氢中毒。

（三）防范措施

① 生产工艺改变后，对新的生产工艺各过程（新物料、主反应、副反应、异常工艺条件等）进行危险因素识别。

② 作业前进行审批，进行氧气浓度及有毒气体浓度检测。

③ 在两个人已经跌落反应釜的情况下，第三人（班长）应能对现场情况进行冷静分析，在第一时间向相关人员报告，在未佩戴劳动防护用品的情况下不能盲目进入反应釜施救。在三个人已经跌落反应釜的情况下，第四人（生产科科长）应能对现场情况进行冷静分析，应能第一时间向相关人员报告，选择合适的劳动防护用品（佩戴短管防毒面具）进入反应釜进行施救，在施救过程中不能撤掉防毒面具。

④ 保证充足数量的应急器材，应急器材的种类与可能出现的紧急情况的类型、可能的使用环境相匹配。应急器材存放地点合理，在生产现场配备应急器材，获取应急器材的时间应较短，保证施救人员能及时获得防护用品。

⑤ 针对可能出现的突发情况配备相应的急救人员、急救药品及急救器材。

三、某集团有限责任公司较大中毒窒息事故

（一）事故经过

某集团有限责任公司建于 1985 年，1997 年改制成立。主要产品生产能力为：合成氨 30 万吨/年、尿素 52 万吨/年、复合肥 30 万吨/年、三聚氰胺 6 万吨/年等。

该公司年产 30 万吨甲醇项目的施工建设由中国化学工程第十一建设公司、中国石化集团第四建设公司和河南省第二建设公司共同承包。中国化学工程第十一建设公司又将该工程气化装置 15 单元设备内件安装转包给山东华显安装建设有限公司。

2008 年 2 月 23 日上午 8 时左右，山东华显安装建设有限公司安排对气化装置的煤灰过滤器（S1504）内部进行除锈作业。在没有对作业设备进行有效隔离、没

有对作业容器内氧含量进行分析、没有办理进入受限空间作业许可证的情况下，作业人员进入煤灰过滤器进行作业，约 10 点 30 分左右，1 名作业人员窒息晕倒坠落作业容器底部，在施救过程中另外 3 名作业人员相继窒息晕倒在作业容器内。随后赶来的救援人员在向该煤灰过滤器中注入空气后，将 4 名受伤人员救出，其中 3 人经抢救无效死亡，1 人经抢救脱离生命危险。

（二）事故原因分析

事故发生的直接原因是煤灰过滤器（S1504）下部与煤灰储罐（V1505）连接管线上有一膨胀节，膨胀节设有吹扫氮气管线。2 月 22 日装置外购液氮气化用于磨煤机单机试车。液氮用完后，氮气储罐（V3052，容积为 200m³）中仍有 0.9MPa 的压力。2 月 23 日在调试氮气储罐（V3052）的控制系统时，连接管线上的电磁阀误动作打开，使氮气储罐内氮气串入煤灰过滤器（S1504）下部膨胀节吹扫氮气管线，由于该吹扫氮气管线的两个阀门中的一个没有关闭，另一个因阀内存有施工遗留杂物而关闭不严，氮气窜入煤灰过滤器中，导致煤灰过滤器内氧含量迅速减少，造成正在进行除锈作业的人员窒息晕倒。由于盲目施救，导致伤亡扩大。

事故暴露出的问题：这是一起典型的危险化学品建设项目因试车过程安全管理不严，严重违反安全作业规程引发的较大事故，暴露出当前危险化学品建设项目施工和生产准备过程中安全管理还存在明显的管理不到位的问题。

① 施工单位山东华显安装建设有限公司安全意识淡薄，安全管理松懈，严重违章作业。该公司对装置引入氮气后进入设备作业的风险认识不够，在安排煤灰过滤器（S1504）内部除锈作业前，没有对作业设备进行有效隔离，没有对作业容器内氧含量进行分析，没有办理进入受限空间作业许可证，没有制订应急预案。在作业人员遇险后，盲目施救，使事故进一步扩大。

② 大化集团公司安全管理制度和安全管理责任不落实。大化集团公司在年产 30 万吨甲醇建设项目试车引入氮气后，防止氮气窒息的安全管理措施不落实，没有严格界定引入氮气的范围，采取可靠的措施与周围系统隔离；装置引入氮气后对施工单位进入设备内部作业要求和安全把关不严，试车调试组织不严密、不科学，仪表调试安全措施不落实。

③ 从业人员安全意识淡薄的现象仍然十分严重。作业人员严重违章作业、施救人员在没有佩戴防护用具的情况下冒险施救，导致事故发生及人员伤亡扩大。

另外，事故还暴露出危险化学品建设项目施工层层转包的问题。

（三）防范措施

① 制订完善的安全生产责任制、安全生产管理制度、安全操作规程，并严格落实和执行；

② 深入开展作业过程的风险分析工作，加强现场安全管理；

③ 作业现场配备必要的检测仪器和救援防护设备，对有危害的场所要检测，查明真相，正确选择、戴好个人防护用具并加强监护；

④ 加强员工的安全教育培训，全面提高员工的安全意识和技术水平；

⑤ 制订事故应急救援预案，并定期培训和演练。

四、某石化合成橡胶厂发生急性氮气窒息事故

（一）事故经过

某石化合成橡胶厂于 6 月 7 日开始进行一年一度全厂各塔的常规大检修，6 月 13 日绝大部分塔已检修完毕，只有抽提车间的 DA-108 塔还需要回装塔板。8 时 30 分，数名工人进入该塔工作，因其他各塔要通氮气检查有无泄漏，将各塔盲板拆除。9 时 30 分送入氮气时，DA-108 塔内有人，应加盲板而未加，因此在送入氮气时，氮气通过再沸器进入 DA-108 塔，化工二班检查氮气压力表不上升，班长确认某处有泄漏，但未立即停放氮气进行检查。10 时 30 分，在 DA-108 塔上部人孔内的工人自感发闷而从人孔爬出，在塔下部工作的人员则昏倒，塔外监护人员发现后，在无任何防护用品的情况下进塔救人，未到塔底也昏倒。这时塔外人员佩戴个人呼吸防护用品，又入塔救人。30min 后将 2 名昏倒者救出，送医院抢救，其中 1 人抢救无效死亡，另 1 人次日苏醒，8 名抢救人员均有不同程度的中毒症状，住院治疗。

（二）事故原因分析

调查发现，事后现场模拟试验，塔内空气中氮气含量高达 87%。检修作业缺乏科学管理，麻痹大意，在通氮气检查泄漏时未通知各塔，未检查塔内有无工人，无人把关；化工班工人检查发现氮气压力表不上升，表明有泄漏，但未停止通氮气检查；塔内没有任何机械通风设施，作业工人除穿工作服外，未发给任何个人防护用品；第 1 名参与救援的工人没有佩戴任何个人呼吸防护用品，造成救人未成而自己也发生事故，而后续 8 名救援人员应佩戴氧气呼吸器，却佩戴对氮无效的防毒面具。

（三）防范措施

入塔作业应按密闭空间作业进行防护，没有防护不应盲目救援。氮气检查后应用空气将氮气置换，以免缺氧窒息。

五、某化工厂发生急性苯中毒事故

（一）事故经过

事故当日 13 时 50 分，合成六六六的农药工段当班班长（男，36 岁）巡视时，

发现 1 号蒸馏釜上部的密封圈被冲开，大量苯蒸气外泄。其戴上一般过滤式防毒面具紧急处理，随后跑出楼外 10m 处倒下，被人发现后送医院抢救，15 时到达医院，15 时 35 分经抢救无效死亡。

（二）事故原因分析

调查发现，事故现场无通风排毒装置，不能及时排除泄漏的有毒苯蒸气；混合液装入蒸馏釜升温升压后，回苯截门没有打开或者失灵，导致釜内压力增高，上部密封圈被冲开，苯蒸气大量外泄。操作人员没有意识到高浓度苯蒸气的危险性，未戴隔离式防毒面具，而一般过滤式防毒面具过滤罐内的滤料很易饱和而失去保护作用。

（三）防范措施

应强化防护意识，加强防护知识，处理化学品事故时佩戴适宜的呼吸防护用品，毒物泄漏应尽快撤离。

六、某化工厂农药车间管道爆裂多人中毒事故

1999 年 12 月 29 日，某化工厂农药车间发生一起管道爆裂、急性三氯乙酰氯中毒事故，造成 18 人中毒，所幸无人员死亡。

（一）事故经过

某化工二厂是新安化集团（股份）公司的一个分厂，主要生产草甘膦、毒死蜱等农药。12 月 29 日，毒死蜱车间氧化工段反应釜的安全阀出气管道发生爆裂，爆裂的管道 10cm 左右，大量三氯乙酰氯等气体随之迅速逸散。正在现场操作的 3 名操作工赶快跑了出来，并向车间领导和厂领导报告。厂领导接到报告后，迅速组织全厂工人撤离。约 10min 后，整个厂区受到有害物质的污染，大部分在岗工人均向厂门口疏散。由于风往北面方向刮，而这正是疏散的方向，大部分工人因此不同程度地吸入有毒气体，出现不同程度的黏膜刺激症状。经厂医务室紧急处理，有 18 名病情较重的工人入院观察治疗，其中 4 人因发生肺水肿确诊为急性三氯乙酰氯中毒。

（二）事故原因分析

这起造成多人受到有毒物质伤害事故的发生，主要有两个原因：一是对生产设备检查不够。出气管道的爆裂，既有操作方面的原因，也有设备方面的原因，但是设备方面的原因是主要的。在这起事故发生前 4 个月，这个车间曾经发生过一次爆炸事故，伤及 1 人。这说明在设备方面存在较多的问题，但未能引起车间和工厂领导的重视，也未采取有效的安全技术措施。二是该厂的生产布局和排毒设施的设置

不合理，没有估计到风向与撤离同方向的问题。在这起事故发生前，该市防疫站已经指出现有的排毒设施不合理，应重新安排，但是该厂未采纳。如果及时采纳了防疫站的建议，这起事故的发生就不会造成如此严重的后果。

（三）事故教训与防范措施

在新建、改建、扩建项目及产品设计之初，需要进行全面的评估和科学的安排，采取各种技术手段，达到厂房、工艺、设备、设施等结构布置的科学合理，从本质上消除危险，保证安全。这起事故的发生，说明工厂在本质安全上存在问题，应积极改进，消除事故隐患。为预防此类泄漏事故的再次发生，该厂应改革生产工艺，安装合理的通风排毒装置，同时应加强对职工的安全教育，加强应急救援预案的制订与演练。

七、某公司四乙基铅群体职业中毒事故

2003 年 11 月 4 日，河南新郑市某公司发生群体职业中毒事故，有 17 人中毒，其中 2 人因中毒严重而死亡。

（一）事故经过

2003 年 11 月 4 日，河南省职业病医院收治了 1 名精神病症状明显的患者，经详细询问职业史及临床检查，怀疑为四乙基铅中毒，随即收治入院。11 月 5 日，陆续又有 4 名症状相似者就诊入院。截至 11 月 8 日，共有 13 名疑似四乙基铅中毒的患者和有接触反应者入院治疗观察。

11 月 6 日，河南省职业病防治研究所及河南省卫生监督所组成联合调查组，会同该市卫生局、卫生防疫站有关人员前往该公司进行现场调查，证实此次中毒原因为四乙基铅中毒。

11 月 10 日，经河南省职业病防治研究所职业中毒诊断组按照《职业性急性四乙基铅中毒诊断标准》初步判断，确定急性中毒患者 9 人，接触反应者 4 人，他们均为同一公司工人。

（二）事故原因分析

该公司此次试验生产的产品是燃料添加剂，也称四乙基铅。据查阅《化学工业标准汇编》（中国标准出版社 1995 年版）一书：四乙基铅无明显异味，属剧毒化工产品，不溶于水、酸和碱，液态，沸点 200℃，不稳定，易光解，易分解成三乙基铅，主要通过呼吸道和皮肤接触中毒；呈苹果香型，接触后诱发精神异常，进入血液后，迅速扩散到全身神经，引起精神恍惚或神经错乱，大便困难，多汗。

四乙基铅以前常用于配制乙基液，作为汽油的抗震添加剂，以提高其辛烷值，也用于有机合成。国家环保局环发〔1999〕134 号文规定：2000 年后，全国所有车用

汽油无铅化；2000年后，禁止进口、生产和销售作为汽油添加剂的四乙基铅。据了解，四乙基铅在人体血液里达到1.5mg/mL时，就会出现中毒症状。而该公司出现中毒的职工中，有几名职工血液中的四乙基铅含量超过标准20多倍。

该公司主要生产燃料添加剂四乙基铅（TEL），2003年9月模拟线开始间断试生产，9月生产7天左右，10月生产15天左右，11月生产4天左右，多数工人现场实际操作1周左右，少数20余天。工人工作几天后即感觉不适，如呼吸道黏膜刺激、头晕、失眠，有的出现肌肉震颤等。随着接触时间的延长，部分工人出现兴奋、失眠、恶心、头痛、步态不稳等症状，严重者全身抽搐、昏迷。

最为典型的病人是王某。11月4日下午，32岁的王某在溴乙烷和氯化铅反应釜附近工作时，因为机器发生堵塞，便进入反应釜进行疏通，在极短的时间内，他接触了大量的四乙基铅气体，造成急性中毒。自事发起，医院累计接收该公司职业中毒病人17人。

（三）防范措施

为摸清直接参与该公司生产活动的职工人数，详细掌握其中可能中毒的职工情况，新郑市事故调查组进行了严密排查，不放过一个可疑人员。事故组在调查中发现，该公司管理十分混乱。在其变更后的营业执照上，经营范围是：香精香料、果酒、化工系列产品（危险化学品除外），显然该企业生产四乙基铅是超范围生产。从现场情况来看，公司设备简陋，上料、加料多为手工操作，没有专门的卫生防护设备。有毒作业场所未见到带有害作业的警示标志。

在教育培训上，该公司明知产品剧毒，而没有向职工讲清楚其严重危害性。在当地政府组织的历次安全生产大检查中，他们采取欺骗手段，瞒过了检查人员，均报告称自己已经停产，因此未能及时发现问题。

第二节　慢性中毒事故案例分析

一、某化工厂氯乙醚致肺癌事故

本章配套视频资源请扫描下面二维码，精美动画让您直观深刻了解工厂氯甲醚引起的事故（封面扫码领取优惠大礼包，注册登录平台后即可以超低价格购买观看）。

（一）事故经过

无锡市某村办化工厂自 1986 年引进专利技术，直接用三聚甲醛、三氯乙烯、三氯化铝合成八氯二丙醚（简称 S2）（简称一步法），至 1999 年停产的 10 多年间，20 名生产工人已发生肺癌 13 人，死亡 9 人，根据回顾性调查分析，初步认定是由氯甲醚引起的职业性肿瘤。

S2 是一种低毒产品，其一步法合成工艺于 1986 年通过技术转让至该化工厂生产。其厂房为三层楼房，框架式结构，主要设备半立方反应釜安放在二楼，楼梯和操作平台均窄小，无任何吸风排毒设施，在反应釜西北角隔出 $2m^2$ 的操作室，该室无严密的门窗和单独的出入通道，现场布局不合理，通风不良，该厂投产前未经劳动、卫生、工会等职能部门审批。生产过程：反应釜从地面抽入 400kg 的三氯乙烯，加入 55kg 的三聚甲醛后搅拌，通入氯化氢 1h 反应熔化，然后缓慢加入催化剂三氯化铝 100kg，反应温度控制在 35℃，加料过程需 4h，此期间加料口一直敞开，经 7h 反应完成后，放料至底层容器，再经水解、分层得到成品。据厂方提供的资料，产品含 85％～90％ 的八氯二丙醚，0.5％ 的甲醛及 0.5％ 的氯化氢，其余成分未作分析。

S2 合成车间有 20 名操作工，进厂前均为当地农民，除接触少量化肥与农药外，无其他有害化学品接触史，据多名职工反映，在 1986 年试生产的一年多时间中，常有冒锅、冲料、泄漏等事故发生。生产车间墙壁与地面仍可见事故痕迹与残留物，当时工人整天在工厂车间，甚至吃饭、睡觉都在生产现场，平均每天工作 10 多小时，接触强度较大，且无有效的劳动保护用品，未进行职业性健康检查，接触时间均超过 5 年，首例病人的潜伏期为 5 年。

据患者就诊医院的诊断，自 1991 年出现首例肺癌病人至今，该化工厂 S2 生产车间 20 名工人已有 13 人患肺癌，其中 9 人死亡。细胞病理学诊断 10 例为未分化小细胞肺癌，3 例为支气管上皮细胞鳞癌。患者发病年龄分别为 35～40 岁 7 例，40～50 岁 4 例，50～60 岁 2 例，平均 41.6 岁，平均接毒期限 7.6 年，均经手术及药物化疗，死者在诊断后的平均存活期为 15.6 个月，目前存活的 4 例病人正在治疗中。

另外该厂在 1995 年停业整顿恢复生产后，S2 车间生产工人均为新招的外地民工，1999 年工厂停产后，民工去向不明，身体状况无法随访。

（二）事故原因分析

因国际上已禁止采用两步法生产八氯二丙醚，一步法即为避免此危害而开发，从化学反应式中看不到可产生严重危害的二氯甲醚。该厂虽沿用国外生产同类产品先进技术方法，但未同步采用国外生产的自动化、机械化与密闭化技术，也未采取严密防护措施，以致酿成严重的后果。病例分布集中，发病率高、潜伏期短、发病年龄较轻、存活期短，病理诊断主要为未分化小细胞肺癌等特点与氯甲醚致职业性肿瘤的特征相符。其氯甲醚的来源可能有以下几种途径：①反应过程的中间产物，通入氯化氢后，反应釜内的甲醛有可能与之形成氯甲醚，而釜内的负压抽气管（直径约5cm）抽气量小，在进行强烈反应时难以维持釜内的负压，氯甲醚气体从敞开的投料口逸出，操作工人在未戴防护用品的情况下吸入大量有害气体。②试生产期间多次发生冒锅、冲料现象，大量原料、反应中间物、杂质等逸出，不排除混有氯甲醚的气体夹杂其中的可能。③生产条件与通风设备缺乏，产品中所含的甲醛与氯化氢杂质也可能生成二氯甲醚，从而危害生产工人，而且也会危及含S2产品的使用者。

限于当时的条件及该厂现已停产，目前已无法确切测出该厂S2生产车间的氯甲醚浓度，但可以在严密防护控制下进行模拟生产，从而测出氯甲醚的浓度，掌握车间污染程度。该化工厂在生产S2的10多年间，有13名生产工人发生肺癌，造成了巨大经济损失，该厂所在村、镇两级政府已为患病职工偿付医疗费、赔偿金120余万元，尚要解决现仍在治疗的4名职工的巨额医疗费用。操作工人患病后非常痛苦，也给家庭和社会带来了沉重的经济负担，造成较严重的社会影响。

（三）防范措施

从这一实例中，我们应吸取教训，着重做好以下工作：①对于存在高危职业病危害因素的新、改、扩建企业，严格按照《中华人民共和国职业病防治法》要求开展"三同时"工作，将可能造成的危害控制在源头。②对于目前仍采用一步法生产八氯二丙醚的厂家，应加强环境通风，为操作人员提供严格的防护用品，建立良好的工艺规范及防护措施，加强职业工人防护知识培训及对生产环境的监督监测，以免酿成严重的后果。③八氯二丙醚常应用于蚊香中，在高温条件下（点燃蚊香）也可能产生氯甲醚，带来潜在的危害，应引起重视。

二、某电池有限公司铅中毒事件

（一）事故经过

2002年8月7日上海市职业病医院反映某电池有限公司工龄4年的装配工发生慢性中度铅中毒。该公司是一家私营企业，位于城乡结合部的一个小弄堂内，生产全封闭免维护铅酸蓄电池，年产值人民币2000万元。现有工人46名，33名工人接触铅烟（尘），平均人均工作8h/日。该厂有一个生产车间、一个辅助车间，生产车间约200m^2，工人按工艺流程顺序坐成2（或3）列，完成从包片到浇铸的工作。所有接触铅烟（尘）工人（33名）均于8月14日前到该区中心医院进行了职业性健康体检，有6人被诊断为慢性铅中毒（4名轻度、2名中度），另有4人诊断为疑似铅吸收，均被送至该市职业病医院进行了排铅治疗。

（二）事故原因分析

该厂未进行建设项目职业病防护设施"三同时"就投入生产；包片和焊接处设有局部抽风排尘装置，但该装置未经卫生部门审核，使用至今也从未检修过，浇铸处呈敞开式操作；工人们佩戴一般的纱布口罩，无手套、无工作衣帽；生产车间内有害与无害作业区域未分开；该厂共有 33 名工人接触铅烟（尘），但从开厂至今无一人做过职业性健康体检（无论是岗前体检还是定期体检）；厂方从未对车间内的铅烟（尘）浓度进行过测定。

（三）防范措施

改造生产车间使布局合理，有毒作业和无毒作业区域分隔开来；铅烟（尘）作业处全部安装管道式的局部抽风排毒设施，对其抽风口进行罩口风速测定，结果需符合国家标准；配备防毒（尘）口罩、手套等个人防护用品，要求工人从事铅烟（尘）作业时必须佩戴；建立了职业病管理制度，需有专人负责职业病管理工作；做好作业工人职业健康监护工作。

本章第一节配套视频资源请扫描下面二维码，精美动画让您直观深刻了解硫化氢中毒事故（左一），让您直观深刻了解中毒窒息事故（左二），让您直观深刻了解四乙基铅中毒事故（右一）（封面扫码领取优惠大礼包，注册登录平台后即可以超低价格购买观看）。

左一　　　　　　　左二　　　　　　　右一

附　　录

中华人民共和国主席令

第八十一号

《全国人民代表大会常务委员会关于修改〈中华人民共和国会计法〉等十一部法律的决定》已由中华人民共和国第十二届全国人民代表大会常务委员会第三十次会议于 2017 年 11 月 4 日通过，现予公布，自 2017 年 11 月 5 日起施行。

中华人民共和国主席　习近平

2017 年 11 月 4 日

中华人民共和国职业病防治法

第一章　总　　则

第一条　为了预防、控制和消除职业病危害，防治职业病，保护劳动者健康及其相关权益，促进经济社会发展，根据宪法，制定本法。

第二条　本法适用于中华人民共和国领域内的职业病防治活动。

本法所称职业病，是指企业、事业单位和个体经济组织等用人单位的劳动者在职业活动中，因接触粉尘、放射性物质和其他有毒、有害因素而引起的疾病。

职业病的分类和目录由国务院卫生行政部门会同国务院安全生产监督管理部门、劳动保障行政部门制定、调整并公布。

第三条　职业病防治工作坚持预防为主、防治结合的方针，建立用人单位负责、行政机关监管、行业自律、职工参与和社会监督的机制，实行分类管理、综合治理。

第四条　劳动者依法享有职业卫生保护的权利。

用人单位应当为劳动者创造符合国家职业卫生标准和卫生要求的工作环境和条件，并采取措施保障劳动者获得职业卫生保护。

工会组织依法对职业病防治工作进行监督，维护劳动者的合法权益。用人单位制定或者修改有关职业病防治的规章制度，应当听取工会组织的意见。

第五条　用人单位应当建立、健全职业病防治责任制，加强对职业病防治的管理，提高职业病防治水平，对本单位产生的职业病危害承担责任。

第六条　用人单位的主要负责人对本单位的职业病防治工作全面负责。

第七条　用人单位必须依法参加工伤保险。

国务院和县级以上地方人民政府劳动保障行政部门应当加强对工伤保险的监督管理，确保劳动者依法享受工伤保险待遇。

第八条　国家鼓励和支持研制、开发、推广、应用有利于职业病防治和保护劳动者健康的新技术、新工艺、新设备、新材料，加强对职业病的机理和发生规律的基础研究，提高职业病防治科学技术水平；积极采用有效的职业病防治技术、工艺、设备、材料；限制使用或者淘汰职业病危害严重的技术、工艺、设备、材料。

国家鼓励和支持职业病医疗康复机构的建设。

第九条　国家实行职业卫生监督制度。

国务院安全生产监督管理部门、卫生行政部门、劳动保障行政部门依照本法和国务院确定的职责，负责全国职业病防治的监督管理工作。国务院有关部门在各自的职责范围内负责职业病防治的有关监督管理工作。

县级以上地方人民政府安全生产监督管理部门、卫生行政部门、劳动保障行政部门依据各自职责，负责本行政区域内职业病防治的监督管理工作。县级以上地方人民政府有关部门在各自的职责范围内负责职业病防治的有关监督管理工作。

县级以上人民政府安全生产监督管理部门、卫生行政部门、劳动保障行政部门（以下统称职业卫生监督管理部门）应当加强沟通，密切配合，按照各自职责分工，依法行使职权，承担责任。

第十条　国务院和县级以上地方人民政府应当制定职业病防治规划，将其纳入国民经济和社会发展计划，并组织实施。

县级以上地方人民政府统一负责、领导、组织、协调本行政区域的职业病防治工作，建立健全职业病防治工作体制、机制，统一领导、指挥职业卫生突发事件应对工作；加强职业病防治能力建设和服务体系建设，完善、落实职业病防治工作责任制。

乡、民族乡、镇的人民政府应当认真执行本法，支持职业卫生监督管理部门依法履行职责。

第十一条　县级以上人民政府职业卫生监督管理部门应当加强对职业病防治的宣传教育，普及职业病防治的知识，增强用人单位的职业病防治观念，提高劳动者的职业健康意识、自我保护意识和行使职业卫生保护权利的能力。

第十二条　有关防治职业病的国家职业卫生标准，由国务院卫生行政部门组织制定并公布。

国务院卫生行政部门应当组织开展重点职业病监测和专项调查，对职业健康风险进行评估，为制定职业卫生标准和职业病防治政策提供科学依据。

县级以上地方人民政府卫生行政部门应当定期对本行政区域的职业病防治情况进行统计和调查分析。

第十三条 任何单位和个人有权对违反本法的行为进行检举和控告。有关部门收到相关的检举和控告后，应当及时处理。

对防治职业病成绩显著的单位和个人，给予奖励。

第二章 前期预防

第十四条 用人单位应当依照法律、法规要求，严格遵守国家职业卫生标准，落实职业病预防措施，从源头上控制和消除职业病危害。

第十五条 产生职业病危害的用人单位的设立除应当符合法律、行政法规规定的设立条件外，其工作场所还应当符合下列职业卫生要求：

（一）职业病危害因素的强度或者浓度符合国家职业卫生标准；

（二）有与职业病危害防护相适应的设施；

（三）生产布局合理，符合有害与无害作业分开的原则；

（四）有配套的更衣间、洗浴间、孕妇休息间等卫生设施；

（五）设备、工具、用具等设施符合保护劳动者生理、心理健康的要求；

（六）法律、行政法规和国务院卫生行政部门、安全生产监督管理部门关于保护劳动者健康的其他要求。

第十六条 国家建立职业病危害项目申报制度。

用人单位工作场所存在职业病目录所列职业病的危害因素的，应当及时、如实向所在地安全生产监督管理部门申报危害项目，接受监督。

职业病危害因素分类目录由国务院卫生行政部门会同国务院安全生产监督管理部门制定、调整并公布。职业病危害项目申报的具体办法由国务院安全生产监督管理部门制定。

第十七条 新建、扩建、改建建设项目和技术改造、技术引进项目（以下统称建设项目）可能产生职业病危害的，建设单位在可行性论证阶段应当进行职业病危害预评价。

医疗机构建设项目可能产生放射性职业病危害的，建设单位应当向卫生行政部门提交放射性职业病危害预评价报告。卫生行政部门应当自收到预评价报告之日起三十日内，作出审核决定并书面通知建设单位。未提交预评价报告或者预评价报告未经卫生行政部门审核同意的，不得开工建设。

职业病危害预评价报告应当对建设项目可能产生的职业病危害因素及其对工作场所和劳动者健康的影响作出评价，确定危害类别和职业病防护措施。

建设项目职业病危害分类管理办法由国务院安全生产监督管理部门制定。

第十八条 建设项目的职业病防护设施所需费用应当纳入建设项目工程预算，并与主体工程同时设计，同时施工，同时投入生产和使用。

建设项目的职业病防护设施设计应当符合国家职业卫生标准和卫生要求；其中，医疗机构放射性职业病危害严重的建设项目的防护设施设计，应当经卫生行政部门审查同意后，方可施工。

建设项目在竣工验收前，建设单位应当进行职业病危害控制效果评价。

医疗机构可能产生放射性职业病危害的建设项目竣工验收时，其放射性职业病防护设施经卫生行政部门验收合格后，方可投入使用；其他建设项目的职业病防护设施应当由建设单位负责依法组织验收，验收合格后，方可投入生产和使用。安全生产监督管理部门应当加强对建设单位组织的验收活动和验收结果的监督核查。

第十九条 国家对从事放射性、高毒、高危粉尘等作业实行特殊管理。具体管理办法由国务院制定。

第三章 劳动过程中的防护与管理

第二十条 用人单位应当采取下列职业病防治管理措施：

（一）设置或者指定职业卫生管理机构或者组织，配备专职或者兼职的职业卫生管理人员，负责本单位的职业病防治工作；

（二）制定职业病防治计划和实施方案；

（三）建立、健全职业卫生管理制度和操作规程；

（四）建立、健全职业卫生档案和劳动者健康监护档案；

（五）建立、健全工作场所职业病危害因素监测及评价制度；

（六）建立、健全职业病危害事故应急救援预案。

第二十一条 用人单位应当保障职业病防治所需的资金投入，不得挤占、挪用，并对因资金投入不足导致的后果承担责任。

第二十二条 用人单位必须采用有效的职业病防护设施，并为劳动者提供个人使用的职业病防护用品。

用人单位为劳动者个人提供的职业病防护用品必须符合防治职业病的要求；不符合要求的，不得使用。

第二十三条 用人单位应当优先采用有利于防治职业病和保护劳动者健康的新技术、新工艺、新设备、新材料，逐步替代职业病危害严重的技术、工艺、设备、材料。

第二十四条 产生职业病危害的用人单位，应当在醒目位置设置公告栏，公布有关职业病防治的规章制度、操作规程、职业病危害事故应急救援措施和工作场所职业病危害因素检测结果。

对产生严重职业病危害的作业岗位，应当在其醒目位置，设置警示标识和中文警示说明。警示说明应当载明产生职业病危害的种类、后果、预防以及应急救治措施等内容。

第二十五条 对可能发生急性职业损伤的有毒、有害工作场所，用人单位应当设置报警装置，配置现场急救用品、冲洗设备、应急撤离通道和必要的泄险区。

对放射工作场所和放射性同位素的运输、贮存，用人单位必须配置防护设备和报警装置，保证接触放射线的工作人员佩戴个人剂量计。

对职业病防护设备、应急救援设施和个人使用的职业病防护用品，用人单位应当进行经常性的维护、检修，定期检测其性能和效果，确保其处于正常状态，不得擅自拆除或者停止使用。

第二十六条　用人单位应当实施由专人负责的职业病危害因素日常监测，并确保监测系统处于正常运行状态。

用人单位应当按照国务院安全生产监督管理部门的规定，定期对工作场所进行职业病危害因素检测、评价。检测、评价结果存入用人单位职业卫生档案，定期向所在地安全生产监督管理部门报告并向劳动者公布。

职业病危害因素检测、评价由依法设立的取得国务院安全生产监督管理部门或者设区的市级以上地方人民政府安全生产监督管理部门按照职责分工给予资质认可的职业卫生技术服务机构进行。职业卫生技术服务机构所作检测、评价应当客观、真实。

发现工作场所职业病危害因素不符合国家职业卫生标准和卫生要求时，用人单位应当立即采取相应治理措施，仍然达不到国家职业卫生标准和卫生要求的，必须停止存在职业病危害因素的作业；职业病危害因素经治理后，符合国家职业卫生标准和卫生要求的，方可重新作业。

第二十七条　职业卫生技术服务机构依法从事职业病危害因素检测、评价工作，接受安全生产监督管理部门的监督检查。安全生产监督管理部门应当依法履行监督职责。

第二十八条　向用人单位提供可能产生职业病危害的设备的，应当提供中文说明书，并在设备的醒目位置设置警示标识和中文警示说明。警示说明应当载明设备性能、可能产生的职业病危害、安全操作和维护注意事项、职业病防护以及应急救治措施等内容。

第二十九条　向用人单位提供可能产生职业病危害的化学品、放射性同位素和含有放射性物质的材料的，应当提供中文说明书。说明书应当载明产品特性、主要成分、存在的有害因素、可能产生的危害后果、安全使用注意事项、职业病防护以及应急救治措施等内容。产品包装应当有醒目的警示标识和中文警示说明。贮存上述材料的场所应当在规定的部位设置危险物品标识或者放射性警示标识。

国内首次使用或者首次进口与职业病危害有关的化学材料，使用单位或者进口单位按照国家规定经国务院有关部门批准后，应当向国务院卫生行政部门、安全生产监督管理部门报送该化学材料的毒性鉴定以及经有关部门登记注册或者批准进口的文件等资料。

进口放射性同位素、射线装置和含有放射性物质的物品的，按照国家有关规定办理。

第三十条 任何单位和个人不得生产、经营、进口和使用国家明令禁止使用的可能产生职业病危害的设备或者材料。

第三十一条 任何单位和个人不得将产生职业病危害的作业转移给不具备职业病防护条件的单位和个人。不具备职业病防护条件的单位和个人不得接受产生职业病危害的作业。

第三十二条 用人单位对采用的技术、工艺、设备、材料，应当知悉其产生的职业病危害，对有职业病危害的技术、工艺、设备、材料隐瞒其危害而采用的，对所造成的职业病危害后果承担责任。

第三十三条 用人单位与劳动者订立劳动合同（含聘用合同，下同）时，应当将工作过程中可能产生的职业病危害及其后果、职业病防护措施和待遇等如实告知劳动者，并在劳动合同中写明，不得隐瞒或者欺骗。

劳动者在已订立劳动合同期间因工作岗位或者工作内容变更，从事与所订立劳动合同中未告知的存在职业病危害的作业时，用人单位应当依照前款规定，向劳动者履行如实告知的义务，并协商变更原劳动合同相关条款。

用人单位违反前两款规定的，劳动者有权拒绝从事存在职业病危害的作业，用人单位不得因此解除与劳动者所订立的劳动合同。

第三十四条 用人单位的主要负责人和职业卫生管理人员应当接受职业卫生培训，遵守职业病防治法律、法规，依法组织本单位的职业病防治工作。

用人单位应当对劳动者进行上岗前的职业卫生培训和在岗期间的定期职业卫生培训，普及职业卫生知识，督促劳动者遵守职业病防治法律、法规、规章和操作规程，指导劳动者正确使用职业病防护设备和个人使用的职业病防护用品。

劳动者应当学习和掌握相关的职业卫生知识，增强职业病防范意识，遵守职业病防治法律、法规、规章和操作规程，正确使用、维护职业病防护设备和个人使用的职业病防护用品，发现职业病危害事故隐患应当及时报告。

劳动者不履行前款规定义务的，用人单位应当对其进行教育。

第三十五条 对从事接触职业病危害的作业的劳动者，用人单位应当按照国务院安全生产监督管理部门、卫生行政部门的规定组织上岗前、在岗期间和离岗时的职业健康检查，并将检查结果书面告知劳动者。职业健康检查费用由用人单位承担。

用人单位不得安排未经上岗前职业健康检查的劳动者从事接触职业病危害的作业；不得安排有职业禁忌的劳动者从事其所禁忌的作业；对在职业健康检查中发现有与所从事的职业相关的健康损害的劳动者，应当调离原工作岗位，并妥善安置；对未进行离岗前职业健康检查的劳动者不得解除或者终止与其订立的劳动合同。

职业健康检查应当由取得《医疗机构执行许可证》的医疗卫生机构承担。卫生行政部门应当加强对职业健康检查工作的规范管理，具体管理办法由国务院卫生行政部门制定。

第三十六条 用人单位应当为劳动者建立职业健康监护档案，并按照规定的期限妥善保存。

职业健康监护档案应当包括劳动者的职业史、职业病危害接触史、职业健康检查结果和职业病诊疗等有关个人健康资料。

劳动者离开用人单位时，有权索取本人职业健康监护档案复印件，用人单位应当如实、无偿提供，并在所提供的复印件上签章。

第三十七条 发生或者可能发生急性职业病危害事故时，用人单位应当立即采取应急救援和控制措施，并及时报告所在地安全生产监督管理部门和有关部门。安全生产监督管理部门接到报告后，应当及时会同有关部门组织调查处理；必要时，可以采取临时控制措施。卫生行政部门应当组织做好医疗救治工作。

对遭受或者可能遭受急性职业病危害的劳动者，用人单位应当及时组织救治、进行健康检查和医学观察，所需费用由用人单位承担。

第三十八条 用人单位不得安排未成年工从事接触职业病危害的作业；不得安排孕期、哺乳期的女职工从事对本人和胎儿、婴儿有危害的作业。

第三十九条 劳动者享有下列职业卫生保护权利：

（一）获得职业卫生教育、培训；

（二）获得职业健康检查、职业病诊疗、康复等职业病防治服务；

（三）了解工作场所产生或者可能产生的职业病危害因素、危害后果和应当采取的职业病防护措施；

（四）要求用人单位提供符合防治职业病要求的职业病防护设施和个人使用的职业病防护用品，改善工作条件；

（五）对违反职业病防治法律、法规以及危及生命健康的行为提出批评、检举和控告；

（六）拒绝违章指挥和强令进行没有职业病防护措施的作业；

（七）参与用人单位职业卫生工作的民主管理，对职业病防治工作提出意见和建议。

用人单位应当保障劳动者行使前款所列权利。因劳动者依法行使正当权利而降低其工资、福利等待遇或者解除、终止与其订立的劳动合同的，其行为无效。

第四十条 工会组织应当督促并协助用人单位开展职业卫生宣传教育和培训，有权对用人单位的职业病防治工作提出意见和建议，依法代表劳动者与用人单位签订劳动安全卫生专项集体合同，与用人单位就劳动者反映的有关职业病防治的问题进行协调并督促解决。

工会组织对用人单位违反职业病防治法律、法规，侵犯劳动者合法权益的行为，有权要求纠正；产生严重职业病危害时，有权要求采取防护措施，或者向政府有关部门建议采取强制性措施；发生职业病危害事故时，有权参与事故调查处理；发现危及劳动者生命健康的情形时，有权向用人单位建议组织劳动者撤离危险现场，用人单位应当立即作出处理。

第四十一条　用人单位按照职业病防治要求，用于预防和治理职业病危害、工作场所卫生检测、健康监护和职业卫生培训等费用，按照国家有关规定，在生产成本中据实列支。

第四十二条　职业卫生监督管理部门应当按照职责分工，加强对用人单位落实职业病防护管理措施情况的监督检查，依法行使职权，承担责任。

第四章　职业病诊断与职业病病人保障

第四十三条　医疗卫生机构承担职业病诊断，应当经省、自治区、直辖市人民政府卫生行政部门批准。省、自治区、直辖市人民政府卫生行政部门应当向社会公布本行政区域内承担职业病诊断的医疗卫生机构的名单。

承担职业病诊断的医疗卫生机构应当具备下列条件：

（一）持有《医疗机构执业许可证》；

（二）具有与开展职业病诊断相适应的医疗卫生技术人员；

（三）具有与开展职业病诊断相适应的仪器、设备；

（四）具有健全的职业病诊断质量管理制度。

承担职业病诊断的医疗卫生机构不得拒绝劳动者进行职业病诊断的要求。

第四十四条　劳动者可以在用人单位所在地、本人户籍所在地或者经常居住地依法承担职业病诊断的医疗卫生机构进行职业病诊断。

第四十五条　职业病诊断标准和职业病诊断、鉴定办法由国务院卫生行政部门制定。职业病伤残等级的鉴定办法由国务院劳动保障行政部门会同国务院卫生行政部门制定。

第四十六条　职业病诊断，应当综合分析下列因素：

（一）病人的职业史；

（二）职业病危害接触史和工作场所职业病危害因素情况；

（三）临床表现以及辅助检查结果等。

没有证据否定职业病危害因素与病人临床表现之间的必然联系的，应当诊断为职业病。

职业病诊断证明书应当由参与诊断的取得职业病诊断资格的执业医师签署，并经承担职业病诊断的医疗卫生机构审核盖章。

第四十七条　用人单位应当如实提供职业病诊断、鉴定所需的劳动者职业史和职业病危害接触史、工作场所职业病危害因素检测结果等资料；安全生产监督管理部门应当监督检查和督促用人单位提供上述资料；劳动者和有关机构也应当提供与职业病诊断、鉴定有关的资料。

职业病诊断、鉴定机构需要了解工作场所职业病危害因素情况时，可以对工作场所进行现场调查，也可以向安全生产监督管理部门提出，安全生产监督管理部门应当在十日内组织现场调查。用人单位不得拒绝、阻挠。

第四十八条　职业病诊断、鉴定过程中，用人单位不提供工作场所职业病危害因素检测结果等资料的，诊断、鉴定机构应当结合劳动者的临床表现、辅助检查结果和劳动者的职业史、职业病危害接触史，并参考劳动者的自述、安全生产监督管理部门提供的日常监督检查信息等，作出职业病诊断、鉴定结论。

劳动者对用人单位提供的工作场所职业病危害因素检测结果等资料有异议，或者因劳动者的用人单位解散、破产，无用人单位提供上述资料的，诊断、鉴定机构应当提请安全生产监督管理部门进行调查，安全生产监督管理部门应当自接到申请之日起三十日内对存在异议的资料或者工作场所职业病危害因素情况作出判定；有关部门应当配合。

第四十九条　职业病诊断、鉴定过程中，在确认劳动者职业史、职业病危害接触史时，当事人对劳动关系、工种、工作岗位或者在岗时间有争议的，可以向当地的劳动人事争议仲裁委员会申请仲裁；接到申请的劳动人事争议仲裁委员会应当受理，并在三十日内作出裁决。

当事人在仲裁过程中对自己提出的主张，有责任提供证据。劳动者无法提供由用人单位掌握管理的与仲裁主张有关的证据的，仲裁庭应当要求用人单位在指定期限内提供；用人单位在指定期限内不提供的，应当承担不利后果。

劳动者对仲裁裁决不服的，可以依法向人民法院提起诉讼。

用人单位对仲裁裁决不服的，可以在职业病诊断、鉴定程序结束之日起十五日内依法向人民法院提起诉讼；诉讼期间，劳动者的治疗费用按照职业病待遇规定的途径支付。

第五十条　用人单位和医疗卫生机构发现职业病病人或者疑似职业病病人时，应当及时向所在地卫生行政部门和安全生产监督管理部门报告。确诊为职业病的，用人单位还应当向所在地劳动保障行政部门报告。接到报告的部门应当依法作出处理。

第五十一条　县级以上地方人民政府卫生行政部门负责本行政区域内的职业病统计报告的管理工作，并按照规定上报。

第五十二条　当事人对职业病诊断有异议的，可以向作出诊断的医疗卫生机构所在地地方人民政府卫生行政部门申请鉴定。

职业病诊断争议由设区的市级以上地方人民政府卫生行政部门根据当事人的申请，组织职业病诊断鉴定委员会进行鉴定。

当事人对设区的市级职业病诊断鉴定委员会的鉴定结论不服的，可以向省、自治区、直辖市人民政府卫生行政部门申请再鉴定。

第五十三条　职业病诊断鉴定委员会由相关专业的专家组成。

省、自治区、直辖市人民政府卫生行政部门应当设立相关的专家库，需要对职业病争议作出诊断鉴定时，由当事人或者当事人委托有关卫生行政部门从专家库中以随机抽取的方式确定参加诊断鉴定委员会的专家。

职业病诊断鉴定委员会应当按照国务院卫生行政部门颁布的职业病诊断标准和职业病诊断、鉴定办法进行职业病诊断鉴定，向当事人出具职业病诊断鉴定书。职业病诊断、鉴定费用由用人单位承担。

第五十四条　职业病诊断鉴定委员会组成人员应当遵守职业道德，客观、公正地进行诊断鉴定，并承担相应的责任。职业病诊断鉴定委员会组成人员不得私下接触当事人，不得收受当事人的财物或者其他好处，与当事人有利害关系的，应当回避。

人民法院受理有关案件需要进行职业病鉴定时，应当从省、自治区、直辖市人民政府卫生行政部门依法设立的相关的专家库中选取参加鉴定的专家。

第五十五条　医疗卫生机构发现疑似职业病病人时，应当告知劳动者本人并及时通知用人单位。

用人单位应当及时安排对疑似职业病病人进行诊断；在疑似职业病病人诊断或者医学观察期间，不得解除或者终止与其订立的劳动合同。

疑似职业病病人在诊断、医学观察期间的费用，由用人单位承担。

第五十六条　用人单位应当保障职业病病人依法享受国家规定的职业病待遇。

用人单位应当按照国家有关规定，安排职业病病人进行治疗、康复和定期检查。

用人单位对不适宜继续从事原工作的职业病病人，应当调离原岗位，并妥善安置。

用人单位对从事接触职业病危害的作业的劳动者，应当给予适当岗位津贴。

第五十七条　职业病病人的诊疗、康复费用，伤残以及丧失劳动能力的职业病病人的社会保障，按照国家有关工伤保险的规定执行。

第五十八条　职业病病人除依法享有工伤保险外，依照有关民事法律，尚有获得赔偿的权利的，有权向用人单位提出赔偿要求。

第五十九条　劳动者被诊断患有职业病，但用人单位没有依法参加工伤保险的，其医疗和生活保障由该用人单位承担。

第六十条　职业病病人变动工作单位，其依法享有的待遇不变。

用人单位在发生分立、合并、解散、破产等情形时，应当对从事接触职业病危害的作业的劳动者进行健康检查，并按照国家有关规定妥善安置职业病病人。

第六十一条　用人单位已经不存在或者无法确认劳动关系的职业病病人，可以向地方人民政府民政部门申请医疗救助和生活等方面的救助。

地方各级人民政府应当根据本地区的实际情况，采取其他措施，使前款规定的职业病病人获得医疗救治。

第五章　监督检查

第六十二条　县级以上人民政府职业卫生监督管理部门依照职业病防治法律、法规、国家职业卫生标准和卫生要求，依据职责划分，对职业病防治工作进行监督检查。

第六十三条　安全生产监督管理部门履行监督检查职责时，有权采取下列措施：

（一）进入被检查单位和职业病危害现场，了解情况，调查取证；

（二）查阅或者复制与违反职业病防治法律、法规的行为有关的资料和采集样品；

（三）责令违反职业病防治法律、法规的单位和个人停止违法行为。

第六十四条　发生职业病危害事故或者有证据证明危害状态可能导致职业病危害事故发生时，安全生产监督管理部门可以采取下列临时控制措施：

（一）责令暂停导致职业病危害事故的作业；

（二）封存造成职业病危害事故或者可能导致职业病危害事故发生的材料和设备；

（三）组织控制职业病危害事故现场。

在职业病危害事故或者危害状态得到有效控制后，安全生产监督管理部门应当及时解除控制措施。

第六十五条　职业卫生监督执法人员依法执行职务时，应当出示监督执法证件。

职业卫生监督执法人员应当忠于职守，秉公执法，严格遵守执法规范；涉及用人单位的秘密的，应当为其保密。

第六十六条　职业卫生监督执法人员依法执行职务时，被检查单位应当接受检查并予以支持配合，不得拒绝和阻碍。

第六十七条　卫生行政部门、安全生产监督管理部门及其职业卫生监督执法人员履行职责时，不得有下列行为：

（一）对不符合法定条件的，发给建设项目有关证明文件、资质证明文件或者予以批准；

（二）对已经取得有关证明文件的，不履行监督检查职责；

（三）发现用人单位存在职业病危害的，可能造成职业病危害事故，不及时依法采取控制措施；

（四）其他违反本法的行为。

第六十八条　职业卫生监督执法人员应当依法经过资格认定。

职业卫生监督管理部门应当加强队伍建设，提高职业卫生监督执法人员的政治、业务素质，依照本法和其他有关法律、法规的规定，建立、健全内部监督制度，对其工作人员执行法律、法规和遵守纪律的情况，进行监督检查。

第六章　法律责任

第六十九条　建设单位违反本法规定，有下列行为之一的，由安全生产监督管理部门和卫生行政部门依据职责分工给予警告，责令限期改正；逾期不改正的，处十万元以上五十万元以下的罚款；情节严重的，责令停止产生职业病危害的作业，或者提请有关人民政府按照国务院规定的权限责令停建、关闭：

（一）未按照规定进行职业病危害预评价的；

（二）医疗机构可能产生放射性职业病危害的建设项目未按照规定提交放射性职业病危害预评价报告，或者放射性职业病危害预评价报告未经卫生行政部门审核同意，开工建设的；

（三）建设项目的职业病防护设施未按照规定与主体工程同时设计、同时施工、同时投入生产和使用的；

（四）建设项目的职业病防护设施设计不符合国家职业卫生标准和卫生要求，或者医疗机构放射性职业病危害严重的建设项目的防护设施设计未经卫生行政部门审查同意擅自施工的；

（五）未按照规定对职业病防护设施进行职业病危害控制效果评价的；

（六）建设项目竣工投入生产和使用前，职业病防护设施未按照规定验收合格的。

第七十条　违反本法规定，有下列行为之一的，由安全生产监督管理部门给予警告，责令限期改正；逾期不改正的，处十万元以下的罚款：

（一）工作场所职业病危害因素检测、评价结果没有存档、上报、公布的；

（二）未采取本法第二十条规定的职业病防治管理措施的；

（三）未按照规定公布有关职业病防治的规章制度、操作规程、职业病危害事故应急救援措施的；

（四）未按照规定组织劳动者进行职业卫生培训，或者未对劳动者个人职业病防护采取指导、督促措施的；

（五）国内首次使用或者首次进口与职业病危害有关的化学材料，未按照规定报送毒性鉴定资料以及经有关部门登记注册或者批准进口的文件的。

第七十一条　用人单位违反本法规定，有下列行为之一的，由安全生产监督管理部门责令限期改正，给予警告，可以并处五万元以上十万元以下的罚款：

（一）未按照规定及时、如实向安全生产监督管理部门申报产生职业病危害的项目的；

（二）未实施由专人负责的职业病危害因素日常监测，或者监测系统不能正常监测的；

（三）订立或者变更劳动合同时，未告知劳动者职业病危害真实情况的；

（四）未按照规定组织职业健康检查、建立职业健康监护档案或者未将检查结果书面告知劳动者的；

（五）未依照本法规定在劳动者离开用人单位时提供职业健康监护档案复印件的。

第七十二条　用人单位违反本法规定，有下列行为之一的，由安全生产监督管理部门给予警告，责令限期改正，逾期不改正的，处五万元以上二十万元以下的罚款；情节严重的，责令停止产生职业病危害的作业，或者提请有关人民政府按照国务院规定的权限责令关闭：

（一）工作场所职业病危害因素的强度或者浓度超过国家职业卫生标准的；

（二）未提供职业病防护设施和个人使用的职业病防护用品，或者提供的职业病防护设施和个人使用的职业病防护用品不符合国家职业卫生标准和卫生要求的；

（三）对职业病防护设备、应急救援设施和个人使用的职业病防护用品未按照规定进行维护、检修、检测，或者不能保持正常运行、使用状态的；

（四）未按照规定对工作场所职业病危害因素进行检测、评价的；

（五）工作场所职业病危害因素经治理仍然达不到国家职业卫生标准和卫生要求时，未停止存在职业病危害因素的作业的；

（六）未按照规定安排职业病病人、疑似职业病病人进行诊治的；

（七）发生或者可能发生急性职业病危害事故时，未立即采取应急救援和控制措施或者未按照规定及时报告的；

（八）未按照规定在产生严重职业病危害的作业岗位醒目位置设置警示标识和中文警示说明的；

（九）拒绝职业卫生监督管理部门监督检查的；

（十）隐瞒、伪造、篡改、毁损职业健康监护档案、工作场所职业病危害因素检测评价结果等相关资料，或者拒不提供职业病诊断、鉴定所需资料的；

（十一）未按照规定承担职业病诊断、鉴定费用和职业病病人的医疗、生活保障费用的。

第七十三条　向用人单位提供可能产生职业病危害的设备、材料，未按照规定提供中文说明书或者设置警示标识和中文警示说明的，由安全生产监督管理部门责令限期改正，给予警告，并处五万元以上二十万元以下的罚款。

第七十四条　用人单位和医疗卫生机构未按照规定报告职业病、疑似职业病的，由有关主管部门依据职责分工责令限期改正，给予警告，可以并处一万元以下的罚款；弄虚作假的，并处二万元以上五万元以下的罚款；对直接负责的主管人员和其他直接责任人员，可以依法给予降级或者撤职的处分。

第七十五条　违反本法规定，有下列情形之一的，由安全生产监督管理部门责令限期治理，并处五万元以上三十万元以下的罚款；情节严重的，责令停止产生职业病危害的作业，或者提请有关人民政府按照国务院规定的权限责令关闭：

（一）隐瞒技术、工艺、设备、材料所产生的职业病危害而采用的；

（二）隐瞒本单位职业卫生真实情况的；

（三）可能发生急性职业损伤的有毒、有害工作场所、放射工作场所或者放射性同位素的运输、贮存不符合本法第二十五条规定的；

（四）使用国家明令禁止使用的可能产生职业病危害的设备或者材料的；

（五）将产生职业病危害的作业转移给没有职业病防护条件的单位和个人，或者没有职业病防护条件的单位和个人接受产生职业病危害的作业的；

（六）擅自拆除、停止使用职业病防护设备或者应急救援设施的；

（七）安排未经职业健康检查的劳动者、有职业禁忌的劳动者、未成年工或者孕期、哺乳期女职工从事接触职业病危害的作业或者禁忌作业的；

（八）违章指挥和强令劳动者进行没有职业病防护措施的作业的。

第七十六条　生产、经营或者进口国家明令禁止使用的可能产生职业病危害的设备或者材料的，依照有关法律、行政法规的规定给予处罚。

第七十七条　用人单位违反本法规定，已经对劳动者生命健康造成严重损害的，由安全生产监督管理部门责令停止产生职业病危害的作业，或者提请有关人民政府按照国务院规定的权限责令关闭，并处十万元以上五十万元以下的罚款。

第七十八条　用人单位违反本法规定，造成重大职业病危害事故或者其他严重后果，构成犯罪的，对直接负责的主管人员和其他直接责任人员，依法追究刑事责任。

第七十九条　未取得职业卫生技术服务资质认可擅自从事职业卫生技术服务的，或者医疗卫生机构未经批准擅自从事职业病诊断的，由安全生产监督管理部门和卫生行政部门依据职责分工责令立即停止违法行为，没收违法所得；违法所得五千元以上的，并处违法所得二倍以上十倍以下的罚款；没有违法所得或者违法所得不足五千元的，并处五千元以上五万元以下的罚款；情节严重的，对直接负责的主管人员和其他直接责任人员，依法给予降级、撤职或者开除的处分。

第八十条　从事职业卫生技术服务的机构和承担职业病诊断的医疗卫生机构违反本法规定，有下列行为之一的，由安全生产监督管理部门和卫生行政部门依据职责分工责令立即停止违法行为，给予警告，没收违法所得；违法所得五千元以上的，并处违法所得二倍以上五倍以下的罚款；没有违法所得或者违法所得不足五千元的，并处五千元以上二万元以下的罚款；情节严重的，由原认可或者批准机关取消其相应的资格；对直接负责的主管人员和其他直接责任人员，依法给予降级、撤职或者开除的处分；构成犯罪的，依法追究刑事责任：

（一）超出资质认可或者批准范围从事职业卫生技术服务或者职业病诊断的；

（二）不按照本法规定履行法定职责的；

（三）出具虚假证明文件的。

第八十一条 职业病诊断鉴定委员会组成人员收受职业病诊断争议当事人的财物或者其他好处的，给予警告，没收收受的财物，可以并处三千元以上五万元以下的罚款，取消其担任职业病诊断鉴定委员会组成人员的资格，并从省、自治区、直辖市人民政府卫生行政部门设立的专家库中予以除名。

第八十二条 卫生行政部门、安全生产监督管理部门不按照规定报告职业病和职业病危害事故的，由上一级行政部门责令改正，通报批评，给予警告；虚报、瞒报的，对单位负责人、直接负责的主管人员和其他直接责任人员依法给予降级、撤职或者开除的处分。

第八十三条 县级以上地方人民政府在职业病防治工作中未依照本法履行职责，本行政区域出现重大职业病危害事故、造成严重社会影响的，依法对直接负责的主管人员和其他直接责任人员给予记大过直至开除的处分。

县级以上人民政府职业卫生监督管理部门不履行本法规定的职责，滥用职权、玩忽职守、徇私舞弊，依法对直接负责的主管人员和其他直接责任人员给予记大过或者降级的处分；造成职业病危害事故或者其他严重后果的，依法给予撤职或者开除的处分。

第八十四条 违反本法规定，构成犯罪的，依法追究刑事责任。

第七章　附　　则

第八十五条 本法下列用语的含义：

职业病危害，是指对从事职业活动的劳动者可能导致职业病的各种危害。职业病危害因素包括：职业活动中存在的各种有害的化学、物理、生物因素以及在作业过程中产生的其他职业有害因素。

职业禁忌，是指劳动者从事特定职业或者接触特定职业病危害因素时，比一般职业人群更易于遭受职业病危害和罹患职业病或者可能导致原有自身疾病病情加重，或者在从事作业过程中诱发可能导致对他人生命健康构成危险的疾病的个人特殊生理或者病理状态。

第八十六条 本法第二条规定的用人单位以外的单位，产生职业病危害的，其职业病防治活动可以参照本法执行。

劳务派遣用工单位应当履行本法规定的用人单位的义务。

中国人民解放军参照执行本法的办法，由国务院、中央军事委员会制定。

第八十七条 对医疗机构放射性职业病危害控制的监督管理，由卫生行政部门依照本法的规定实施。

第八十八条　本法自 2002 年 5 月 1 日起施行。

国家安全生产监督管理总局令

第 47 号

《工作场所职业卫生监督管理规定》已经 2012 年 3 月 6 日国家安全生产监督管理总局局长办公会议审议通过，现予公布，自 2012 年 6 月 1 日起施行。国家安全生产监督管理总局 2009 年 7 月 1 日公布的《作业场所职业健康监督管理暂行规定》同时废止。

国家安全生产监督管理总局　骆琳

二〇一二年四月二十七日

工作场所职业卫生监督管理规定

第一章　总　　则

第一条　为了加强职业卫生监督管理工作，强化用人单位职业病防治的主体责任，预防、控制职业病危害，保障劳动者健康和相关权益，根据《中华人民共和国职业病防治法》等法律、行政法规，制定本规定。

第二条　用人单位的职业病防治和安全生产监督管理部门对其实施监督管理，适用本规定。

第三条　用人单位应当加强职业病防治工作，为劳动者提供符合法律、法规、规章、国家职业卫生标准和卫生要求的工作环境和条件，并采取有效措施保障劳动者的职业健康。

第四条　用人单位是职业病防治的责任主体，并对本单位产生的职业病危害承担责任。

用人单位的主要负责人对本单位的职业病防治工作全面负责。

第五条　国家安全生产监督管理总局依照《中华人民共和国职业病防治法》和国务院规定的职责，负责全国用人单位职业卫生的监督管理工作。

县级以上地方人民政府安全生产监督管理部门依照《中华人民共和国职业病防治法》和本级人民政府规定的职责，负责本行政区域内用人单位职业卫生的监督管理工作。

第六条　为职业病防治提供技术服务的职业卫生技术服务机构，应当依照《职业卫生技术服务机构监督管理暂行办法》和有关标准、规范、执业准则的要求，为用人单位提供技术服务。

第七条　任何单位和个人均有权向安全生产监督管理部门举报用人单位违反本规定的行为和职业病危害事故。

第二章　用人单位的职责

第八条　职业病危害严重的用人单位，应当设置或者指定职业卫生管理机构或者组织，配备专职职业卫生管理人员。

其他存在职业病危害的用人单位，劳动者超过 100 人的，应当设置或者指定职业卫生管理机构或者组织，配备专职职业卫生管理人员；劳动者在 100 人以下的，应当配备专职或者兼职的职业卫生管理人员，负责本单位的职业病防治工作。

第九条　用人单位的主要负责人和职业卫生管理人员应当具备与本单位所从事的生产经营活动相适应的职业卫生知识和管理能力，并接受职业卫生培训。

用人单位主要负责人、职业卫生管理人员的职业卫生培训，应当包括下列主要内容：

（一）职业卫生相关法律、法规、规章和国家职业卫生标准；

（二）职业病危害预防和控制的基本知识；

（三）职业卫生管理相关知识；

（四）国家安全生产监督管理总局规定的其他内容。

第十条　用人单位应当对劳动者进行上岗前的职业卫生培训和在岗期间的定期职业卫生培训，普及职业卫生知识，督促劳动者遵守职业病防治的法律、法规、规章、国家职业卫生标准和操作规程。

用人单位应当对职业病危害严重的岗位的劳动者，进行专门的职业卫生培训，经培训合格后方可上岗作业。

因变更工艺、技术、设备、材料，或者岗位调整导致劳动者接触的职业病危害因素发生变化的，用人单位应当重新对劳动者进行上岗前的职业卫生培训。

第十一条　存在职业病危害的用人单位应当制定职业病危害防治计划和实施方案，建立、健全下列职业卫生管理制度和操作规程：

（一）职业病危害防治责任制度；

（二）职业病危害警示与告知制度；

（三）职业病危害项目申报制度；

（四）职业病防治宣传教育培训制度；

（五）职业病防护设施维护检修制度；

（六）职业病防护用品管理制度；

（七）职业病危害监测及评价管理制度；

（八）建设项目职业卫生"三同时"管理制度；

（九）劳动者职业健康监护及其档案管理制度；

（十）职业病危害事故处置与报告制度；

（十一）职业病危害应急救援与管理制度；

（十二）岗位职业卫生操作规程；

（十三）法律、法规、规章规定的其他职业病防治制度。

第十二条 产生职业病危害的用人单位的工作场所应当符合下列基本要求：

（一）生产布局合理，有害作业与无害作业分开；

（二）工作场所与生活场所分开，工作场所不得住人；

（三）有与职业病防治工作相适应的有效防护设施；

（四）职业病危害因素的强度或者浓度符合国家职业卫生标准；

（五）有配套的更衣间、洗浴间、孕妇休息间等卫生设施；

（六）设备、工具、用具等设施符合保护劳动者生理、心理健康的要求；

（七）法律、法规、规章和国家职业卫生标准的其他规定。

第十三条 用人单位工作场所存在职业病目录所列职业病的危害因素的，应当按照《职业病危害项目申报办法》的规定，及时、如实向所在地安全生产监督管理部门申报职业病危害项目，并接受安全生产监督管理部门的监督检查。

第十四条 新建、改建、扩建的工程建设项目和技术改造、技术引进项目（以下统称建设项目）可能产生职业病危害的，建设单位应当按照《建设项目职业卫生"三同时"监督管理暂行办法》的规定，向安全生产监督管理部门申请备案、审核、审查和竣工验收。

第十五条 产生职业病危害的用人单位，应当在醒目位置设置公告栏，公布有关职业病防治的规章制度、操作规程、职业病危害事故应急救援措施和工作场所职业病危害因素检测结果。

存在或者产生职业病危害的工作场所、作业岗位、设备、设施，应当按照《工作场所职业病危害警示标识》（GBZ 158）的规定，在醒目位置设置图形、警示线、警示语句等警示标识和中文警示说明。警示说明应当载明产生职业病危害的种类、后果、预防和应急处置措施等内容。

存在或产生高毒物品的作业岗位，应当按照《高毒物品作业岗位职业病危害告知规范》（GBZ/T 203）的规定，在醒目位置设置高毒物品告知卡，告知卡应当载明高毒物品的名称、理化特性、健康危害、防护措施及应急处理等告知内容与警示标识。

第十六条 用人单位应当为劳动者提供符合国家职业卫生标准的职业病防护用品，并督促、指导劳动者按照使用规则正确佩戴、使用，不得发放钱物替代发放职业病防护用品。

用人单位应当对职业病防护用品进行经常性的维护、保养，确保防护用品有效，不得使用不符合国家职业卫生标准或者已经失效的职业病防护用品。

第十七条 在可能发生急性职业损伤的有毒、有害工作场所，用人单位应当设置报警装置，配置现场急救用品、冲洗设备、应急撤离通道和必要的泄险区。

现场急救用品、冲洗设备等应当设在可能发生急性职业损伤的工作场所或者临近地点，并在醒目位置设置清晰的标识。

在可能突然泄漏或者逸出大量有害物质的密闭或者半密闭工作场所，除遵守本条第一款、第二款规定外，用人单位还应当安装事故通风装置以及与事故排风系统相连锁的泄漏报警装置。

生产、销售、使用、贮存放射性同位素和射线装置的场所，应当按照国家有关规定设置明显的放射性标志，其入口处应当按照国家有关安全和防护标准的要求，设置安全和防护设施以及必要的防护安全联锁、报警装置或者工作信号。放射性装置的生产调试和使用场所，应当具有防止误操作、防止工作人员受到意外照射的安全措施。用人单位必须配备与辐射类型和辐射水平相适应的防护用品和监测仪器，包括个人剂量测量报警、固定式和便携式辐射监测、表面污染监测、流出物监测等设备，并保证可能接触放射线的工作人员佩戴个人剂量计。

第十八条　用人单位应当对职业病防护设备、应急救援设施进行经常性的维护、检修和保养，定期检测其性能和效果，确保其处于正常状态，不得擅自拆除或者停止使用。

第十九条　存在职业病危害的用人单位，应当实施由专人负责的工作场所职业病危害因素日常监测，确保监测系统处于正常工作状态。

第二十条　存在职业病危害的用人单位，应当委托具有相应资质的职业卫生技术服务机构，每年至少进行一次职业病危害因素检测。

职业病危害严重的用人单位，除遵守前款规定外，应当委托具有相应资质的职业卫生技术服务机构，每三年至少进行一次职业病危害现状评价。

检测、评价结果应当存入本单位职业卫生档案，并向安全生产监督管理部门报告和劳动者公布。

第二十一条　存在职业病危害的用人单位，有下述情形之一的，应当及时委托具有相应资质的职业卫生技术服务机构进行职业病危害现状评价：

（一）初次申请职业卫生安全许可证，或者职业卫生安全许可证有效期届满申请换证的；

（二）发生职业病危害事故的；

（三）国家安全生产监督管理总局规定的其他情形。

用人单位应当落实职业病危害现状评价报告中提出的建议和措施，并将职业病危害现状评价结果及整改情况存入本单位职业卫生档案。

第二十二条　用人单位在日常的职业病危害监测或者定期检测、现状评价过程中，发现工作场所职业病危害因素不符合国家职业卫生标准和卫生要求时，应当立即采取相应治理措施，确保其符合职业卫生环境和条件的要求；仍然达不到国家职业卫生标准和卫生要求的，必须停止存在职业病危害因素的作业；职业病危害因素经治理后，符合国家职业卫生标准和卫生要求的，方可重新作业。

第二十三条　向用人单位提供可能产生职业病危害的设备的，应当提供中文说明书，并在设备的醒目位置设置警示标识和中文警示说明。警示说明应当载明设备性能、可能产生的职业病危害、安全操作和维护注意事项、职业病防护措施等内容。

用人单位应当检查前款规定的事项，不得使用不符合要求的设备。

第二十四条 向用人单位提供可能产生职业病危害的化学品、放射性同位素和含有放射性物质的材料的，应当提供中文说明书。说明书应当载明产品特性、主要成分、存在的有害因素、可能产生的危害后果、安全使用注意事项、职业病防护和应急救治措施等内容。产品包装应当有醒目的警示标识和中文警示说明。贮存上述材料的场所应当在规定的部位设置危险物品标识或者放射性警示标识。

用人单位应当检查前款规定的事项，不得使用不符合要求的材料。

第二十五条 任何用人单位不得使用国家明令禁止使用的可能产生职业病危害的设备或者材料。

第二十六条 任何单位和个人不得将产生职业病危害的作业转移给不具备职业病防护条件的单位和个人。不具备职业病防护条件的单位和个人不得接受产生职业病危害的作业。

第二十七条 用人单位应当优先采用有利于防治职业病危害和保护劳动者健康的新技术、新工艺、新材料、新设备，逐步替代产生职业病危害的技术、工艺、材料、设备。

第二十八条 用人单位对采用的技术、工艺、材料、设备，应当知悉其可能产生的职业病危害，并采取相应的防护措施。对有职业病危害的技术、工艺、设备、材料，故意隐瞒其危害而采用的，用人单位对其所造成的职业病危害后果承担责任。

第二十九条 用人单位与劳动者订立劳动合同（含聘用合同，下同）时，应当将工作过程中可能产生的职业病危害及其后果、职业病防护措施和待遇等如实告知劳动者，并在劳动合同中写明，不得隐瞒或者欺骗。

劳动者在履行劳动合同期间因工作岗位或者工作内容变更，从事与所订立劳动合同中未告知的存在职业病危害的作业时，用人单位应当依照前款规定，向劳动者履行如实告知的义务，并协商变更原劳动合同相关条款。

用人单位违反本条规定的，劳动者有权拒绝从事存在职业病危害的作业，用人单位不得因此解除与劳动者所订立的劳动合同。

第三十条 对从事接触职业病危害因素作业的劳动者，用人单位应当按照《用人单位职业健康监护监督管理办法》《放射工作人员职业健康管理办法》《职业健康监护技术规范》（GBZ 188）、《放射工作人员职业健康监护技术规范》（GBZ 235）等有关规定组织上岗前、在岗期间、离岗时的职业健康检查，并将检查结果书面如实告知劳动者。

职业健康检查费用由用人单位承担。

第三十一条 用人单位应当按照《用人单位职业健康监护监督管理办法》的规

定，为劳动者建立职业健康监护档案，并按照规定的期限妥善保存。

职业健康监护档案应当包括劳动者的职业史、职业病危害接触史、职业健康检查结果、处理结果和职业病诊疗等有关个人健康资料。

劳动者离开用人单位时，有权索取本人职业健康监护档案复印件，用人单位应当如实、无偿提供，并在所提供的复印件上签章。

第三十二条 劳动者健康出现损害需要进行职业病诊断、鉴定的，用人单位应当如实提供职业病诊断、鉴定所需的劳动者职业史和职业病危害接触史、工作场所职业病危害因素检测结果和放射工作人员个人剂量监测结果等资料。

第三十三条 用人单位不得安排未成年工从事接触职业病危害的作业，不得安排有职业禁忌的劳动者从事其所禁忌的作业，不得安排孕期、哺乳期女职工从事对本人和胎儿、婴儿有危害的作业。

第三十四条 用人单位应当建立健全下列职业卫生档案资料：

（一）职业病防治责任制文件；

（二）职业卫生管理规章制度、操作规程；

（三）工作场所职业病危害因素种类清单、岗位分布以及作业人员接触情况等资料；

（四）职业病防护设施、应急救援设施基本信息，以及其配置、使用、维护、检修与更换等记录；

（五）工作场所职业病危害因素检测、评价报告与记录；

（六）职业病防护用品配备、发放、维护与更换等记录；

（七）主要负责人、职业卫生管理人员和职业病危害严重工作岗位的劳动者等相关人员职业卫生培训资料；

（八）职业病危害事故报告与应急处置记录；

（九）劳动者职业健康检查结果汇总资料，存在职业禁忌证、职业健康损害或者职业病的劳动者处理和安置情况记录；

（十）建设项目职业卫生"三同时"有关技术资料，以及其备案、审核、审查或者验收等有关回执或者批复文件；

（十一）职业卫生安全许可证申领、职业病危害项目申报等有关回执或者批复文件；

（十二）其他有关职业卫生管理的资料或者文件。

第三十五条 用人单位发生职业病危害事故，应当及时向所在地安全生产监督管理部门和有关部门报告，并采取有效措施，减少或者消除职业病危害因素，防止事故扩大。对遭受或者可能遭受急性职业病危害的劳动者，用人单位应当及时组织救治、进行健康检查和医学观察，并承担所需费用。

用人单位不得故意破坏事故现场、毁灭有关证据，不得迟报、漏报、谎报或者瞒报职业病危害事故。

第三十六条　用人单位发现职业病病人或者疑似职业病病人时，应当按照国家规定及时向所在地安全生产监督管理部门和有关部门报告。

第三十七条　工作场所使用有毒物品的用人单位，应当按照有关规定向安全生产监督管理部门申请办理职业卫生安全许可证。

第三十八条　用人单位在安全生产监督管理部门行政执法人员依法履行监督检查职责时，应当予以配合，不得拒绝、阻挠。

第三章　监督管理

第三十九条　安全生产监督管理部门应当依法对用人单位执行有关职业病防治的法律、法规、规章和国家职业卫生标准的情况进行监督检查，重点监督检查下列内容：

（一）设置或者指定职业卫生管理机构或者组织，配备专职或者兼职的职业卫生管理人员情况；

（二）职业卫生管理制度和操作规程的建立、落实及公布情况；

（三）主要负责人、职业卫生管理人员和职业病危害严重的工作岗位的劳动者职业卫生培训情况；

（四）建设项目职业卫生"三同时"制度落实情况；

（五）工作场所职业病危害项目申报情况；

（六）工作场所职业病危害因素监测、检测、评价及结果报告和公布情况；

（七）职业病防护设施、应急救援设施的配置、维护、保养情况，以及职业病防护用品的发放、管理及劳动者佩戴使用情况；

（八）职业病危害因素及危害后果警示、告知情况；

（九）劳动者职业健康监护、放射工作人员个人剂量监测情况；

（十）职业病危害事故报告情况；

（十一）提供劳动者健康损害与职业史、职业病危害接触关系等相关资料的情况；

（十二）依法应当监督检查的其他情况。

第四十条　安全生产监督管理部门应当建立健全职业卫生监督检查制度，加强行政执法人员职业卫生知识的培训，提高行政执法人员的业务素质。

第四十一条　安全生产监督管理部门应当加强建设项目职业卫生"三同时"的监督管理，建立健全相关资料的档案管理制度。

第四十二条　安全生产监督管理部门应当加强职业卫生技术服务机构的资质认可管理和技术服务工作的监督检查，督促职业卫生技术服务机构公平、公正、客观、科学地开展职业卫生技术服务。

第四十三条　安全生产监督管理部门应当建立健全职业病危害防治信息统计分析制度，加强对用人单位职业病危害因素检测、评价结果、劳动者职业健康监护信息以及职业卫生监督检查信息等资料的统计、汇总和分析。

第四十四条 安全生产监督管理部门应当按照有关规定，支持、配合有关部门和机构开展职业病的诊断、鉴定工作。

第四十五条 安全生产监督管理部门行政执法人员依法履行监督检查职责时，应当出示有效的执法证件。

行政执法人员应当忠于职守，秉公执法，严格遵守执法规范；涉及被检查单位的技术秘密、业务秘密以及个人隐私的，应当为其保密。

第四十六条 安全生产监督管理部门履行监督检查职责时，有权采取下列措施：

（一）进入被检查单位及工作场所，进行职业病危害检测，了解情况，调查取证；

（二）查阅、复制被检查单位有关职业病危害防治的文件、资料，采集有关样品；

（三）责令违反职业病防治法律、法规的单位和个人停止违法行为；

（四）责令暂停导致职业病危害事故的作业，封存造成职业病危害事故或者可能导致职业病危害事故发生的材料和设备；

（五）组织控制职业病危害事故现场。

在职业病危害事故或者危害状态得到有效控制后，安全生产监督管理部门应当及时解除前款第四项、第五项规定的控制措施。

第四十七条 发生职业病危害事故，安全生产监督管理部门应当依照国家有关规定报告事故和组织事故的调查处理。

第四章　法律责任

第四十八条 用人单位有下列情形之一的，给予警告，责令限期改正，可以并处 5 千元以上 2 万元以下的罚款：

（一）未按照规定实行有害作业与无害作业分开、工作场所与生活场所分开的；

（二）用人单位的主要负责人、职业卫生管理人员未接受职业卫生培训的。

第四十九条 用人单位有下列情形之一的，给予警告，责令限期改正；逾期未改正的，处 10 万元以下的罚款：

（一）未按照规定制定职业病防治计划和实施方案的；

（二）未按照规定设置或者指定职业卫生管理机构或者组织，或者未配备专职或者兼职的职业卫生管理人员的；

（三）未按照规定建立、健全职业卫生管理制度和操作规程的；

（四）未按照规定建立、健全职业卫生档案和劳动者健康监护档案的；

（五）未建立、健全工作场所职业病危害因素监测及评价制度的；

（六）未按照规定公布有关职业病防治的规章制度、操作规程、职业病危害事故应急救援措施的；

（七）未按照规定组织劳动者进行职业卫生培训，或者未对劳动者个体防护采取有效的指导、督促措施的；

（八）工作场所职业病危害因素检测、评价结果未按照规定存档、上报和公布的。

第五十条 用人单位有下列情形之一的，责令限期改正，给予警告，可以并处5万元以上10万元以下的罚款：

（一）未按照规定及时、如实申报产生职业病危害的项目的；

（二）未实施由专人负责职业病危害因素日常监测，或者监测系统不能正常监测的；

（三）订立或者变更劳动合同时，未告知劳动者职业病危害真实情况的；

（四）未按照规定组织劳动者进行职业健康检查、建立职业健康监护档案或者未将检查结果书面告知劳动者的；

（五）未按照规定在劳动者离开用人单位时提供职业健康监护档案复印件的。

第五十一条 用人单位有下列情形之一的，给予警告，责令限期改正；逾期未改正的，处5万元以上20万元以下的罚款；情节严重的，责令停止产生职业病危害的作业，或者提请有关人民政府按照国务院规定的权限责令关闭：

（一）工作场所职业病危害因素的强度或者浓度超过国家职业卫生标准的；

（二）未提供职业病防护设施和劳动者使用的职业病防护用品，或者提供的职业病防护设施和劳动者使用的职业病防护用品不符合国家职业卫生标准和卫生要求的；

（三）未按照规定对职业病防护设备、应急救援设施和劳动者职业病防护用品进行维护、检修、检测，或者不能保持正常运行、使用状态的；

（四）未按照规定对工作场所职业病危害因素进行检测、现状评价的；

（五）工作场所职业病危害因素经治理仍然达不到国家职业卫生标准和卫生要求时，未停止存在职业病危害因素的作业的；

（六）发生或者可能发生急性职业病危害事故，未立即采取应急救援和控制措施或者未按照规定及时报告的；

（七）未按照规定在产生严重职业病危害的作业岗位醒目位置设置警示标识和中文警示说明的；

（八）拒绝安全生产监督管理部门监督检查的；

（九）隐瞒、伪造、篡改、毁损职业健康监护档案、工作场所职业病危害因素检测评价结果等相关资料，或者不提供职业病诊断、鉴定所需要资料的；

（十）未按照规定承担职业病诊断、鉴定费用和职业病病人的医疗、生活保障费用的。

第五十二条 用人单位有下列情形之一的，责令限期改正，并处5万元以上

30 万元以下的罚款；情节严重的，责令停止产生职业病危害的作业，或者提请有关人民政府按照国务院规定的权限责令关闭：

（一）隐瞒技术、工艺、设备、材料所产生的职业病危害而采用的；

（二）隐瞒本单位职业卫生真实情况的；

（三）可能发生急性职业损伤的有毒、有害工作场所或者放射工作场所不符合本规定第十七条规定的；

（四）使用国家明令禁止使用的可能产生职业病危害的设备或者材料的；

（五）将产生职业病危害的作业转移给没有职业病防护条件的单位和个人，或者没有职业病防护条件的单位和个人接受产生职业病危害的作业的；

（六）擅自拆除、停止使用职业病防护设备或者应急救援设施的；

（七）安排未经职业健康检查的劳动者、有职业禁忌的劳动者、未成年工或者孕期、哺乳期女职工从事接触产生职业病危害的作业或者禁忌作业的；

（八）违章指挥和强令劳动者进行没有职业病防护措施的作业的。

第五十三条 用人单位违反《中华人民共和国职业病防治法》的规定，已经对劳动者生命健康造成严重损害的，责令停止产生职业病危害的作业，或者提请有关人民政府按照国务院规定的权限责令关闭，并处 10 万元以上 50 万元以下的罚款。

造成重大职业病危害事故或者其他严重后果，构成犯罪的，对直接负责的主管人员和其他直接责任人员，依法追究刑事责任。

第五十四条 向用人单位提供可能产生职业病危害的设备或者材料，未按照规定提供中文说明书或者设置警示标识和中文警示说明的，责令限期改正，给予警告，并处 5 万元以上 20 万元以下的罚款。

第五十五条 用人单位未按照规定报告职业病、疑似职业病的，责令限期改正，给予警告，可以并处 1 万元以下的罚款；弄虚作假的，并处 2 万元以上 5 万元以下的罚款。

第五十六条 安全生产监督管理部门及其行政执法人员未按照规定报告职业病危害事故的，依照有关规定给予处理；构成犯罪的，依法追究刑事责任。

第五十七条 本规定所规定的行政处罚，由县级以上安全生产监督管理部门决定。法律、行政法规和国务院有关规定对行政处罚决定机关另有规定的，依照其规定。

第五章 附 则

第五十八条 本规定下列用语的含义：

（一）工作场所，是指劳动者进行职业活动的所有地点，包括建设单位施工场所；

（二）职业病危害严重的用人单位，是指建设项目职业病危害分类管理目录中所列职业病危害严重行业的用人单位。

建设项目职业病危害分类管理目录由国家安全生产监督管理总局公布。各省级安全生产监督管理部门可以根据本地区实际情况，对分类目录作出补充规定。

第五十九条　本规定未规定的其他有关职业病防治事项，依照《中华人民共和国职业病防治法》和其他有关法律、法规、规章的规定执行。

第六十条　煤矿的职业病防治和煤矿安全监察机构对其实施监察，依照本规定和国家安全生产监督管理总局的其他有关规定执行。

第六十一条　本规定自 2012 年 6 月 1 日起施行。2009 年 7 月 1 日国家安全生产监督管理总局公布的《作业场所职业健康监督管理暂行规定》同时废止。

国家安全生产监督管理总局令

第 49 号

《用人单位职业健康监护监督管理办法》已经 2012 年 3 月 6 日国家安全生产监督管理总局局长办公会议审议通过，现予公布，自 2012 年 6 月 1 日起施行。

国家安全生产监督管理总局　骆琳

二〇一二年四月二十七日

用人单位职业健康监护监督管理办法

第一章　总　　则

第一条　为了规范用人单位职业健康监护工作，加强职业健康监护的监督管理，保护劳动者健康及其相关权益，根据《中华人民共和国职业病防治法》，制定本办法。

第二条　用人单位从事接触职业病危害作业的劳动者（以下简称劳动者）的职业健康监护和安全生产监督管理部门对其实施监督管理，适用本办法。

第三条　本办法所称职业健康监护，是指劳动者上岗前、在岗期间、离岗时、应急的职业健康检查和职业健康监护档案管理。

第四条　用人单位应当建立、健全劳动者职业健康监护制度，依法落实职业健康监护工作。

第五条　用人单位应当接受安全生产监督管理部门依法对其职业健康监护工作的监督检查，并提供有关文件和资料。

第六条　对用人单位违反本办法的行为，任何单位和个人均有权向安全生产监督管理部门举报或者报告。

第二章　用人单位的职责

第七条　用人单位是职业健康监护工作的责任主体，其主要负责人对本单位职业健康监护工作全面负责。

用人单位应当依照本办法以及《职业健康监护技术规范》（GBZ 188）、《放射工作人员职业健康监护技术规范》（GBZ 235）等国家职业卫生标准的要求，制定、落实本单位职业健康检查年度计划，并保证所需要的专项经费。

第八条 用人单位应当组织劳动者进行职业健康检查，并承担职业健康检查费用。

劳动者接受职业健康检查应当视同正常出勤。

第九条 用人单位应当选择由省级以上人民政府卫生行政部门批准的医疗卫生机构承担职业健康检查工作，并确保参加职业健康检查的劳动者身份的真实性。

第十条 用人单位在委托职业健康检查机构对从事接触职业病危害作业的劳动者进行职业健康检查时，应当如实提供下列文件、资料：

（一）用人单位的基本情况；

（二）工作场所职业病危害因素种类及其接触人员名册；

（三）职业病危害因素定期检测、评价结果。

第十一条 用人单位应当对下列劳动者进行上岗前的职业健康检查：

（一）拟从事接触职业病危害作业的新录用劳动者，包括转岗到该作业岗位的劳动者；

（二）拟从事有特殊健康要求作业的劳动者。

第十二条 用人单位不得安排未经上岗前职业健康检查的劳动者从事接触职业病危害的作业，不得安排有职业禁忌的劳动者从事其所禁忌的作业。

用人单位不得安排未成年工从事接触职业病危害的作业，不得安排孕期、哺乳期的女职工从事对本人和胎儿、婴儿有危害的作业。

第十三条 用人单位应当根据劳动者所接触的职业病危害因素，定期安排劳动者进行在岗期间的职业健康检查。

对在岗期间的职业健康检查，用人单位应当按照《职业健康监护技术规范》（GBZ 188）等国家职业卫生标准的规定和要求，确定接触职业病危害的劳动者的检查项目和检查周期。需要复查的，应当根据复查要求增加相应的检查项目。

第十四条 出现下列情况之一的，用人单位应当立即组织有关劳动者进行应急职业健康检查：

（一）接触职业病危害因素的劳动者在作业过程中出现与所接触职业病危害因素相关的不适症状的；

（二）劳动者受到急性职业中毒危害或者出现职业中毒症状的。

第十五条 对准备脱离所从事的职业病危害作业或者岗位的劳动者，用人单位应当在劳动者离岗前 30 日内组织劳动者进行离岗时的职业健康检查。劳动者离岗前 90 日内的在岗期间的职业健康检查可以视为离岗时的职业健康检查。

用人单位对未进行离岗时职业健康检查的劳动者，不得解除或者终止与其订立的劳动合同。

第十六条 用人单位应当及时将职业健康检查结果及职业健康检查机构的建议以书面形式如实告知劳动者。

第十七条 用人单位应当根据职业健康检查报告，采取下列措施：

（一）对有职业禁忌的劳动者，调离或者暂时脱离原工作岗位；

（二）对健康损害可能与所从事的职业相关的劳动者，进行妥善安置；

（三）对需要复查的劳动者，按照职业健康检查机构要求的时间安排复查和医学观察；

（四）对疑似职业病病人，按照职业健康检查机构的建议安排其进行医学观察或者职业病诊断；

（五）对存在职业病危害的岗位，立即改善劳动条件，完善职业病防护设施，为劳动者配备符合国家标准的职业病危害防护用品。

第十八条 职业健康监护中出现新发生职业病（职业中毒）或者两例以上疑似职业病（职业中毒）的，用人单位应当及时向所在地安全生产监督管理部门报告。

第十九条 用人单位应当为劳动者个人建立职业健康监护档案，并按照有关规定妥善保存。职业健康监护档案包括下列内容：

（一）劳动者姓名、性别、年龄、籍贯、婚姻、文化程度、嗜好等情况；

（二）劳动者职业史、既往病史和职业病危害接触史；

（三）历次职业健康检查结果及处理情况；

（四）职业病诊疗资料；

（五）需要存入职业健康监护档案的其他有关资料。

第二十条 安全生产行政执法人员、劳动者或者其近亲属、劳动者委托的代理人有权查阅、复印劳动者的职业健康监护档案。

劳动者离开用人单位时，有权索取本人职业健康监护档案复印件，用人单位应当如实、无偿提供，并在所提供的复印件上签章。

第二十一条 用人单位发生分立、合并、解散、破产等情形时，应当对劳动者进行职业健康检查，并依照国家有关规定妥善安置职业病病人；其职业健康监护档案应当依照国家有关规定实施移交保管。

第三章　监督管理

第二十二条 安全生产监督管理部门应当依法对用人单位落实有关职业健康监护的法律、法规、规章和标准的情况进行监督检查，重点监督检查下列内容：

（一）职业健康监护制度建立情况；

（二）职业健康监护计划制定和专项经费落实情况；

（三）如实提供职业健康检查所需资料情况；

（四）劳动者上岗前、在岗期间、离岗时、应急职业健康检查情况；

（五）对职业健康检查结果及建议，向劳动者履行告知义务情况；

（六）针对职业健康检查报告采取措施情况；

（七）报告职业病、疑似职业病情况；

（八）劳动者职业健康监护档案建立及管理情况；

（九）为离开用人单位的劳动者如实、无偿提供本人职业健康监护档案复印件情况；

（十）依法应当监督检查的其他情况。

第二十三条　安全生产监督管理部门应当加强行政执法人员职业健康知识培训，提高行政执法人员的业务素质。

第二十四条　安全生产行政执法人员依法履行监督检查职责时，应当出示有效的执法证件。

安全生产行政执法人员应当忠于职守，秉公执法，严格遵守执法规范；涉及被检查单位技术秘密、业务秘密以及个人隐私的，应当为其保密。

第二十五条　安全生产监督管理部门履行监督检查职责时，有权进入被检查单位，查阅、复制被检查单位有关职业健康监护的文件、资料。

第四章　法律责任

第二十六条　用人单位有下列行为之一的，给予警告，责令限期改正，可以并处 3 万元以下的罚款：

（一）未建立或者落实职业健康监护制度的；

（二）未按照规定制定职业健康监护计划和落实专项经费的；

（三）弄虚作假，指使他人冒名顶替参加职业健康检查的；

（四）未如实提供职业健康检查所需要的文件、资料的；

（五）未根据职业健康检查情况采取相应措施的；

（六）不承担职业健康检查费用的。

第二十七条　用人单位有下列行为之一的，责令限期改正，给予警告，可以并处 5 万元以上 10 万元以下的罚款：

（一）未按照规定组织职业健康检查、建立职业健康监护档案或者未将检查结果如实告知劳动者的；

（二）未按照规定在劳动者离开用人单位时提供职业健康监护档案复印件的。

第二十八条　用人单位有下列情形之一的，给予警告，责令限期改正，逾期不改正的，处 5 万元以上 20 万元以下的罚款；情节严重的，责令停止产生职业病危害的作业，或者提请有关人民政府按照国务院规定的权限责令关闭：

（一）未按照规定安排职业病病人、疑似职业病病人进行诊治的；

（二）隐瞒、伪造、篡改、损毁职业健康监护档案等相关资料，或者拒不提供职业病诊断、鉴定所需资料的。

第二十九条 用人单位有下列情形之一的，责令限期治理，并处 5 万元以上 30 万元以下的罚款；情节严重的，责令停止产生职业病危害的作业，或者提请有关人民政府按照国务院规定的权限责令关闭：

（一）安排未经职业健康检查的劳动者从事接触职业病危害的作业的；

（二）安排未成年工从事接触职业病危害的作业的；

（三）安排孕期、哺乳期女职工从事对本人和胎儿、婴儿有危害的作业的；

（四）安排有职业禁忌的劳动者从事所禁忌的作业的。

第三十条 用人单位违反本办法规定，未报告职业病、疑似职业病的，由安全生产监督管理部门责令限期改正，给予警告，可以并处 1 万元以下的罚款；弄虚作假的，并处 2 万元以上 5 万元以下的罚款。

第五章 附　　则

第三十一条 煤矿安全监察机构依照本办法负责煤矿劳动者职业健康监护的监察工作。

第三十二条 本办法自 2012 年 6 月 1 日起施行。

国家安全生产监督管理总局令

第 90 号

《建设项目职业病防护设施"三同时"监督管理办法》已经 2017 年 1 月 10 日国家安全生产监督管理总局第 1 次局长办公会议审议通过，现予公布，自 2017 年 5 月 1 日起施行。

局长　杨焕宁

2017 年 3 月 9 日

建设项目职业病防护设施"三同时"监督管理办法

第一章 总　　则

第一条 为了预防、控制和消除建设项目可能产生的职业病危害，加强和规范建设项目职业病防护设施建设的监督管理，根据《中华人民共和国职业病防治法》，制定本办法。

第二条 安全生产监督管理部门职责范围内、可能产生职业病危害的新建、改建、扩建和技术改造、技术引进建设项目（以下统称建设项目）职业病防护设施建设及其监督管理，适用本办法。

本办法所称的可能产生职业病危害的建设项目，是指存在或者产生职业病危害因素分类目录所列职业病危害因素的建设项目。

本办法所称的职业病防护设施，是指消除或者降低工作场所的职业病危害因素的浓度或者强度，预防和减少职业病危害因素对劳动者健康的损害或者影响，保护劳动者健康的设备、设施、装置、构（建）筑物等的总称。

第三条　负责本办法第二条规定建设项目投资、管理的单位（以下简称建设单位）是建设项目职业病防护设施建设的责任主体。

建设项目职业病防护设施必须与主体工程同时设计、同时施工、同时投入生产和使用（以下统称建设项目职业病防护设施"三同时"）。建设单位应当优先采用有利于保护劳动者健康的新技术、新工艺、新设备和新材料，职业病防护设施所需费用应当纳入建设项目工程预算。

第四条　建设单位对可能产生职业病危害的建设项目，应当依照本办法进行职业病危害预评价、职业病防护设施设计、职业病危害控制效果评价及相应的评审，组织职业病防护设施验收，建立健全建设项目职业卫生管理制度与档案。

建设项目职业病防护设施"三同时"工作可以与安全设施"三同时"工作一并进行。建设单位可以将建设项目职业病危害预评价和安全预评价、职业病防护设施设计和安全设施设计、职业病危害控制效果评价和安全验收评价合并出具报告或者设计，并对职业病防护设施与安全设施一并组织验收。

第五条　国家安全生产监督管理总局在国务院规定的职责范围内对全国建设项目职业病防护设施"三同时"实施监督管理。

县级以上地方各级人民政府安全生产监督管理部门依法在本级人民政府规定的职责范围内对本行政区域内的建设项目职业病防护设施"三同时"实施分类分级监督管理，具体办法由省级安全生产监督管理部门制定，并报国家安全生产监督管理总局备案。

跨两个及两个以上行政区域的建设项目职业病防护设施"三同时"由其共同的上一级人民政府安全生产监督管理部门实施监督管理。

上一级人民政府安全生产监督管理部门根据工作需要，可以将其负责的建设项目职业病防护设施"三同时"监督管理工作委托下一级人民政府安全生产监督管理部门实施；接受委托的安全生产监督管理部门不得再委托。

第六条　国家根据建设项目可能产生职业病危害的风险程度，将建设项目分为职业病危害一般、较重和严重3个类别，并对职业病危害严重建设项目实施重点监督检查。

建设项目职业病危害分类管理目录由国家安全生产监督管理总局制定并公布。省级安全生产监督管理部门可以根据本地区实际情况，对建设项目职业病危害分类管理目录作出补充规定，但不得低于国家安全生产监督管理总局规定的管理层级。

第七条　安全生产监督管理部门应当建立职业卫生专家库（以下简称专家库），并根据需要聘请专家库专家参与建设项目职业病防护设施"三同时"的监督检查工作。

专家库专家应当熟悉职业病危害防治有关法律、法规、规章、标准，具有较高的专业技术水平、实践经验和有关业务背景及良好的职业道德，按照客观、公正的原则，对所参与的工作提出技术意见，并对该意见负责。

专家库专家实行回避制度，参加监督检查的专家库专家不得参与该建设项目职业病防护设施"三同时"的评审及验收等相应工作，不得与该建设项目建设单位、评价单位、设计单位、施工单位或者监理单位等相关单位存在直接利害关系。

第八条 除国家保密的建设项目外，产生职业病危害的建设单位应当通过公告栏、网站等方式及时公布建设项目职业病危害预评价、职业病防护设施设计、职业病危害控制效果评价的承担单位、评价结论、评审时间及评审意见，以及职业病防护设施验收时间、验收方案和验收意见等信息，供本单位劳动者和安全生产监督管理部门查询。

第二章　职业病危害预评价

第九条 对可能产生职业病危害的建设项目，建设单位应当在建设项目可行性论证阶段进行职业病危害预评价，编制预评价报告。

第十条 建设项目职业病危害预评价报告应当符合职业病防治有关法律、法规、规章和标准的要求，并包括下列主要内容：

（一）建设项目概况，主要包括项目名称、建设地点、建设内容、工作制度、岗位设置及人员数量等；

（二）建设项目可能产生的职业病危害因素及其对工作场所、劳动者健康影响与危害程度的分析与评价；

（三）对建设项目拟采取的职业病防护设施和防护措施进行分析、评价，并提出对策与建议；

（四）评价结论，明确建设项目的职业病危害风险类别及拟采取的职业病防护设施和防护措施是否符合职业病防治有关法律、法规、规章和标准的要求。

第十一条 建设单位进行职业病危害预评价时，对建设项目可能产生的职业病危害因素及其对工作场所、劳动者健康影响与危害程度的分析与评价，可以运用工程分析、类比调查等方法。其中，类比调查数据应当采用获得资质认可的职业卫生技术服务机构出具的、与建设项目规模和工艺类似的用人单位职业病危害因素检测结果。

第十二条 职业病危害预评价报告编制完成后，属于职业病危害一般或者较重的建设项目，其建设单位主要负责人或其指定的负责人应当组织具有职业卫生相关专业背景的中级及中级以上专业技术职称人员或者具有职业卫生相关专业背景的注册安全工程师（以下统称职业卫生专业技术人员）对职业病危害预评价报告进行评审，并形成是否符合职业病防治有关法律、法规、规章和标准要求的评审意见；属于职业病危害严重的建设项目，其建设单位主要负责人或其指定的负责人应当组织外单位职业卫生专业技术人员参加评审工作，并形成评审意见。

建设单位应当按照评审意见对职业病危害预评价报告进行修改完善，并对最终的职业病危害预评价报告的真实性、客观性和合规性负责。职业病危害预评价工作过程应当形成书面报告备查。书面报告的具体格式由国家安全生产监督管理总局另行制定。

第十三条　建设项目职业病危害预评价报告有下列情形之一的，建设单位不得通过评审：

（一）对建设项目可能产生的职业病危害因素识别不全，未对工作场所职业病危害对劳动者健康影响与危害程度进行分析与评价的，或者评价不符合要求的；

（二）未对建设项目拟采取的职业病防护设施和防护措施进行分析、评价，对存在的问题未提出对策措施的；

（三）建设项目职业病危害风险分析与评价不正确的；

（四）评价结论和对策措施不正确的；

（五）不符合职业病防治有关法律、法规、规章和标准规定的其他情形的。

第十四条　建设项目职业病危害预评价报告通过评审后，建设项目的生产规模、工艺等发生变更导致职业病危害风险发生重大变化的，建设单位应当对变更内容重新进行职业病危害预评价和评审。

第三章　职业病防护设施设计

第十五条　存在职业病危害的建设项目，建设单位应当在施工前按照职业病防治有关法律、法规、规章和标准的要求，进行职业病防护设施设计。

第十六条　建设项目职业病防护设施设计应当包括下列内容：

（一）设计依据；

（二）建设项目概况及工程分析；

（三）职业病危害因素分析及危害程度预测；

（四）拟采取的职业病防护设施和应急救援设施的名称、规格、型号、数量、分布，并对防控性能进行分析；

（五）辅助用室及卫生设施的设置情况；

（六）对预评价报告中拟采取的职业病防护设施、防护措施及对策措施采纳情况的说明；

（七）职业病防护设施和应急救援设施投资预算明细表；

（八）职业病防护设施和应急救援设施可以达到的预期效果及评价。

第十七条　职业病防护设施设计完成后，属于职业病危害一般或者较重的建设项目，其建设单位主要负责人或其指定的负责人应当组织职业卫生专业技术人员对职业病防护设施设计进行评审，并形成是否符合职业病防治有关法律、法规、规章和标准要求的评审意见；属于职业病危害严重的建设项目，其建设单位主要负责人或其指定的负责人应当组织外单位职业卫生专业技术人员参加评审工作，并形成评审意见。

建设单位应当按照评审意见对职业病防护设施设计进行修改完善，并对最终的职业病防护设施设计的真实性、客观性和合规性负责。职业病防护设施设计工作过程应当形成书面报告备查。书面报告的具体格式由国家安全生产监督管理总局另行制定。

第十八条　建设项目职业病防护设施设计有下列情形之一的，建设单位不得通过评审和开工建设：

（一）未对建设项目主要职业病危害进行防护设施设计或者设计内容不全的；

（二）职业病防护设施设计未按照评审意见进行修改完善的；

（三）未采纳职业病危害预评价报告中的对策措施，且未作充分论证说明的；

（四）未对职业病防护设施和应急救援设施的预期效果进行评价的；

（五）不符合职业病防治有关法律、法规、规章和标准规定的其他情形的。

第十九条　建设单位应当按照评审通过的设计和有关规定组织职业病防护设施的采购和施工。

第二十条　建设项目职业病防护设施设计在完成评审后，建设项目的生产规模、工艺等发生变更导致职业病危害风险发生重大变化的，建设单位应当对变更的内容重新进行职业病防护设施设计和评审。

第四章　职业病危害控制效果评价与防护设施验收

第二十一条　建设项目职业病防护设施建设期间，建设单位应当对其进行经常性的检查，对发现的问题及时进行整改。

第二十二条　建设项目投入生产或者使用前，建设单位应当依照职业病防治有关法律、法规、规章和标准要求，采取下列职业病危害防治管理措施：

（一）设置或者指定职业卫生管理机构，配备专职或者兼职的职业卫生管理人员；

（二）制定职业病防治计划和实施方案；

（三）建立、健全职业卫生管理制度和操作规程；

（四）建立、健全职业卫生档案和劳动者健康监护档案；

（五）实施由专人负责的职业病危害因素日常监测，并确保监测系统处于正常运行状态；

（六）对工作场所进行职业病危害因素检测、评价；

（七）建设单位的主要负责人和职业卫生管理人员应当接受职业卫生培训，并组织劳动者进行上岗前的职业卫生培训；

（八）按照规定组织从事接触职业病危害作业的劳动者进行上岗前职业健康检查，并将检查结果书面告知劳动者；

（九）在醒目位置设置公告栏，公布有关职业病危害防治的规章制度、操作规程、职业病危害事故应急救援措施和工作场所职业病危害因素检测结果。对产生严重职业病危害的作业岗位，应当在其醒目位置，设置警示标识和中文警示说明；

（十）为劳动者个人提供符合要求的职业病防护用品；

（十一）建立、健全职业病危害事故应急救援预案；

（十二）职业病防治有关法律、法规、规章和标准要求的其他管理措施。

第二十三条　建设项目完工后，需要进行试运行的，其配套建设的职业病防护设施必须与主体工程同时投入试运行。

试运行时间应当不少于 30 日，最长不得超过 180 日，国家有关部门另有规定或者特殊要求的行业除外。

第二十四条　建设项目在竣工验收前或者试运行期间，建设单位应当进行职业病危害控制效果评价，编制评价报告。建设项目职业病危害控制效果评价报告应当符合职业病防治有关法律、法规、规章和标准的要求，包括下列主要内容：

（一）建设项目概况；

（二）职业病防护设施设计执行情况分析、评价；

（三）职业病防护设施检测和运行情况分析、评价；

（四）工作场所职业病危害因素检测分析、评价；

（五）工作场所职业病危害因素日常监测情况分析、评价；

（六）职业病危害因素对劳动者健康危害程度分析、评价；

（七）职业病危害防治管理措施分析、评价；

（八）职业健康监护状况分析、评价；

（九）职业病危害事故应急救援和控制措施分析、评价；

（十）正常生产后建设项目职业病防治效果预期分析、评价；

（十一）职业病危害防护补充措施及建议；

（十二）评价结论，明确建设项目的职业病危害风险类别，以及采取控制效果评价报告所提对策建议后，职业病防护设施和防护措施是否符合职业病防治有关法律、法规、规章和标准的要求。

第二十五条　建设单位在职业病防护设施验收前，应当编制验收方案。验收方案应当包括下列内容：

（一）建设项目概况和风险类别，以及职业病危害预评价、职业病防护设施设计执行情况；

（二）参与验收的人员及其工作内容、责任；

（三）验收工作时间安排、程序等。

建设单位应当在职业病防护设施验收前 20 日将验收方案向管辖该建设项目的安全生产监督管理部门进行书面报告。

第二十六条　属于职业病危害一般或者较重的建设项目，其建设单位主要负责人或其指定的负责人应当组织职业卫生专业技术人员对职业病危害控制效果评价报告进行评审以及对职业病防护设施进行验收，并形成是否符合职业病防治有关法律、法规、规章和标准要求的评审意见和验收意见。属于职业病危害严重的建设项目，其建设单位主要负责人或其指定的负责人应当组织外单位职业卫生专业技术人员参加评审和验收工作，并形成评审和验收意见。

建设单位应当按照评审与验收意见对职业病危害控制效果评价报告和职业病防护设施进行整改完善，并对最终的职业病危害控制效果评价报告和职业病防护设施验收结果的真实性、合规性和有效性负责。

建设单位应当将职业病危害控制效果评价和职业病防护设施验收工作过程形成书面报告备查，其中职业病危害严重的建设项目应当在验收完成之日起 20 日内向管辖该建设项目的安全生产监督管理部门提交书面报告。书面报告的具体格式由国家安全生产监督管理总局另行制定。

第二十七条　有下列情形之一的，建设项目职业病危害控制效果评价报告不得通过评审、职业病防护设施不得通过验收：

（一）评价报告内容不符合本办法第二十四条要求的；

（二）评价报告未按照评审意见整改的；

（三）未按照建设项目职业病防护设施设计组织施工，且未充分论证说明的；

（四）职业病危害防治管理措施不符合本办法第二十二条要求的；

（五）职业病防护设施未按照验收意见整改的；

（六）不符合职业病防治有关法律、法规、规章和标准规定的其他情形的。

第二十八条　分期建设、分期投入生产或者使用的建设项目，其配套的职业病防护设施应当分期与建设项目同步进行验收。

第二十九条　建设项目职业病防护设施未按照规定验收合格的，不得投入生产或者使用。

第五章　监督检查

第三十条　安全生产监督管理部门应当在职责范围内按照分类分级监管的原则，将建设单位开展建设项目职业病防护设施"三同时"情况的监督检查纳入安全生产年度监督检查计划，并按照监督检查计划与安全设施"三同时"实施一体化监督检查，对发现的违法行为应当依法予以处理；对违法行为情节严重的，应当按照规定纳入安全生产不良记录"黑名单"管理。

第三十一条　安全生产监督管理部门应当依法对建设单位开展建设项目职业病危害预评价情况进行监督检查，重点监督检查下列事项：

（一）是否进行建设项目职业病危害预评价；

（二）是否对建设项目可能产生的职业病危害因素及其对工作场所、劳动者健康影响与危害程度进行分析、评价；

（三）是否对建设项目拟采取的职业病防护设施和防护措施进行评价，是否提出对策与建议；

（四）是否明确建设项目职业病危害风险类别；

（五）主要负责人或其指定的负责人是否组织职业卫生专业技术人员对职业病危害预评价报告进行评审，职业病危害预评价报告是否按照评审意见进行修改完善；

（六）职业病危害预评价工作过程是否形成书面报告备查；

（七）是否按照本办法规定公布建设项目职业病危害预评价情况；

（八）依法应当监督检查的其他事项。

第三十二条 安全生产监督管理部门应当依法对建设单位开展建设项目职业病防护设施设计情况进行监督检查，重点监督检查下列事项：

（一）是否进行职业病防护设施设计；

（二）是否采纳职业病危害预评价报告中的对策与建议，如未采纳是否进行充分论证说明；

（三）是否明确职业病防护设施和应急救援设施的名称、规格、型号、数量、分布，并对防控性能进行分析；

（四）是否明确辅助用室及卫生设施的设置情况；

（五）是否明确职业病防护设施和应急救援设施投资预算；

（六）主要负责人或其指定的负责人是否组织职业卫生专业技术人员对职业病防护设施设计进行评审，职业病防护设施设计是否按照评审意见进行修改完善；

（七）职业病防护设施设计工作过程是否形成书面报告备查；

（八）是否按照本办法规定公布建设项目职业病防护设施设计情况；

（九）依法应当监督检查的其他事项。

第三十三条 安全生产监督管理部门应当依法对建设单位开展建设项目职业病危害控制效果评价及职业病防护设施验收情况进行监督检查，重点监督检查下列事项：

（一）是否进行职业病危害控制效果评价及职业病防护设施验收；

（二）职业病危害防治管理措施是否齐全；

（三）主要负责人或其指定的负责人是否组织职业卫生专业技术人员对建设项目职业病危害控制效果评价报告进行评审和对职业病防护设施进行验收，是否按照评审意见和验收意见对职业病危害控制效果评价报告和职业病防护设施进行整改完善；

（四）建设项目职业病危害控制效果评价及职业病防护设施验收工作过程是否形成书面报告备查；

（五）建设项目职业病防护设施验收方案、职业病危害严重建设项目职业病危害控制效果评价与职业病防护设施验收工作报告是否按照规定向安全生产监督管理部门进行报告；

（六）是否按照本办法规定公布建设项目职业病危害控制效果评价和职业病防护设施验收情况；

（七）依法应当监督检查的其他事项。

第三十四条　安全生产监督管理部门应当按照下列规定对建设单位组织的验收活动和验收结果进行监督核查，并纳入安全生产年度监督检查计划：

（一）对职业病危害严重建设项目的职业病防护设施的验收方案和验收工作报告，全部进行监督核查；

（二）对职业病危害较重和一般的建设项目职业病防护设施的验收方案和验收工作报告，按照国家安全生产监督管理总局规定的"双随机"方式实施抽查。

第三十五条　安全生产监督管理部门应当加强监督检查人员建设项目职业病防护设施"三同时"知识的培训，提高业务素质。

第三十六条　安全生产监督管理部门及其工作人员不得有下列行为：

（一）强制要求建设单位接受指定的机构、职业卫生专业技术人员开展建设项目职业病防护设施"三同时"有关工作；

（二）以任何理由或者方式向建设单位和有关机构收取或者变相收取费用；

（三）向建设单位摊派财物、推销产品；

（四）在建设单位和有关机构报销任何费用。

第三十七条　任何单位或者个人发现建设单位、安全生产监督管理部门及其工作人员、有关机构和人员违反职业病防治有关法律、法规、标准和本办法规定的行为，均有权向安全生产监督管理部门或者有关部门举报。

受理举报的安全生产监督管理部门应当为举报人保密，并依法对举报内容进行核查和处理。

第三十八条　上级安全生产监督管理部门应当加强对下级安全生产监督管理部门建设项目职业病防护设施"三同时"监督执法工作的检查、指导。

地方各级安全生产监督管理部门应当定期汇总分析有关监督执法情况，并按照要求逐级上报。

第六章　法律责任

第三十九条　建设单位有下列行为之一的，由安全生产监督管理部门给予警告，责令限期改正；逾期不改正的，处 10 万元以上 50 万元以下的罚款；情节严重的，责令停止产生职业病危害的作业，或者提请有关人民政府按照国务院规定的权限责令停建、关闭：

（一）未按照本办法规定进行职业病危害预评价的；

（二）建设项目的职业病防护设施未按照规定与主体工程同时设计、同时施工、同时投入生产和使用的；

（三）建设项目的职业病防护设施设计不符合国家职业卫生标准和卫生要求的；

（四）未按照本办法规定对职业病防护设施进行职业病危害控制效果评价的；

（五）建设项目竣工投入生产和使用前，职业病防护设施未按照本办法规定验收合格的。

第四十条 建设单位有下列行为之一的，由安全生产监督管理部门给予警告，责令限期改正；逾期不改正的，处 5000 元以上 3 万元以下的罚款：

（一）未按照本办法规定，对职业病危害预评价报告、职业病防护设施设计、职业病危害控制效果评价报告进行评审或者组织职业病防护设施验收的；

（二）职业病危害预评价、职业病防护设施设计、职业病危害控制效果评价或者职业病防护设施验收工作过程未形成书面报告备查的；

（三）建设项目的生产规模、工艺等发生变更导致职业病危害风险发生重大变化的，建设单位对变更内容未重新进行职业病危害预评价和评审，或者未重新进行职业病防护设施设计和评审的；

（四）需要试运行的职业病防护设施未与主体工程同时试运行的；

（五）建设单位未按照本办法第八条规定公布有关信息的。

第四十一条 建设单位在职业病危害预评价报告、职业病防护设施设计、职业病危害控制效果评价报告编制、评审以及职业病防护设施验收等过程中弄虚作假的，由安全生产监督管理部门责令限期改正，给予警告，可以并处 5000 元以上 3 万元以下的罚款。

第四十二条 建设单位未按照规定及时、如实报告建设项目职业病防护设施验收方案，或者职业病危害严重建设项目未提交职业病危害控制效果评价与职业病防护设施验收的书面报告的，由安全生产监督管理部门责令限期改正，给予警告，可以并处 5000 元以上 3 万元以下的罚款。

第四十三条 参与建设项目职业病防护设施"三同时"监督检查工作的专家库专家违反职业道德或者行为规范，降低标准、弄虚作假、牟取私利，作出显失公正或者虚假意见的，由安全生产监督管理部门将其从专家库除名，终身不得再担任专家库专家。职业卫生专业技术人员在建设项目职业病防护设施"三同时"评审、验收等活动中涉嫌犯罪的，移送司法机关依法追究刑事责任。

第四十四条 违反本办法规定的其他行为，依照《中华人民共和国职业病防治法》有关规定给予处理。

第七章 附 则

第四十五条 煤矿建设项目职业病防护设施"三同时"的监督检查工作按照新修订发布的《煤矿和煤层气地面开采建设项目安全设施监察规定》执行，煤矿安全监察机构按照规定履行国家监察职责。

第四十六条 本办法自 2017 年 5 月 1 日起施行。国家安全安全生产监督管理总局 2012 年 4 月 27 日公布的《建设项目职业卫生"三同时"监督管理暂行办法》同时废止。

国务院办公厅关于印发

国家职业病防治规划（2016～2020 年）的通知

国办发〔2016〕100 号

各省、自治区、直辖市人民政府，国务院各部委、各直属机构：

《国家职业病防治规划（2016～2020 年）》已经国务院同意，现印发给你们，请认真贯彻执行。

国务院办公厅

2016 年 12 月 26 日

国家职业病防治规划（2016～2020 年）

为加强职业病防治工作，切实保障劳动者职业健康权益，依据《中华人民共和国职业病防治法》，制定本规划。

一、职业病防治现状和问题

职业病防治事关劳动者身体健康和生命安全，事关经济发展和社会稳定大局。党中央、国务院高度重视职业病防治工作。《"健康中国 2030"规划纲要》明确提出，要强化行业自律和监督管理职责，推动企业落实主体责任，推进职业病危害源头治理，预防和控制职业病发生。

《中华人民共和国职业病防治法》实施以来特别是《国家职业病防治规划（2009—2015 年）》（国办发〔2009〕43 号）印发以来，各地区、各有关部门依法履行职业病防治职责，强化行政监管，防治体系逐步健全，监督执法不断加强，源头治理和专项整治力度持续加大，用人单位危害劳动者健康的违法行为有所减少，工作场所职业卫生条件得到改善。职业病危害检测、评价与控制，职业健康检查以及职业病诊断、鉴定、救治水平不断提升，职业病防治机构、化学中毒和核辐射医疗救治基地建设得到加强，重大急性职业病危害事故明显减少。职业病防治宣传更加普及，全社会防治意识不断提高。

但是，当前我国职业病防治还面临着诸多问题和挑战。一是职业病危害依然严重。全国每年新报告职业病病例近 3 万例，分布在煤炭、化工、有色金属、轻工等不同行业，涉及企业数量多。二是用人单位主体责任落实不到位。部分用人单位主要负责人法治意识不强，对改善作业环境、提供防护用品、组织职业健康检查投入不足，农民工、劳务派遣人员等的职业病防护得不到有效保障。三是职业卫生监管和职业病防治服务能力不足。部分地区基层监管力量和防治工作基础薄弱，对危害信息掌握不全，对重点职业病及职业相关危害因素监测能力不足。四是新的职业病危害问题不容忽视。随着新技术、新工艺、新设备和新材料的广泛应用，新的职业病危害因素不断出现，对职业病防治工作提出新挑战。

二、总体要求

（一）指导思想。

全面贯彻党的十八大和十八届三中、四中、五中、六中全会精神，深入学习贯彻习近平总书记系列重要讲话精神，认真落实党中央、国务院决策部署，紧紧围绕统筹推进"五位一体"总体布局和协调推进"四个全面"战略布局，牢固树立和贯彻落实创新、协调、绿色、开放、共享的发展理念，坚持正确的卫生与健康工作方针，强化政府监管职责，督促用人单位落实主体责任，提升职业病防治工作水平，鼓励全社会广泛参与，有效预防和控制职业病危害，切实保障劳动者职业健康权益，促进经济社会持续健康发展，为推进健康中国建设奠定重要基础。

（二）基本原则。

坚持依法防治。推进职业病防治工作法治化建设，建立健全配套法律、法规和标准，依法依规开展工作。落实法定防治职责，坚持管行业、管业务、管生产经营的同时必须管好职业病防治工作，建立用人单位诚信体系。

坚持源头治理。把握职业卫生发展规律，坚持预防为主、防治结合，以重点行业、重点职业病危害和重点人群为切入点，引导用人单位开展技术改造和转型升级，改善工作场所条件，从源头预防控制职业病危害。

坚持综合施策。统筹协调职业病防治工作涉及的方方面面，更加注重部门协调和资源共享，切实落实用人单位主体责任，提升劳动者个体防护意识，推动政府、用人单位、劳动者各负其责、协同联动，形成防治工作合力。

（三）规划目标。

到 2020 年，建立健全用人单位负责、行政机关监管、行业自律、职工参与和社会监督的职业病防治工作格局。职业病防治法律、法规和标准体系基本完善，职业卫生监管水平明显提升，职业病防治服务能力显著增强，救治救助和工伤保险保障水平不断提高；职业病源头治理力度进一步加大，用人单位主体责任不断落实，工作场所作业环境有效改善，职业健康监护工作有序开展，劳动者的职业健康权益得到切实保障；接尘工龄不足 5 年的劳动者新发尘肺病报告例数占年度报告总例数的比例得到下降，重大急性职业病危害事故、慢性职业性化学中毒、急性职业性放射性疾病得到有效控制。

——用人单位主体责任不断落实。重点行业的用人单位职业病危害项目申报率达到 85% 以上，工作场所职业病危害因素定期检测率达到 80% 以上，接触职业病危害的劳动者在岗期间职业健康检查率达到 90% 以上，主要负责人、职业卫生管理人员职业卫生培训率均达到 95% 以上，医疗卫生机构放射工作人员个人剂量监测率达到 90％以上。

——职业病防治体系基本健全。建立健全省、市、县三级职业病防治工作联席会议制度。设区的市至少应确定 1 家医疗卫生机构承担本辖区内职业病诊断工作，县级行政区域原则上至少确定 1 家医疗卫生机构承担本辖区职业健康检查工作。职业病防治服务网络和监管网络不断健全，职业卫生监管人员培训实现全覆盖。

——职业病监测能力不断提高。健全监测网络，开展重点职业病监测工作的县（区）覆盖率达到 90％。提升职业病报告质量，职业病诊断机构报告率达到 90％。初步建立职业病防治信息系统，实现部门间信息共享。

——劳动者健康权益得到保障。劳动者依法应参加工伤保险覆盖率达到 80％以上，逐步实现工伤保险与基本医疗保险、大病保险、医疗救助、社会慈善、商业保险等有效衔接，切实减轻职业病病人负担。

三、主要任务

（一）强化源头治理。开展全国职业病危害调查，掌握产生职业病危害的用人单位基本情况，以及危害地区、行业、岗位、人群分布等基本信息。建立职业病危害严重的落后工艺、材料和设备淘汰、限制名录管理制度，推广有利于保护劳动者健康的新技术、新工艺、新设备和新材料。以职业性尘肺病、化学中毒为重点，在矿山、有色金属、冶金、建材等行业领域开展专项治理。严格源头控制，引导职业病危害严重的用人单位进行技术改造和转型升级。开展职业病危害治理帮扶行动，探索设立中小微型用人单位职业病防治公益性指导援助平台。加强对新发职业病危害的研究识别、评价与控制。

（二）落实用人单位主体责任。督促职业病危害严重的用人单位建立防治管理责任制，健全岗位责任体系，做到责任到位、投入到位、监管到位、防护到位、应急救援到位。推动企业依法设立职业卫生管理机构，配备专（兼）职管理人员和技术人员。通过经验推广、示范创建等方式，引导用人单位发挥主体作用，自主履行法定义务。帮助用人单位有针对性地开展职业卫生培训，提高主要负责人、管理人员和劳动者的职业病危害防护意识。督促用人单位落实建设项目职业病防护设施"三同时"（同时设计、同时施工、同时投入生产和使用）制度，加强对危害预评价、防护设施控制效果评价和竣工验收等环节的管理。改善作业环境，做好工作场所危害因素申报、日常监测、定期检测和个体防护用品管理等工作，严格执行工作场所职业病危害因素检测结果和防护措施公告制度，在产生严重危害的作业岗位设置警示标志和说明。指导用人单位建立完善职业健康监护制度，组织劳动者开展职业健康检查，配合开展职业病诊断与鉴定等工作。

（三）加大职业卫生监管执法力度。加强职业卫生监管网络建设，逐步健全监管执法队伍。大力提升基层监管水平，重点加强县、乡级职业卫生监管执法能力和装备建设。依法履行监管职责，督促用人单位加强对农民工、劳务派遣人员等职业病危害高风险人群的职业健康管理。扩大监督检查覆盖范围，加大对重点行业、重点企业、存在职业病危害的建设项目以及职业卫生技术服务机构、职业病诊断机构和职业健康检查机构的监督检查力度，开展职业卫生服务监督检查行动，严肃查处违法违规行为。对职业病危害严重、改造后仍无法达标的用人单位，严格依法责令停止产生职业病危害的作业，或者依照法定程序责令停建、关闭。建立用人单位和职业卫生技术服务机构"黑名单"制度，定期向社会公布并通报有关部门。注重发挥行业组织在职业卫生监管中的作用。

（四）提升防治服务水平。完善职业病防治服务网络，按照区域覆盖、合理配置的原则，加强基础设施建设，明确职业病防治机构的布局、规模、功能和数量。根据职责定位，充分发挥好各类疾病预防控制机构、职业病防治院所、综合性医院和专科医院职业病科在职业健康检查及职业病诊断、监测、评价、风险评估等方面的作用，健全分工协作、上下联动的工作机制。推动职业卫生工作重心下沉，逐步引导基层医疗卫生机构参与职业健康管理和健康促进工作。以农民工尘肺病为切入点，简化职业病诊断程序，优化服务流程，提高服务质量。加大投入力度，提升职业中毒和核辐射应急救治水平。充分调动社会力量的积极性，增加职业健康检查等服务供给，创新服务模式，满足劳动者和用人单位多层次、多样化的职业卫生服务需求。

（五）落实救助保障措施。规范用人单位劳动用工管理，依法签订劳动合同，督促用人单位在合同中明确劳动保护、劳动条件和职业病危害防护等内容。在重点行业中推行平等协商和签订劳动安全卫生专项集体合同制度，以非公有制企业为重点，督促劳动关系双方认真履行防治责任。督促用人单位按时足额缴纳工伤保险费，推行工伤保险费率与职业病危害程度挂钩浮动制度。做好工伤保险与基本医疗保险、大病保险、医疗救助、社会慈善、商业保险等有效衔接，及时让符合条件的职业病病人按规定享受大病保险待遇和纳入医疗救助范围，减轻病人医疗费用负担。将符合条件的尘肺病等职业病病人家庭及时纳入最低生活保障范围；对遭遇突发性、紧迫性、临时性基本生活困难的，按规定及时给予救助。

（六）推进防治信息化建设。改进职业病危害项目申报工作，建立统一、高效的职业卫生监督执法信息管理机制，推动执法工作公开透明。建立完善重点职业病与职业病危害因素监测、报告和管理网络。开展重点职业病监测和专项调查，持续、系统收集相关信息。规范职业病报告信息管理工作，提高上报信息的及时性、完整性和准确性。开展职业健康风险评估，掌握重点人群和重点行业发病特点、危害程度和发病趋势。加强部门间信息共享利用，及时交流用人单位职业病危害、劳动者职业健康和工伤保障等信息数据。将职业病防治纳入全民健康保障信息化工程，充分利用互联网、大数据、云计算等技术做好防治工作。

（七）开展宣传教育和健康促进。动员全社会参与，充分发挥主流媒体的权威性和新媒体的便捷性，广泛宣传职业病防治法律法规和相关标准，普及职业病危害防治知识。积极利用"职业病防治法宣传周"开展各种形式的宣传活动，提高宣传教育的针对性和实效性。督促用人单位重视工作场所的职业健康宣传教育工作。创新方式方法，开展健康促进试点，推动"健康企业"建设，营造有益于职业健康的环境。巩固健康教育成果，更新健康促进手段，及时应对产业转型、技术进步可能产生的职业健康新问题。

（八）加强科研及成果转化应用。鼓励和支持职业病防治基础性科研工作，推进发病机理研究，在重点人群和重点行业开展流行病学调查，开展早期职业健康损害、新发职业病危害因素和疾病负担等研究，为制定防治政策提供依据。重点攻关职业性尘肺病、化学中毒、噪声聋、放射性疾病等防治技术，以及粉尘、化学因素等快速检测技术。加快科技成果转化应用工作，推广以无毒代替有毒、低毒代替高毒等新技术、新工艺、新设备和新材料。加强国际合作，吸收、借鉴和推广国际先进科学技术和成功经验。

四、保障措施

（一）加强组织领导。各地区要高度重视职业病防治工作，将其纳入本地区国民经济和社会发展总体规划，健全职业病防治工作联席会议制度，加强统筹协调，多措并举，进一步提升职业病防治合力。完善职业病防治工作责任制，建立防治目标和责任考核制度，制定年度工作计划和实施方案，定期研究解决职业病防治中的重大问题。建立健全政府部门、用人单位和劳动者三方代表参与的职业病防治工作长效机制。

（二）落实部门责任。各有关部门要严格贯彻《中华人民共和国职业病防治法》，履行法定职责，加强协同配合，切实做好职业病防治工作。国家卫生计生委负责对职业病报告、职业健康检查、职业病诊断与鉴定、化学品毒性鉴定等工作进行监督管理，组织开展重点职业病监测、职业健康风险评估和专项调查，开展医疗卫生机构放射性职业病危害控制的监督管理。安全监管总局负责用人单位职业卫生监督检查工作，加强源头治理，负责建设项目职业病危害评价和职业卫生技术服务机构监管，调查处置职业卫生事件和事故，拟订高危粉尘作业、高毒和放射性作业等方面的行政法规，组织指导并监督检查用人单位职业卫生培训工作。中央宣传部负责组织新闻媒体做好职业病防治宣传、舆论引导和监督工作。国家发展改革委负责会同有关行业管理部门积极调整产业政策，限制和减少职业病危害严重的落后技术、工艺、设备和材料的使用，支持职业病防治机构的基础设施建设。科技部负责将职业病防治关键技术等研究纳入国家重点研究计划。工业和信息化部发挥行业管理职能作用，在行业规划、标准规范、技术改造、推动过剩产能退出、产业转型升级等方面统筹考虑职业病防治工作，促进企业提高职业病防治水平。民政部负责将用人单位不存在或无法确定劳动关系，且符合条件的职业病病人纳入医疗救助范围，将符合条件的职业病病人及其家庭纳入最低生活保障范围。财政部负责落实职业病防治的财政补助政策，保障职业病防治工作所需经费。人力资源社会保障部负责职业病病人的工伤保险待遇有关工作。国务院国资委配合有关部门督促指导中央企业依法开展职业病防治工作。全国总工会依法对职业病防治工作进行监督，参与职业病危害事故调查处理，反映劳动者职业健康方面的诉求，提出意见和建议，维护劳动者合法权益。

（三）加大经费投入。各地区要根据职业病防治形势，加大财政投入力度，合理安排防治工作所需经费，加强对任务完成情况和财政资金使用考核，提高资金使用效率。用人单位要根据实际情况，保障生产工艺技术改造、职业病危害预防和控制、工作场所检测评价、职业健康监护和职业卫生培训等费用。各地区要探索工伤保险基金在职业病预防、诊疗和康复中的作用，建立多元化的防治资金筹措机制，鼓励和引导社会资本投入职业病防治领域。

（四）健全法律法规和标准。进一步完善职业病防治法律法规。健全高危粉尘、高毒和医用辐射防护等特殊作业管理，以及职业病危害评价、职业健康检查、职业病诊断与鉴定等法律制度。制定职业病报告、职业健康管理等工作规范。完善重点职业病、职业性放射性疾病等监测和职业健康风险评估技术方案。健全用人单位职业病危害因素工程控制、个体职业防护、职业健康监护、职业病诊断等国家职业卫生标准和指南。

（五）加强人才队伍建设。各地区要强化职业病防治和技术服务专业队伍建设，重点加强疾病预防控制机构、职业病防治院所、综合性医院和专科医院职业病科等梯队建设，提高县、乡级职业卫生服务能力。探索建立注册职业卫生工程师制度。接触职业病危害因素劳动者多、危害程度严重的用人单位，要强化专（兼）职职业卫生技术人员储备。加大培训力度，重点加强对临床和公共卫生复合型人才的培养。

五、督导与评估

安全监管总局、国家卫生计生委要适时组织开展规划实施的督查和评价工作，2020 年组织规划实施的终期评估，结果报国务院。各地区要结合工作实际研究制定本地区职业病防治规划，明确阶段性目标和工作分工，加大督导检查力度，确保目标任务圆满完成。

国家安全监管总局关于印发
《职业病危害治理"十三五"规划》的通知

安监总安健〔2017〕82 号

各省、自治区、直辖市及新疆生产建设兵团安全生产监督管理局，各省级煤矿安全监察局：

《职业病危害治理"十三五"规划》已经国家安全监管总局 2017 年第 8 次局长

办公会议审议通过，现印发给你们，请认真贯彻执行。

国家安全监管总局

2017 年 7 月 11 日

职业病危害治理"十三五"规划

为切实做好"十三五"期间的职业病危害治理工作，保护劳动者的健康，根据《中华人民共和国安全生产法》《中华人民共和国职业病防治法》《国家职业病防治规划（2016-2020 年）》《安全生产"十三五"规划》，制定本规划。

一、职业病危害治理工作现状

党中央、国务院高度重视职业病防治工作。"十二五"期间，我国职业病防治法制、体制和机制不断完善，职业病危害防治工作取得积极进展。各级安全监管监察机构依法履行职责，加强职业健康监管监察法规标准体系和技术支撑体系建设，组织开展企业职业健康基础建设和职业病危害专项治理，强化监督执法，严肃查处危害劳动者健康的违法行为，企业的职业健康条件进一步改善，全社会关注职业病危害防治工作的氛围初步形成。

但是，我国职业病危害防治形势依然严峻，职业病危害广泛分布于煤矿、非煤矿山、金属冶炼、建材、化工等 30 余个行业领域，"十二五"期间新发职业病特别是新发尘肺病报告数仍呈上升趋势，职业病危害治理工作面临一系列挑战。一是职业病危害治理工作基础薄弱。职业病危害底数不清，法规标准、信息监测、科学研究和技术支撑体系尚不完善，职业健康专业技术人才匮乏，监管监察力量严重不足与职业病危害量大面广的矛盾依然突出。二是全社会职业病防治意识不强。一些地方政府和企业对做好职业病防治工作的重要性和紧迫性认识不到位，职业病防治工作的投入不足。一些劳动者尤其是农民工的职业病防治知识匮乏，自我防护能力和依法维权意识差。三是企业职业病危害防治主体责任落实不到位。一些企业未依法开展建设项目职业病防护设施"三同时"工作，职业病危害项目申报、工作场所职业病危害因素定期检测、职业健康监护和职业健康培训等措施落实不力。四是随着生物、高端装备制造、新能源、新材料等新兴产业的快速发展，新的职业病危害不断涌现，职业病危害辨识和治理工作难度进一步加大。五是职业健康监管体制不顺。行业管理部门的职业健康监管责任未落实，安全生产监管部门内部也存在"两张皮"现象，监管执法"宽松软"问题突出。六是职业健康科研创新能力和技术支撑力量不足。职业健康技术服务机构发展布局不平衡，亟待提高服务能力和服务质量。

加强职业病危害治理工作是全面建成小康社会的重要任务和必然要求。各级安全监管监察机构要进一步增强大局意识和责任意识，充分认识职业病危害治理工作面临的新问题和新要求，加强源头控制，建立职业病危害分级分类管控和定期检测等预防机制，大力推进依法治理，着力构建职业病危害治理体系。

二、指导思想、基本原则和规划目标

（一）指导思想。

认真贯彻落实《中共中央 国务院关于推进安全生产领域改革发展的意见》精神，牢固树立红线意识和安全发展理念，强化职业病危害源头治理，进一步完善职业病危害防治法规和标准体系，强化监管监察执法，推动企业落实主体责任，提升职业病危害治理能力，有效遏制尘肺和化学中毒等职业病高发势头，切实保护广大劳动者的职业健康。

（二）基本原则。

1. 明确职责，齐抓共管。坚持党政同责、社会共治，建立完善齐抓共管的工作机制，按照管行业、管业务、管生产经营必须管职业健康的原则，将职业病危害治理纳入地方各级政府民生工程和安全生产工作考核体系。

2. 突出重点，源头控制。坚持预防为主、防治结合，针对重点行业、重点职业病危害因素和重点人群，引导企业开展技术改造和转型升级，淘汰职业病危害严重的落后工艺、技术，改善工作场所条件，从源头预防控制职业病危害。

3. 严格执法，落实责任。规范执法程序，建立安全生产和职业健康一体化监管监察执法体制，提高执法实效。严格落实企业主体责任，完善企业职业健康管理责任制度，强化企业法定代表人、实际控制人第一责任人的责任，做到责任、管理、投入、培训和专项治理"五到位"。

4. 夯实基础，提升能力。加强职业健康法规标准、技术支撑、信息监测体系建设，实施职业健康科技创新和人才培养战略，全面提升政府职业健康监管和企业职业病危害治理能力。

（三）规划目标。

到 2020 年，企业职业病危害治理水平和政府职业健康监管能力明显提升。县级以上安全监管部门建立专业化和一体化的监管执法队伍，健全完善职业病防治目标和责任考核体系。煤矿、非煤矿山、化工、金属冶炼、陶瓷、耐火材料、水泥等重点行业企业职业病危害防治主体责任得到全面落实，基本实现粉尘和化学毒物等重点职业病危害因素的有效遏制。具体工作目标：

——重点行业企业职业健康监督检查覆盖率达到 80％以上。

——重点行业企业职业病危害项目申报率达到 95％以上。

——重点行业企业工作场所职业病危害因素定期检测率达到 80％以上。

——重点行业企业接触职业病危害的劳动者在岗期间职业健康检查率达到 90％以上。

——重点行业企业主要负责人和职业健康管理人员职业健康培训率均达到

95％以上。

三、主要任务

（一）完善职业健康法规标准体系。积极推动安全生产与职业健康法律法规衔接融合，建立生产经营单位职业病危害预防治理国家标准制定发布工作机制。积极推动公布实施《高危粉尘作业与高毒作业职业病危害防治条例》，落实《中华人民共和国职业病防治法》中高危粉尘、高毒作业特殊管理的要求。修订《职业卫生技术服务机构监督管理暂行办法》《职业病危害项目申报管理办法》《煤矿作业场所职业病危害防治规定》等部门规章，研究起草《放射性作业管理规定》等部门规章，进一步加强对重点行业、重点职业病危害因素和重点人群的管理。进一步完善职业健康强制性标准体系，对现有职业健康技术标准进行逐项评估和精简整合，提高标准的针对性和适用性。发挥地方立法优势，鼓励有条件的地区先行先试，推进地方性法规标准制修订工作。

（二）健全职业健康监管监察机制。坚持管安全生产必须管职业健康，明确并推动各有关部门落实职业健康监管监察职责。推动职业健康监管队伍尤其是基层监管队伍建设，进一步充实市、县等基层职业健康监管力量。积极稳妥、有序推进职业健康与安全生产一体化监管监察执法，在执法检查、风险管控、标准化建设、宣传教育培训、技术服务、巡查考核等方面实现同类事项综合执法，提高监管监察实效。探索建立基于职业病危害风险管理的分级分类监管模式，建立企业职业病危害风险类别和等级数据库，对企业实施差异化、动态化监管。进一步完善职业病防治协调工作机制，加强与卫生计生、人力资源社会保障等部门的协调配合，形成工作合力。

（三）加强职业健康监管执法能力建设。制定职业健康监管监察执法基本装备指导意见，指导各地为职业健康监管监察执法人员配备必需的执法装备、快速检测仪器设备和个人防护用品，提升职业健康监管监察执法的科学性。规范职业健康监管监察执法，强化公开、公正和公平执法，全面推行"双随机、一公开"监管监察。建立职业健康监管监察人员上岗培训与考核管理制度，"十三五"期间对职业健康监管人员进行一次系统的"轮训"，提高职业健康监管监察执法队伍的专业能力和执法水平。建立日常信息统计与定期调查相结合的职业健康信息管理机制，完善职业健康监管的信息报告与统计分析制度。依托安全生产综合信息平台，统筹推进职业健康监管信息化工作，构建职业健康信息化全国"一张网"，实现职业病危害项目申报、职业病危害因素检测与评价、职业健康检查、职业病报告、监督执法、职业病危害事件查处以及大数据分析预警等信息共建共享。

（四）推进科技创新和技术服务支撑体系建设。建设国家级职业病危害综合防治平台，开展粉尘和毒物等重点职业病危害因素防治关键技术攻关。加强职业病防治技术成果推广应用，建设一批职业病危害治理示范企业。完善国家、省、市、县四级社会化专业技术服务网络体系，每个设区的市（地、州、盟）至少设立1家职业健康技术服务机构，积极支持各类技术服务机构开展安全生产和职业健康一体化检测、评价等技术服务。改革职业健康技术服务机构资质管理和审批制度，建立职业健康技术服务机构公示制度和由第三方实施的信用评定制度，推动职业健康技术服务行业规模化、产业化发展，健全服务公开、质量和信誉评估、奖惩机制，推动职业健康技术服务诚信体系建设。

（五）强化重点行业专项治理。开展职业病危害基本情况调查，掌握企业职业病危害基本情况以及地区、行业、岗位、接触人群分布等基础信息。深入开展煤矿、非煤矿山、化工、金属冶炼、陶瓷、耐火材料、水泥等重点行业专项治理。以采掘、粉碎、打磨、焊接、喷涂、刷胶、电镀等作业环节和煤（岩）尘、石棉尘、硅尘、苯、正己烷、二氯乙烷等职业病危害因素为重点，通过示范创建、经验推广等方式，引导推动企业改进生产工艺、完善防护设施，有效遏制尘肺和化学中毒等职业病的发生。探索建立中小微企业帮扶机制，采取政府购买服务等方式，推动帮助中小微企业改善作业环境，提高职业病危害防治水平。

（六）推动企业落实主体责任。督促企业建立职业病危害防治责任制，健全岗位责任体系，层层落实职业病危害防治责任。推动企业依法设立职业健康管理机构，配备专兼职职业健康管理人员和技术人员。通过经验推广、示范创建等方式，引导企业把职业健康基础建设纳入安全生产标准化建设范畴，提高职业健康管理水平。督促企业落实职业病防护设施"三同时"制度，做好工作场所职业病危害项目申报，建立并完善职业病危害因素日常监测和定期检测制度，加强个体防护用品管理，严格执行工作场所职业病危害因素检测结果和防护措施公告制度，在产生严重危害的作业岗位设置警示标识和说明。指导企业建立健全职业健康监护及档案管理工作制度，进一步规范职业健康监护工作，积极主动配合职业病诊断与鉴定等工作的开展。

（七）加强职业健康宣传、教育和培训。通过《中华人民共和国职业病防治法》宣传周以及影视、报刊、网络、微信等方式，大力开展职业健康宣传，在全社会营造关心、关注职业健康的文化氛围，提高全社会的职业病防治意识。突出需求导向，推动高等院校加强职业卫生工程学科建设和人才培养。按照政府指导、分级管理、资源共享、社会参与的思路，加快互联网＋职业健康培训信息化建设，形成兼容、开放、共享、规范的职业健康网络培训体系。推动社会培训机构与中小微企业签订培训合作协议，开展帮扶式培训，扩大教育培训覆盖面。建立企业职业健康专业人才队伍，推动重点行业企业建立职业健康监督员制度。加强国际交流合作，学习借鉴国外职业健康先进经验。

四、重大工程

（一）职业病危害基础信息摸底调查。在全国开展工业企业职业病危害调查，建立职业病危害因素基础信息数据库，摸清工业企业存在的主要尘毒危害因素及其在不同行业、不同规模企业中的分布情况。掌握工业企业接触尘毒危害因素的职业人群及其在不同行业、不同规模企业以及不同作业岗位（工种）等的分布情况，了解工业企业职业病危害因素检测与职业健康检查等职业病危害防治措施的落实情况。

（二）职业安全健康监管执法培训工程。按照推进安全生产与职业健康一体化监管监察执法要求，着力解决职业安全健康监管监察人员职业健康知识缺乏、执法能力不足、不会执法等突出问题。按照分级组织实施的原则，通过网络教育、集中研讨和现场实训等方式，对各级职业安全健康监管监察人员进行轮训，切实做好职业安全健康监管监察人员执法资格培训和职业健康专题业务培训。

（三）尘毒危害治理示范企业创建工程。以典型尘毒危害治理为主要内容开展示范企业创建工作，指导推动各省（区、市）结合自身实际，针对重点行业选择一批粉尘和化学因素危害严重的企业进行尘毒危害治理示范创建，帮助企业在源头防范、工程措施和管理方面达到相应标准。通过示范创建工作，在全国形成一批工艺先进、防护到位、管理规范的示范企业，为其他企业开展尘毒危害治理工作提供借鉴，推动尘毒危害治理水平提升。

（四）煤矿粉尘综合治理工程。组织研发典型职业病危害作业预防控制关键技术与装备，以采掘工作面为防治重点，大力推广粉尘浓度在线监测、高压喷雾、高效除尘器等先进适用技术装备，推动淘汰煤矿职业病危害防治落后工艺、材料和设备。

（五）劳动密集型工业企业职业病危害防护技术与装备研发项目。选择抛光打磨、服装鞋帽、木制家具加工车间等典型劳动密集型作业场所，开展职业病危害风险评估、监测预警及尘毒等危害防控技术与装备研发，提升我国职业病危害防治技术和装备水平。

（六）国家级职业病危害综合防治平台建设工程。努力推进国家级职业病危害综合防治平台建设，提高粉尘、化学毒物、噪声、放射性等典型职业病危害治理技术实验能力和装备研发水平。培养和引进优秀专业人才，建立专业结构合理的人才队伍，为国家职业健康监管监察、应急处置、科技研发等提供有力的技术支撑。

五、保障措施

（一）加强领导，落实责任。各级安全监管监察机构要把职业病危害治理工作摆上更加重要的位置，充分发挥安委会和职业病防治联席会议的作用，研究解决职业病危害治理工作中的重大问题，合理统筹、协调推进职业病防治工作。要推动各级政府进一步明确有关部门的责任，建立"党政同责、一岗双责、齐抓共管、失职追责"责任体系和"管安全生产必须管职业健康"工作机制。

（二）严格执法，失信惩戒。各级安全监管监察机构要勇于担当，敢于执法，树立职业健康监管监察的法治权威。要依据执法检查、群众举报等情况，建立企业职业病危害治理"黑名单"制度，将工作场所职业病危害因素严重超标、拒绝整改或整改不到位、对劳动者职业健康造成重大损害的企业纳入"黑名单"，定期向社会公布，并向发展改革、央行、工业和信息化、工商、税务等部门通报。

（三）多措并举，保障投入。各级安全监管监察机构要根据实际情况，合理安排职业病危害治理工作所需经费，鼓励和引导社会资本进入职业病危害治理领域。用人单位要加大投入，保障职业病防护设施"三同时"、职业病危害因素检测和评价、职业病危害治理、职业健康监护、职业健康培训等费用。

（四）适时督导，终期评估。各级安全监管监察机构要结合工作实际，研究确定"十三五"期间本地区职业病危害治理任务，明确阶段性目标和工作分工，加大督导检查力度，确保目标任务圆满完成。国家安全监管总局将适时组织开展规划实施的督导检查，2020年组织规划实施的终期评估。

参 考 文 献

[1] 樊晶光. 新版《企业安全生产标准化基本规范》解读 [M]. 北京：煤炭工业出版社，2017.

[2] 马骏，李涛，等. 实用职业卫生学 [M]. 北京：煤炭工业出版社，2017.

[3] 王雪涛. 化工企业主要负责人与职业卫生管理人员职业卫生培训系列教材 [M]. 北京：煤炭工业出版社，2017.

[4] 刘宝龙，杜会芳，张明明，等. 企业职业卫生管理人员培训教材 [M]. 北京：煤炭工业出版社，2014.

[5] 牛侨，王绵珍，田琳，等. 职业卫生与职业医学 [M]. 北京：中国协和医科大学出版社，2007.

[6] 高世民，徐少斗，李永红，等. 职业卫生监督管理培训教材 [M]. 北京：煤炭工业出版社，2014.

[7] 杨富，刘铁民，吴宗之，等. 中国职业安全健康管理体系注册审核员国家培训教程（基础知识部分）[M]. 北京：中国经济出版社，2002.

[8] 杨富，刘铁民，吴宗之，等. 中国职业安全健康管理体系注册审核员国家培训教程（审核知识部分）[M]. 北京：中国经济出版社，2002.

[9] 金翔. 企业职业危害预防 [M]. 北京：煤炭工业出版社，2009.

[10] 任树奎，刘铁民. 作业场所职业危害预防与管理 [M]. 北京：中国劳动社会保障出版社，2005.

[11] 中国疾病预防控制中心职业卫生与中毒控制所. 职业中毒案例 [M]. 北京：中国科学技术出版社，2009.

[12] 孙贵范，邬唐春，牛桥，等. 职业卫生与职业医学 [M]. 北京：人民卫生出版社，2012.

[13] 孙玉叶，王瑾. 化工安全技术与职业健康 [M]. 北京：化学工业出版社，2015.

[14] 何家禧，林琳，李刚，等. 职业病危害识别评价与工程控制技术 [M]. 贵阳：贵州科技出版社，2007.

[15] 中华全国总工会劳动保护部. 职业卫生与职业健康通用读本 [M]. 北京：中国工人出版社，2012.

[16] 寇建朝. 中国石化职业卫生读本 [M]. 北京：中国石化出版社，2014.

[17] 董定龙. 石油石化职业病危害因素识别与防范 [M]. 北京：石油工业出版社，2007.

[18] 邢娟娟，陈江，杨力，等. 企业作业场所职业危害识别与控制 [M]. 北京：中国工人出版社，2009.

[19] 山东省疾病预防控制中心. 职业病危害与防护知识手册 [M]. 山东：山东人民出版社，2015.

[20] 余志红. 化工工人安全生产知识（图文版）[M]. 北京：中国工人出版社，2011.

[21] 刘健，赵伟，许石玉. 化工企业职业卫生管理问题与思考 [J]. 职业卫生与应急救援，2007，25（4）：210-211.

[22] 俞文兰，周安寿. 浅谈现代企业健康促进实施要点 [J]. 中国工业医学杂志，2004，17（3）：3-4.

[23] 何玉雯，俞绍武. 化工联合企业职工群体疾病死亡水平与变化趋势的探讨 [J]. 职业卫生与应急救援，2001，19（1）：64-67.

[24] 张洋. 关注化工生产中的职业健康 [J]. 中小企业管理与科技（下旬刊），2015（9）：131.

[25] 丁云飞，罗发富. 化工行业职业危害防治存在的问题及对策研究 [J]. 工会信息，2013（3）：18-20.

[26] 杨辉. 化工企业建立职业健康安全体系的途径和方法 [J]. 安全生产与监督，2008，29（1）：54-56.

[27] 中华人民共和国卫生部. GBZ 1—2010 工业企业设计卫生标准 [S]. 北京：人民卫生出版社，2010.

[28] 中华人民共和国卫生部. GBZ 2.1—2007 工作场所有害因素职业接触限值第 1 部分：化学有害因素 [S]. 北京：人民卫生出版社，2007.

[29] 中华人民共和国卫生部. GBZ 2.2—2007 工作场所有害因素职业接触限值第 2 部分：物理因素 [S]. 北京：人民卫生出版社，2007.

[30] 中华人民共和国卫生部. GBZ 159—2004 工作场所空气中有害物质监测的采样规范 [S]. 北京：人民

卫生出版社，2004.

[31] 中华人民共和国卫生部.GBZ 158—2003 工作场所职业病危害警示标识［S］.北京：人民卫生出版社，2003.

[32] 中华人民共和国卫生部.GBZ/T 203—2007 高毒物品作业岗位职业病危害告知规范［S］.北京：人民卫生出版社，2007.

[33] 国家安全生产监督管理总局.国家安全监管总局关于推进安全生产与职业健康一体化监管执法的指导意见［EB/OL］.http：//www.chinasafety.gov.cn/newpage/Contents/Channel_5330/2017/0628/290612/content_290612.htm，2017-6-22.

[34] 中国政府网.国家职业病防治规划（2016-2020 年）［J］.安全，2017，38（3）：53-56.

[35] 曾钊，刘娟.中共中央国务院印发《"健康中国 2030"规划纲要》［J］.中华人民共和国国务院公报，2016（12）：5-20.

[36] 国家安全生产监督管理总局.工作场所职业卫生监督管理规定.http：//sd.sdnews.com.cn/2015/zyjk/flfg/201505/t20150504_1895059.htm，2012.

[37] 中华人民共和国国家质量监督检验检疫总局.GB/T 11651—2008 个体防护装备选用规范［S］.北京：人民卫生出版社，2008.

[38] 中华人民共和国卫生部.GBZT 224—2010 职业卫生名词术语［S］.北京：人民卫生出版社，2010.

[39] 中华人民共和国国家质量监督检验检疫总局.GB/T 28001—2011《职业健康安全管理体系要求》［S］.北京：人民卫生出版社，2011.

[40] 中华人民共和国国家质量监督检验检疫总局.GB/T 28002—2011 职业健康安全管理体系实施指南［S］.北京：人民卫生出版社，2011.

[41] 中华人民共和国国家质量监督检验检疫总局.GBT 19011—2013 管理体系审核指南［S］.北京：人民卫生出版社，2013.

[42] 国家安全生产监督管理总局.AQ/T 4270—2015 用人单位职业病危害现状评价技术导则［S］.北京：中国标准出版社，2015.

[43] 中华人民共和国卫生部.GBZT 203—2007 高毒物品作业岗位职业病危害告知规范［S］.北京：人民卫生出版社，2007.

[44] 中华人民共和国卫生部.GBZ 188—2014 职业健康监护技术规范［S］.北京：人民卫生出版社，2014.

[45] 国家质检总局与国家标准化委员会.GB/T 29639—2013 生产经营单位生产安全事故应急预案编制导则［S］.北京：中国标准出版社，2013.

[46] 中华人民共和国人力资源和社会保障部.GB/T 16180—2014 劳动能力鉴定职工工伤与职业病致残等级［S］.北京：中国标准出版社，2014.

[47] 国家安全生产监督管理总局.职业病危害项目申报办法.http：//www.chinasafety.gov.cn/newpage/Contents/Channel_5351/2012/0504/169901/content_169901.htm，2012.

[48] 薛兰，高晓燕，刘默萍.某公司年产 10 万吨硫酸建设项目职业病危害控制效果评价［J］.中国卫生工程学，2016（01）：20-22.

[49] 杨波，何勇.离子膜烧碱工艺中的职业病危害因素及对策措施［J］.广东化工，2014（12）：127-128.